Gerhard Köhler

Lehrbuch
der Homöopathie

Band I
Grundlagen und Anwendung

*Meiner Frau und
Mitarbeiterin*

Der Autor:

Dr. med. Gerhard Köhler,
*geb. 1916. Medizinstudium in Freiburg,
München, Danzig. 1941 Staatsexamen und
Promotion an der Universität Leipzig.
Klinische Ausbildung in Aachen und Krefeld
(Chirurgie, Frauenheilkunde). Nach dem Krieg
Niederlassung und Arbeit im Belegkranken-
haus – Schwerpunkt Chirurgie, Geburtshilfe,
Innere Medizin sowie begleitende Anwendung
der Homöopathie im klinischen Betrieb.
1962 Niederlassung als Homöopathischer Arzt
in eigener Kassenpraxis in Freiburg/Breisgau.
In dieser Zeit 24 Semester lang Vorlesungen
und Seminare über Homöopathische Medizin
für Studenten und Assistenten der Universität
Freiburg. 12 Jahre Kursleiter und Dozent bei
der Ausbildung für Ärzte im Weiterbildungs-
zentrum Bad Brückenau, später auch in Ber-
gisch Gladbach und an der Niedersächsischen
Akademie für Homöopathie und Naturheilverfahren in Celle.*

Gerhard Köhler

Lehrbuch der Homöopathie

Band I
Grundlagen und Anwendung

7., erweiterte Auflage

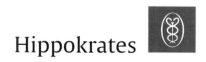

Hippokrates

Die Deutsche Bibliothek – CIP-Einheitsaufnahme

Köhler, Gerhard:
Lehrbuch der Homöopathie / Gerhard Köhler. – Stuttgart :
Hippokrates-Verl.

Bd. 1. Grundlagen und Anwendung. – 7., erw. Aufl. – 1999
ISBN 3-7773-1325-4

Anschrift des Verfassers:

Dr. med. Gerhard Köhler
Schlehenrain 18
79108 Freiburg

1. Auflage 1982	5. Auflage 1988	1. englische Auflage 1986 (Band 1)
2. Auflage 1983	6. Auflage 1994	1. holländische Auflage 1987 (Band 1), 1988 (Band 2)
3. Auflage 1984	7. Auflage 1999	1. italienische Auflage 1985 (Band 1), 1990 (Band 2)
4. Auflage 1985		1. russische Auflage 1989
		2. russische Auflage in Vorbereitung für 1999
		1. spanische Auflage 1995 (Band 1), 1996 (Band 2)
		1. ungarische Auflage, Band 1 und 2 in Vorbereitung für 2000

Redaktionelle Zusammenstellung der Homöopathie von A–Z (Seite 197 ff.) durch Adelheid Trenz-Steinheil, M. A.

Wichtiger Hinweis: Wie jede Wissenschaft ist die Medizin ständigen Entwicklungen unterworfen. Forschung und klinische Erfahrung erweitern unsere Erkenntnisse, insbesondere was Behandlung und medikamentöse Therapie anbelangt. Soweit in diesem Werk eine Dosierung oder eine Applikation erwähnt wird, darf der Leser zwar darauf vertrauen, daß Autoren, Herausgeber und Verlag große Sorgfalt darauf verwandt haben, daß diese Angabe dem Wissensstand bei Fertigstellung des Werkes entspricht.
Für Angaben über Dosierungsanweisungen und Applikationsformen kann vom Verlag jedoch keine Gewähr übernommen werden. Jeder Benutzer ist angehalten, durch sorgfältige Prüfung der Beipackzettel der verwendeten Präparate und gegebenenfalls nach Konsultation eines Spezialisten festzustellen, ob die dort gegebene Empfehlung für Dosierungen oder die Beachtung von Kontraindikationen gegenüber der Angabe in diesem Buch abweicht. Eine solche Prüfung ist besonders wichtig bei selten verwendeten Präparaten oder solchen, die neu auf den Markt gebracht worden sind. Jede Dosierung oder Applikation erfolgt auf eigene Gefahr des Benutzers. Autoren und Verlag appellieren an jeden Benutzer, ihm etwa auffallende Ungenauigkeiten dem Verlag mitzuteilen.
Geschützte Warennamen (Warenzeichen) werden nicht besonders kenntlich gemacht. Aus dem Fehlen eines solchen Hinweises kann also nicht geschlossen werden, daß es sich um einen freien Warennamen handele.

ISBN 3-7773-1325-4

© Hippokrates Verlag GmbH, Stuttgart 1982 – 1999

Printed in Germany 1999
Satz und Druck: Druckerei Sommer GmbH, Feuchtwangen

Inhaltsverzeichnis

Arzneifindung mit einem Symptomen-
verzeichnis (Repertorium)   89

Die Arzneigabe   113

Die Arzneireaktion   121

Besondere Krankheitsformen und ihre
Behandlung   129

Hahnemanns Werk – Kommentare   143

Vorwort zur 7. Auflage

Die Kenntnisse der Grundlagen der Homöopathie sind für jede Kollegin und jeden Kollegen das Wichtigste, um erfolgreich arbeiten zu können. Eine individuelle und ganzheitliche Therapie kann nur durch eine umfangreiche Anamnese mit Beobachtung der Persönlichkeit des Patienten durchgeführt werden. Diese ist dringend erforderlich, erst dann kann man aus den Symptomen das entsprechende Arzneimittel finden. Band I und II ergänzen sich, damit habe ich Ihnen die Möglichkeit gegeben, die häufigsten Krankheiten zu behandeln.

Aus meiner Lehrtätigkeit weiß ich, daß jeder seine eigene Methode entwickelt, um ans Ziel zu kommen. »Macht's nach, aber macht's genau nach«, sagte Hahnemann, dieses Wort ist heute wieder bedeutungsvoll, weil es bereits verschiedene Strömungen gibt, die der Lehre Hahnemanns widersprechen.

Mein Dank gebührt den Mitarbeitern des Verlages, denen es wieder gelang, mein Buch in moderner, ansprechender und übersichtlicher Form aufzulegen, und den stillen Helfern dieser Auflage, die vorhandene Mängel beseitigten.

Freiburg, im März 1999

Gerhard Köhler

Aus dem Vorwort zur 1. Auflage (1982)

Die heutige Ärztegeneration könnte glücklich sein – sie hat so viele Möglichkeiten der Diagnostik und Therapie wie kaum eine Generation vor ihr.

Die analytisch-naturwissenschaftliche Forschung hat der Medizin Erfolge auf vielen Gebieten gebracht; die technische Perfektion der apparativen Diagnostik und Notfallbehandlung ist beachtlich. Chirurgie und Prothetik geben noch Hilfen, wo früher eine Grenze war. Die Tiefenpsychologie hat uns Einblicke in unbekannte Dimensionen der Seele geschenkt. Die psychosomatische Medizin gibt erste Ansätze zum Begreifen der Wechselbeziehungen von Leib und Seele.

Wir könnten eine glückliche Generation von Ärzten sein bei so vielen Erfolgen! Warum erleben wir trotzdem im täglichen Umgang mit unseren Kranken so oft auch einen Therapienotstand? Warum steigt die Zahl der chronisch Kranken – ist dies wirklich nur eine Folge von Zivilisation und erhöhter Lebenserwartung? Warum ist so oft Nutzen und Schaden einer Therapie abzuwägen? Wie sollen Ärzte und Patienten die Gefahren und Kontraindikationen eines Medikamentes abschätzen, die der Hersteller selbst nicht sicher kennt, da sie oft erst nach langer Zeit deutlich werden? Wir erleben in unserer Zeit nicht nur die Gefährdung der natürlichen Umwelt – wir beobachten mit Sorge auch die Rückwirkung auf die Innenwelt des Menschen. Belastungen durch Schadstoffe in der Luft, im Wasser, in der Nahrung, aber auch durch Medikamente sind erkennbar.

Das Wort von der »Krise der Medizin« beunruhigt seit einem halben Jahrhundert Ärzte und Patienten. Eine Lösung der Krise ist nur möglich, wenn wir uns zuerst um Erkenntnis der Ursachen dieser Krise bemühen, damit wir gemeinsam handeln können. Diese Ursachen hat *Bamm* in »Ex ovo« formuliert:

»Die wissenschaftliche Grundlage der Heilkunde ist die experimentelle Biologie. Wir wissen aber nun, daß die experimentelle Biologie zum Gegenstand ihrer Forschung gar nicht das Leben, sondern nur die physikochemischen Bedingungsgrundlagen des Lebens hat. Einer Therapie, die sich ausschließlich auf experimentelle Biologie stützt, sind nur diejenigen Störungen des Lebendigen zugänglich, welche Störungen der physikochemischen Bedingungsgrundlagen des Lebendigen sind. Der Arzt, der vor dem Patienten steht, kommt damit nicht aus.

Die metaphysische Unruhe, die seit einem Menschenalter die Heilkunde bewegt, entspringt der Tatsache, daß die wissenschaftlichen Grundlagen der modernen Medizin von vornherein nicht das umfassen, was die Heilkunde am Krankenbett vor sich hat. Der Arzt hat einen Patienten vor sich, in dessen gestörter Gesundheit die Transzendenz der Person des Patienten mit gestört ist …

Nur eine Heilkunde, die das ganze, entelechial gesteuerte Lebendige in ihre Behandlung einbezieht, hat Aussicht, nicht nur gestörte biologische Funktionen wieder ins gleiche zu bringen, sondern tatsächlich kranke Menschen zu heilen.« (*Bamm*, 1956)

Ich zitiere bewußt einen neutralen Zeugen, denn das Wort von der »Krise der Medizin« stammt nicht von der Homöopathie. Es gibt in der Lehrmedizin unserer Zeit genügend sensible Menschen, welche die Unruhe empfinden und nach neuen Wegen Ausschau halten. In dieser Situation sind wir alle aufgerufen, nach erweiterten Therapiemöglichkeiten zu suchen.

Die Homöopathie kann vieles zur Gesamtmedizin beitragen. Sie ist seit 200 Jahren bewährt, sicher und unschädlich. Außerdem erfüllt sie seit ihrem Bestehen die heute so dringlich erhobene Forderung einer Ganzheitsmedizin. Sie behandelt den kranken Menschen in seiner leiblich-seelischen Ganzheit und begreift ihn als handelnde Person, eingefügt in seine konstitutionelle Anlage und mitmenschliche Umwelt, in die Bedingungen und Belastungen seiner Zeit und Biographie.

Der kranke Mensch in seiner Individualität und untrennbaren Einheit von Geist, Seele, Leib gibt den Maßstab für die homöopathische Arzneianwendung.

Die verschiedenen Therapieverfahren haben im Rahmen der Gesamtmedizin je nach Situation des Kranken ihr Optimum und ihre Grenzen.

Deshalb sollten in unserer Zeit Streit und Hochmut ein Ende finden durch brüderliches Miteinander. Wir alle sind nur dem Kranken verpflichtet – keiner Ideologie oder einer bestimmten Therapierichtung. Jeder kann von jedem lernen.

Ich denke in Dankbarkeit an meine Hochschullehrer und klinische Ausbildung. Aber keiner darf bei seinem schulischen Ausbildungsstand stehenbleiben. »Wir haben Grund, über die Heilkunde neu nachdenken zu müssen. Die Entwicklung der medizinischen Wissenschaften, der Notstand in der medizinischen Ausbildung, die problematischen Strukturen des Gesundheitswesens sowie wachsende Schwierigkeiten einer sinnvollen medizinischen Praxis sind Gegenstand höchster kritischer Aufmerksamkeit. Der Umgang mit Gesundheit, Krankheit und Leid, mit Not, Hinfälligkeit, Hilflosigkeit und Krise ist geprägt von der Spannung zwischen Handlungsmächtigkeit und Handlungsgrenzen der Heilkunde.« (*Seidler*, 1979)

Wer im täglichen Umgang mit seinen Kranken diese Grenzen erlebt hat, ist aufgerufen, weitere Heilungsmöglichkeiten zu erlernen. Wir sind um unseres Berufes willen, sogar vom Gesetz, dazu verpflichtet.

Über die verschiedenen Anschauungen und Methoden hinweg können wir unser ärztliches Tun und Wollen prüfen an einem Wort von *Samuel Hahnemann*, dem Begründer der Homöopathie:

> »Das höchste Ideal der Heilung ist schnelle, sanfte, dauerhafte Wiederherstellung der Gesundheit oder Hebung und Vernichtung der Krankheit in ihrem ganzen Umfange auf dem kürzesten, zuverlässigsten, unnachteiligsten Wege nach deutlich einzusehenden Gründen.« (Org., §2)

Viele ältere, aber besonders junge Ärzte und Studenten haben erkannt, daß der Therapienotstand und damit auch eine Krise der Medizin überwunden werden kann, wenn wir uns um natürliche Heilverfahren bemühen. Die Weiterbildungskurse für homöopathische Medizin verzeichnen steigende Teilnehmerzahlen. Insbesondere wünschen Medizin-Studenten eine Ausbildung. Leider verschließen sich die medizinischen Fakultäten noch weitgehend diesem Wunsche.

Aus dem Vorwort zur 6. Auflage

Die 1. Auflage des ersten Bandes des Lehrbuches der Homöopathie erschien 1982. Nunmehr kann ich zwölf Jahre später der 6. Auflage mit Dankbarkeit, Freude und Hoffnung das Geleit geben.

Die vorangehende Auflage wurde für diesen Neudruck überarbeitet, erweitert und ergänzt. Im Kapitel ›Chronische Krankheiten‹ ergaben sich auf Grund der Erfahrungen in den Weiterbildungskursen für Ärzte einige Änderungen, manches mußte etwas ausführlicher beschrieben werden.

Das Buch entstand ursprünglich aus dem Seminar für homöopathische Medizin, das von der Medizinischen Fachschaft für Studenten der Universität Freiburg angeregt wurde. Als zusätzliches Lernmittel für Vorlesungen fertigte ich Semester nach Semester Skripten an, die sich allmählich zu einem Band zusammenfügten. Auf Drängen meiner Hörer hatte ich mich entschlossen, dieses am Lernerfolg erprobte Material zu einem Buch umzuarbeiten, um so dazu beizutragen, den Dialog zwischen verschiedenen ärztlichen Therapierichtungen zu fördern.

Das wachsende Interesse an der Homöopathie, sowohl in Deutschland als auch in der Welt, zeigt sich auch an der Ausbreitung beider Bände dieses Buches. Inzwischen erschienen Übersetzungen in die italienische (1985), englische (1986), holländische (1987) und russische Sprache (1989), dazu eine englischsprachige, lizensierte Ausgabe in Indien (New Delhi) und den USA.

Allen, die am Werk mitgearbeitet haben, danke ich herzlich: den Damen und Herren des Verlages und der Druckerei; dem Verleger, Herrn Albrecht Hauff, und der Cheflektorin, Frau Dorothee Seiz; Frau Ilse Lässig, Freiburg, die auch für diese Auflage gewissenhaft Schreibarbeiten und Korrekturen erledigte; den Lesern und Hörern, die durch ihre Anteilnahme und Kritik manche Verbesserungen angeregt haben.

Freiburg im Breisgau, Frühjahr 1994

Gerhard Köhler

Hinweise

Querverweise auf die Nachschlagewerke (Repertorien) beziehen sich auf die beiden deutschen Übersetzungen des Originalwerkes von *Kent* sowie auf das Repertorium von *Barthel* und *Klunker*:

EK steht für *Erbe-Kent* (Hippokrates Verlag, Stuttgart).

KK steht für die von *Georg v. Keller* und *Künzli v. Fimelsberg* besorgte Übersetzung und ist mit Angabe von Band und Seite gekennzeichnet.

SR verweist auf das Synthetische Repertorium von *Barthel* und *Klunker* und ist mit Angabe von Band und Seite gekennzeichnet.

Quellenangaben der verwendeten Literatur sind meist direkt im Text vermerkt und verweisen auf das Literaturverzeichnis. Besonders häufig verwendete Grundlagenwerke sind direkt zu finden über die folgenden Kürzel:

Org., § steht für *Hahnemann, Samuel*: Organon der Heilkunst, 6. Auflage, §§ 1–291.

CK, Bd., Sym. steht für *Hahnemann, Samuel*: Chronische Krankheiten, Band 1–5, Nummer des Symptomes.

RAL, Bd., Sym. steht für *Hahnemann, Samuel*: Reine Arzneimittellehre, Band 1–6, Symptom-Nr.

Hering, GS, Bd. steht für *Hering, Constantin*: The Guiding Symptoms, Band 1–10.

Arzneimittelabkürzungen werden entsprechend den deutschen Übersetzungen des Original-*Kent* (EK/KK) verwendet.

Einführung

- Homöopathie ist eine Form der arzneilichen Regulationstherapie, die die Selbstheilungstendenz des Organismus anregt und steuert.
- Der Begründer der Homöopathie, *Samuel Hahnemann*, hat ein praktisches System der Arzneianwendung entwickelt, das auf drei **Prinzipien** gegründet ist:
- Arzneiprüfung an gesunden Versuchspersonen
- Ähnlichkeitsregel
- Individuelles Krankheitsbild
- Die Ähnlichkeitsregel fordert, daß Ähnliches mit Ähnlichem behandelt werden soll: Similia similibus curentur.
- Das vergleichbare ›Ähnliche‹ findet sich in den charakteristischen Symptomen der Arzneiprüfung und in den individuellen Symptomen des einzelnen Kranken. Der Vergleich dieser beiden Symptomen-Reihen führt zur Wahl der Arznei, die im einzelnen Krankheitsfall am ähnlichsten ist. Diese Arznei nennt man deshalb das ›Simile‹.

Homöopathie in der Gesamtmedizin

Allgemeines

Alle Bemühungen um kranke Menschen lassen sich in drei Kategorien einordnen: Wir können die Funktionen des Kranken schonen – unterstützen – üben.

Je nach Situation des Kranken ist das eine oder andere sinnvoll. So ist im Verlauf eines Herzinfarktes zuerst Ruhigstellung des Patienten und Schonung der Herzleistung erforderlich, dann Unterstützung der koronaren Durchblutung und myokardialen Funktion. Am Ende wird die Rehabilitation angestrebt durch übende Verfahren.

Schonung und Unterstützung werden meist durch pflegerische und arzneiliche Maßnahmen bewirkt. Die Physiotherapie arbeitet mit den natürlichen Reizen von Licht, Luft, Wasser, Bewegung, um die Eigenleistung des Kranken durch Übung zu stärken.

»Üben« heißt: einen **Reiz** setzen, damit der Organismus durch Reaktion auf diesen Reiz seine Selbstregulation verbessert. Jede Therapie sollte das Ziel anstreben, die Eigenleistung des Organismus durch Übung anzuregen. Die meisten Heilmethoden der Lehrmedizin unserer Zeit bevorzugen Schonung und Unterstützung oder unterdrücken unerwünschte Reaktionen. Man sollte darüber nachdenken, ob nicht die Zunahme der Morbidität besonders der chronischen Krankheiten dadurch mitbegründet ist.

Für jede Reiztherapie gilt: Nicht die Stärke der Aktion, sondern die **Re-Aktion** auf den gesetzten Reiz ist entscheidend für den Erfolg.

Das pauschal urteilende Wort »viel hilft viel« widerlegt sich selbst bei jedem übenden Heilverfahren.

In der Rehabilitation nach Herzinfarkt beginnt man mit kleinsten Belastungen, mit dem Tretrad-Ergometer oder bei Oertelscher Terrain-Kur mit einer minimalen Wegstrecke, die je nach Reaktion vorsichtig gesteigert wird, so daß gerade noch ein Trainingsgewinn erzielt wird.

Die klassische Kneipp-Therapie arbeitet mit Teilgüssen – mit minimalen Kaltreizen –, die eben noch eine feine Hautrötung und -erwärmung bewirken. Leider geht man heute oft von der behutsamen Reiztherapie ab. Pfarrer *Kneipp* verabreichte Güsse aus einer Kanne, die etwa einer kleinen Gießkanne entspricht (zu besichtigen im Kneipp-Museum in Bad Wörishofen). Ein Vollbad war bei ihm schon eine »Roßkur«, eine seltene Ausnahme.

Hahnemann hat in seinem Hauptwerk »Organon der Heilkunst« (§§ 65, 291) Kaltwasser-Anwendungen bei Mangel an Lebenswärme empfohlen. Man könnte ihn den Vorläufer der Kneipp-Behandlung nennen. Dabei ist interessant, daß *Hahnemann* das scheinbar Paradoxe jeder Reiztherapie benennt: Kälte gegen Mangel an Wärme.

Für die Stärke eines Reizes gibt es keine Norm, keine objektive Maßeinheit. Da nur die Re-Aktion entscheidet, wird ein völlig neues Maß gesetzt: das Subjekt, das allein mit seiner Re-aktion die Größe oder Kleinheit eines Reizes mißt. Die physikalischen Reize wirken allgemein umstimmend im vegetativen Nervensystem und damit auf den Tonus der Kapillaren. Sie sind unspezifisch, da sie primär nicht selektiv auf bestimmte Organe oder Gewebe einwirken.

Wesentlich spezifischer wirken arzneiliche Stoffe. »Gegen jedes Übel ist ein Kraut gewachsen« – aber welches Kraut gegen welches Übel bei welchen Kranken? Diese Fragen wurden von den alten Heilkundigen durch generationenlange Erfahrung, Beobachtung und naturnahen Instinkt beantwortet.

Das **Experiment** als gezielte Fragestellung an die Natur hat zwar schon Vorläufer in der Antike und im Mittelalter – aber erst mit *Francis Bacon* (1561–1626) gewinnt es die Bedeutung, die für die wissenschaftliche Erkenntnis der Neuzeit wesentlich geworden ist.

Das Hauptwerk von *Bacon* trägt den Titel »Novum Organon« – es ist vielleicht kein Zufall, daß *Hahnemann* sein Hauptwerk ebenfalls »Organon« nennt (*Klunker*, 1992): Er beginnt sein Werk mit einem Experiment und tritt damit in die erste Reihe der neuzeitlichen Ärzte, die mit gezielten Fragestellungen das **Gesetzmäßige** der Heilung erforschen.

Seine Fragestellung lautet: Welche **Reaktion** macht eine Arznei an gesunden Versuchspersonen? Er begnügt sich nicht mit den überlieferten oder spekulativen Erklärungen der Ärzte und Pharmakologen seiner Zeit, daß Arznei wirke, weil sie ›magenstärkend‹ oder nutritiv, auflösend, umstimmend sei. Seine klare Antwort lautet nach den Arzneiprüfungen an Gesunden:

> Arznei macht eine Kunstkrankheit. Wie jeder Fremdstoff setzt auch eine arzneiliche Substanz einen spezifischen Reiz (Erstwirkung). Sie wird erst zur heilenden Arznei durch die darauf folgende Reaktion des Organismus (Nachwirkung, Heilwirkung). (Org., §§ 63, 64)

Homöopathische Therapie

Bei diesen Experimenten, d. h. Arzneimittelprüfungen an Gesunden, wird deutlich, daß Arzneiwirkung die Bedingungen der Reiztherapie erfüllt:

- Jede Arznei setzt einen spezifischen Reiz, der für diese eine Arznei typisch ist.
- Der Reiz muß genau angepaßt sein, damit eine sinnvolle Reaktion erfolgen kann.
- Die Reaktion ist abhängig von der Ausgangslage des Organismus.
- Kleine Reize haben einen stimulierenden Effekt durch die reaktive Nachwirkung des Organismus. Stärkere Reize erzwingen eine direkte Erstwirkung. Massive Reize wirken toxisch.
- Das Subjekt entscheidet allein durch seine Reaktion über die Angemessenheit eines Reizes.

Am letzten Punkt wird der unterschiedliche therapeutische Ansatz zwischen Allopathie und Homöopathie deutlich. Für die **abführende** Wirkung von *Aloe* als direktem Reiz auf den Darm ist eine starke Dosis ›angemessen‹. Wenn ein schon gereizter Darm, z. B. bei einer Kolitis, **geheilt** werden soll, wird eine minimale Dosis *Aloe* ›angemessen‹ sein. *Aloe* produziert als Kunstkrankheit einen Reizzustand. Liegt dieser Reizzustand als natürliche Krankheit schon vor, kann *Aloe* in feiner Dosierung ihn beheben.

> Was ein ›Stoff‹ macht, kann dieser auch heilen!

Es kommt entscheidend auf die Ausgangslage an. Natürliche Krankheit und spezifische Kunstkrankheit müssen sich in ihrer **Ähnlichkeit** entsprechen.

Der Unterschied dieser beiden Prinzipien wird deutlich durch Abgrenzung ihrer Anwendungsbereiche.

Homöopathische Arznei ersetzt nicht unmittelbar fehlende Stoffe; sie strebt nicht die Kompensation eines Teilsystems auf direktem Wege an; sie hat keine gegengerichtete Wirkung mit unterdrückenden Effekten. Sie greift **regulierend** ein in die zentralen Steuerungsvorgänge des Organismus.

Jeder lebendige Organismus ist nach seinem inneren Lebensgesetz dauernd bemüht, im Gleichgewicht zu bleiben. Die Erhaltung des Gleichgewichtes ist gewährleistet durch angepaßte Reaktionen auf innere oder äußere Reize. Die Reizantwort ist abhängig von der Ausgangslage des Organismus und zielt auf Erhaltung des »Fließgleichgewichtes« (*v. Berthalanffy*), auf die Homöostase der vitalen Prozesse. Die Fähigkeit zur Reizantwort unterscheidet Lebendiges von Totem. Die Fähigkeit zur Erhaltung des Fließgleichgewichtes ist ein Unterscheidungsmerkmal zwischen krank und gesund.

Störende Einflüsse, die in die innere Harmonie eingreifen, lösen Regulationsvorgänge aus, z. B. Fieber, Entzündung, vegetative Umschaltung (*Hoff*).

Manche dieser Regulationsvorgänge, z. B. Fie-

Tabelle 1 Allopathische und homöopathische Arznei-Wirkungsprinzipien und Anwendungsbereiche

Wirkungsprinzip		Anwendungsbereiche (Beispiele)
Substitution	Ersatz fehlender Stoffe	Eisenmangelanämie Insulinpflichtiger Diabetes
Kompensation	Ausgleich defekter Systeme	Herzinsuffizienz mit Digitalisglykosiden Nephrogene Ödeme mit harnausscheidenden Wirkstoffen
Suppression	Unterdrückung unerwünschter oder überschießender Reaktionen	Allergische Reaktionen mit Kortison Extrasystolie mit Betablockern Infekte mit keimvernichtenden Stoffen (Sulfonamide, Penicillin)
Regulation	Steuerung krankhafter Prozesse	Desensibilisierung mit minimalen Allergendosen Immunstimulation z. B. mit Tuberkulin-Impfung Homöopathie

ber, erscheinen zwar oft als heftige Reaktionen. Mit ihrer Deutung als notwendige (= die Not wendende) Regulation des ›inneren Arztes‹ werden sie zur ›heilsamen Krankheit‹. Der gedankenlose Griff zum Fieberzäpfchen kann die Immunregulation stören. Unterdrückung verhindert die Eigenregulation. Die alten Ärzte haben oft besser beobachtet. *Celsus*, ein römischer Enzyklopädist, konnte noch sagen: »Gebt mir eine Arznei, mit der ich Fieber erzeugen kann, dann heile ich alle Krankheiten.«

Bei überschießender oder ungenügender Eigenregulation des Organismus muß die Kunstheilung dem ›inneren Arzt‹ helfen. Dies bedeutet aber nicht Unterdrückung oder kurzfristiges Aufpeitschen der Eigenregulation. Homöopathische Therapie hat das Ziel, die körpereigenen Regulationen zur *Selbstheilung* anzuregen und sinnvoll zu steuern. Sie ist Hilfe zur Selbsthilfe des Organismus. Natura sanat!

Steuerung der körpereigenen Regulation ist nur möglich durch Anpassung an die Ausgangslage jedes einzelnen Kranken.

Die Ausgangslage ist erkennbar an individuellen Reaktionen, d. h. an der Symptomatik: Die objektivierbaren **Befunde** und die Störung des subjektiven **Befindens** geben Hinweise auf die Abweichung der Reaktionslage im einzelnen Krankheitsfall.

Der objektivierbare Befund gibt die Möglichkeit, eine Krankheit zu benennen, die Art der Störung einzuordnen. Das subjektive Befinden öffnet darüber hinaus Einblick in eine tiefere Schicht: Der kranke Mensch kann begriffen werden als **Person**.

›Person‹ kann nur individuell verstanden werden: Die **eine** Person tritt dem Arzt als Ganzheit von Geist – Seele – Leib entgegen.

Die Regulationsvorgänge, die wir zunächst mehr physiologisch betrachtet haben, gewinnen auf der personalen Schicht eine tiefere Bedeutung: Krankheit ist Störung der zentral steuernden und lebenserhaltenden Energie. *Hahnemann* nennt diese zentrale Instanz ›geistartige Lebenskraft, Dynamis, Autocratie‹. *Aristoteles* spricht von der ›Entelechie‹, *Hippokrates* verwendet den Ausdruck ›Enormon‹, viele sprechen vom ›Lebensprinzip‹ – alles nur verschiedene Wörter für etwas, was von Menschen nicht benannt werden kann. Jeder für sich aber weiß, daß er aus dieser ›Tiefe‹ heraus lebt – ein Bereich, der naturwissenschaftlich nicht erforschbar ist. Er ist nicht wägbar, läßt sich nicht messen oder experimentell nachweisen.

Wir können mit Sicherheit nur sagen, daß die Formel ›Physik + Chemie = Leben‹ nicht das Wesentliche alles Lebendigen erklärt. Alles Lebendige entsteht, wächst, erhält und vermehrt sich nach einem inneren Gesetz. Seelisches und Geistiges sind an jedem lebenden Menschen erkennbar – aber nicht mit Physik und Chemie erklärbar.

Der Mensch erlebt diese Verschmelzung von Materiellem und Geistigem in seinem beseelten Leib. Eine Medizin, die sich **Human**-Medizin nennt, muß diese Ganzheit anerkennen – und praktizieren!

> *Als personale Medizin bemüht sich die Homöopathie um die Integration der Seelen- und Körperheilkunde. Sie faßt den Kranken als einmaligen, unteilbaren ganzen Menschen auf: »Man wird … nie naturgemäß, das ist nie homöopathisch heilen, wenn man nicht bei jedem, … Krankheitsfalle zugleich mit auf das Symptom der Geistes- und Gemütsveränderungen sieht.« (Org., §213)*

Prinzipien der Homöopathie

Die Prinzipien der Homöopathie werden im folgenden am Lebenswerk von *Samuel Hahnemann* dargestellt. Dabei zeigt sich, wie modern diese Therapie ist: Durch eine experimentelle Arzneiprüfung (Selbstversuch!) wird eine unerwartete Arzneiwirkung entdeckt, durch gewissenhafte Beobachtung und Nachprüfung das **Gesetzmäßige** dieser Reaktion erkannt und zu einer kompletten Heilmethode ausgebaut »nach deutlich einzusehenden Gründen«. (Org. § 2)
Dieses praktische Verfahren beruht auf drei Prinzipien:

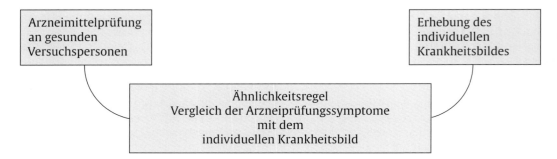

Arzneimittelprüfung an gesunden Versuchspersonen

Erhebung des individuellen Krankheitsbildes

Ähnlichkeitsregel
Vergleich der Arzneiprüfungssymptome
mit dem
individuellen Krankheitsbild

Definition

Im Rahmen der Gesamtmedizin läßt sich die Homöopathie definieren als **Regulationstherapie**. Ihr Ziel ist Steuerung der körpereigenen Regulation mit Hilfe einer Arznei, die jedem einzelnen Kranken in seiner personalen Reaktionsweise entspricht.
Diese moderne Interpretation der Homöopathie wurde im Einklang mit *Hahnemanns* Einsichten gewählt. Er beschreibt die charakteristischen Phasen der regulativen Wirkungen der Arzneien auf den Organismus: **Erstwirkung** durch den Reiz der Arznei und **Nachwirkung (Heilwirkung)** als Antwort des Organismus (Org., §§ 63–66).

Samuel Hahnemann

Begründer der Homöopathie ist der deutsche Arzt und Dozent Dr. med. habil. *Samuel Hahnemann* (geboren 10.4.1755 in Meißen an der Elbe, gestorben 2.7.1843 in Paris).[1]

[1] Weiterführende Literatur zur Lebensgeschichte:

Er wurde Arzt in einer Epoche der medizinischen Wissenschaft, die von zwei gegensätzlichen Tendenzen geprägt wurde: auf der einen Seite die geistvolle, aber spekulative ›Romantische Medizin‹ (*Leibbrand*) – im alltäglichen ›Handwerk‹ des Arztes dieser Zeit jedoch radikale therapeutische Verfahren. Exzessive Aderlässe, Klistiere und andere ausleitende Maßnahmen (Fontanellen) schwächen die Kranken ohne ersichtlichen Nutzen. Die Arznei-Therapie bestand im Zusammenmischen vieler Pharmaka in heroischen Dosen. Deren Wirkung war bis dahin weder irgendwie geprüft noch durch Erfahrung ermittelt. Erfahrung und Prüfung wurden durch Spekulation ersetzt und von Generation zu Generation mit Autoritätsgläubigkeit seit *Galen* weitergetragen – ein Methode, über die sich schon *Paracelsus* empörte.

Haehl (1992); *Tischner* (1959) – beide historisch zuverlässig. *Fritsche* (1954) – interessante, aber sehr spekulative, esoterische Darstellung. *Ritter* (1974) – äußerst kritisch, das geniale Werk *Hahnemanns* verblaßt hinter dem zeitgebundenen Menschen.

Hahnemann stammte aus dem durch den Siebenjährigen Krieg verarmten Sachsenlande. Sein Vater war Porzellanmaler an der Meißner Porzellanmanufaktur, eine Kunst, die nicht viel einbrachte. Der außerordentlich sprachbegabte *Samuel Hahnemann* verdiente sich als ›Werkstudent‹ mit Übersetzungen Studium und Lebensunterhalt. Er beherrschte Griechisch, Lateinisch, Englisch, Französisch, Hebräisch, Arabisch. Durch seine Übersetzertätigkeit erhielt er tiefe Einblicke in das medizinische, pharmakologische und chemische Schrifttum seiner Zeit. Er versah die übersetzten Texte mit eigenen kritischen Bemerkungen und Kommentaren – getreu seinem Wahlspruch: Aude sapere, zu deutsch: Wage, weise zu sein, oder – freier übersetzt – Wage, selbständig zu denken.

Selbständiges Denken zwang ihn zum Widerspruch. Bei der Übersetzung eines Werkes des schottischen Pharmakologen *William Cullen*, A Treatise of the Materia medica (»Abhandlung über die Arzneikunde«)[2], stieß er auf die spekulative Behauptung des Verfassers, Chinarinde heile Wechselfieber durch ihre ›magenstärkende Wirkung‹. An dieser Behauptung entflammte sich sein kritischer Geist.

Arzneimittelprüfung an Gesunden

1790 begann *Hahnemann*, diese von *Cullen* aufgestellte Behauptung nachzuprüfen – mit genialer Selbstverständlichkeit: Prüfung einer Arznei auf ihre Wirkung durch Selbstversuch. Damit ist die Geburtsstunde der Homöopathie gekommen. Das erste Prinzip wird im Experiment gefunden:

▌ Was eine Arznei bewirkt, wird durch Prüfung an Gesunden ermittelt.

Die Prüfung der Chinarinde im Selbstversuch ergab bei ihm eine Änderung seines Befindens, die den Erscheinungen beim Wechselfieber ähnlich war. Er schreibt:

»Ich nahm des Versuchs halber etliche Tage zweimal täglich jedesmal 4 Quentchen (1 Quentchen = 3,65 Gramm) gute *China* ein; die

Füße, die Fingerspitzen usw. wurden mir erst kalt, ich ward matt und schläfrig, dann fing das Herz an zu klopfen, mein Puls ward hart und geschwind; eine unleidliche Ängstlichkeit, ein Zittern (aber ohne Schaudern), eine Abgeschlagenheit durch alle Glieder; dann ein Klopfen im Kopf, Röte der Wangen, Durst, kurz alle mir sonst beim Wechselfieber gewöhnlichen Symptome erschienen nacheinander, doch ohne eigentliche Fieberschauer. Mit kurzem: Auch die mir bei Wechselfieber gewöhnlichen besonders charakteristischen Symptome, die Stumpfheit der Sinne, die Art von Steifigkeit in allen Gelenken, besonders aber die taube widrige Empfindung, welche in dem Periostium über allen Knochen des ganzen Körpers ihren Sitz zu haben scheint – alle erschienen. Dieser Paroxysmus dauert 2 bis 3 Stunden jedesmal und erneuerte sich, wenn ich diese Gabe wiederholte, sonst nicht. Ich hörte auf und ich ward gesund.«[1]

Ähnlichkeitsregel

Dieses zweite Prinzip wird 1796 von *Hahnemann* formuliert. In »Hufelands Journal« veröffentlichte er die Arbeit »Versuch über ein neues Prinzip zur Auffindung der Heilkräfte der Arznei-Substanzen«. Das ›Neue Prinzip‹ ist die Arzneimittelprüfung an Gesunden. Nun zieht er die geniale Schlußfolgerung:

»Jedes wirksame Arzneimittel erregt im menschlichen Körper eine Art von eigener Krankheit. Man ahme die Natur nach, welche zuweilen eine chronische Krankheit durch eine andere hinzukommende heilt, und wende in der zu heilenden (vorzüglich chronischen) Krankheit dasjenige Arzneimittel an, welches eine andere, möglichst ähnliche künstliche Krankheit zu erregen imstande ist und jene wird geheilt werden; similia similibus.«[2]

Um es ganz deutlich zu machen, hebe ich den Schlußteil des Satzes heraus: »... welches eine künstliche Krankheit zu erregen imstande

---

[2] Zit. nach *Klunker* (1988), S. 9.

[1] Zit. aus *Hahnemanns* deutscher Übersetzung des Werkes von *Cullen* 1789, S. 103ff.

[2] Zit. *Hahnemann*, 1796, in Hufelands Journal, Bd. II, S. 433.

ist«. Die Arzneiprüfung an Gesunden löst eine künstliche Krankheit aus, deren Symptome der zu heilenden Krankheit möglichst ähnlich sein sollen. Arzneiwirkung als künstliche Krankheit ist uns heute leider nur zu bewußt geworden durch Anwendung von Arzneistoffen aus der Retorte. In verschämter Verniedlichung läuft diese ›künstliche Krankheit‹ als ›Nebenwirkung‹. Die bei einigen Patienten verheerenden Wirkungen sind nur mit Understatement als ›Nebenwirkungen‹ zu bezeichnen. Aude sapere – erinnern Sie sich an den Wahlspruch *Hahnemanns*: Wage, selbständig zu denken.

Die Ähnlichkeitsregel, welche in dieser Veröffentlichung 1796 erstmals niedergelegt wird, erfährt in der Einleitung des »Organon der Heilkunst« ihre endgültige klassische Form:

> »Wähle, um sanft, schnell, gewiß und dauerhaft zu heilen, in jedem Krankheitsfalle eine Arznei, welche in ähnliches Leiden (homoion pathos) für sich erregen kann, als sie heilen soll.«

Dazu setzen wir die lateinische Kurzform »Simila similibus curentur« als Aufforderung: »Ähnliches möge durch Ähnliches behandelt werden«. Die Ähnlichkeitsregel basiert auf dem bildhaften Vergleich zweier Sachverhalte: Symptome des Kranken werden mit Symptomen der Arzneiwirkung am Gesunden in ihrer phänomenologischen Ähnlichkeit verglichen.

Individuelles Krankheitsbild

Der Name der Krankheit, die Diagnose, beschreibt eine Registrierung von pathologischen Fakten, die vom wissenschaftlichen Erkenntnisstand einer Zeitepoche abhängt und sich laufend verändert. Die praktische Anwendbarkeit der Ähnlichkeitsregel verlangt aber aus logischen Gründen die individuelle Symptomatik des Kranken, keinen kollektiven Krankheitsbegriff.

Nur das kann verglichen werden, was sich entspricht: Symptome des Kranken können nur mit Symptomen der Arzneiprüfung in Beziehung gesetzt werden.

Im »Organon der Heilkunst« wird sehr genau die anamnestische Methode beschrieben, um das individuelle Krankheitsbild zu erfahren und welche Symptome des einzelnen Kranken die Arzneiwahl bestimmen (§§ 83–104).

Die Arznei

Die Homöopathie bemüht sich um genaue Kenntnis der Arzneiwirkung mittels
- Arzneiprüfung an gesunden Versuchspersonen,
- Ergebnissen der Toxikologie und Pharmakologie,
- Anwendung bei Kranken,
- Anwendung und experimentellen Untersuchungen an Tieren.

Die Gesamtheit dieser Beobachtungen ergibt das Arzneimittelbild.

Die verwendeten Arzneistoffe stammen überwiegend aus dem Naturreich (Pflanze, Tier, Mineral), einige aus der Retorte.

Hahnemann hat eine spezielle Arbeitstechnik (Verreibung oder Verschüttung) zur Aufbereitung der Rohstoffe angegeben.

Dabei wird stufenweise eine Minimierung und gleichzeitig eine Aufschließung des Rohmateriales mit Steigerung der Wirksamkeit erreicht.

Deshalb nennt er diese Arzneizubereitungen ›Potenzen‹ oder ›Dynamisationen‹.

Das Homöopathische Arzneibuch (HAB) ist die amtliche deutsche Pharmakopöe und legt die Herstellung der Arzneien verbindlich fest.

Quellen der Arzneikenntnis

Arzneiprüfung an Gesunden

Es kommt entscheidend darauf an, soviel wie möglich und so umfassend, wie die Kenntnisse unserer Zeit es zulassen, über die Wirkung eines arzneilichen Stoffes zu erfahren. ›Wirkung‹ heißt hier – das kann nicht deutlich genug gesagt werden – welche Veränderungen an Leib, Seele und Geist ein arzneilicher Stoff **bewirkt**. Arzneiwirkung ist Erzeugung einer (künstlichen) Arzneikrankheit. Was ein ›Stoff‹ macht, kann er auch heilen. Er wird dadurch zur Arznei. »Was krank macht, ist auch heilsam.«[3a] Jede Droge hat ein Doppelgesicht: Sie ist Arznei und Gift. Kenntnis der Arzneiwirkung erhält man durch Studium der Arzneikrankheiten.

A priori, durch Spekulation oder Ergrübelung, durch Intuition oder durch Signatur-Ähnlichkeit ist einem ›Stoff‹ seine spezifische arzneiliche Wirkung nicht abzulauschen.

Hahnemann steht in der ersten Reihe der Forscher, die das Experiment als gezielte Fragestellung an die Natur verwendet haben: »Von einer solchen Arzneimittellehre sei alles Vermutete, bloß Behauptete oder gar Erdichtete gänzlich ausgeschlossen; es sei alles reine Sprache der sorgfältig und redlich befragten Natur.« (Org., § 144)

Der älteste und immer bewährte Weg zur Erkenntnis ist der Weg der Erfahrung. Das Experiment gibt der Erfahrung Sicherheit und stellt eine neue Erfahrung her. Blenden wir noch einmal zurück auf *Hahnemanns* Selbstversuch mit der *Chinarinde*: Die Erfahrung war sicher und vielfältig, daß *China* in bestimmten Fällen von Wechselfieber hilft. Aber erst das Experiment, der Selbstversuch, zeigte ihm, warum und wann *China* gesetzmäßig

hilft. *China* erzeugt beim Gesunden Änderungen des Befindens, die dem Krankheitszustand beim Wechselfieber ähnlich sind.

Von Kritikern ist die Realität der Arzneimittelprüfung an Gesunden bezweifelt worden. So brachte die Arzneimittel-Nachprüfung von *Martini* (1939) in der statistischen Auswertung keine Ergebnisse, da der methodische Ansatz falsch war. Es muß eine nach Alter und Geschlecht breitgestreute Prüfungsgruppe vorhanden sein.

Beispiel

Sepia, ein Mittel besonders für die klimakterische Frau, wurde vorwiegend an jungen Menschen geprüft. Die einzig ältere Frau (53 Jahre, Prüfer 8) produzierte ein schönes *Sepia*-Symptom: »Auffallend gleichgültig unangenehmen Angelegenheiten gegenüber, über die sie sich sonst aufregen würde.« Ein 39jähriger sensitiver Musiker (Prüfer 6) reagiert mit weinerlicher trauriger Stimmung, unruhigem Schlaf, allgemeiner Nervosität.

Bemerkenswert ist eine Feststellung *Martinis*: »Besonders auffällig erscheint dagegen, daß in beiden Versuchsreihen die relative Symptomenhäufigkeit bei den tiefen Potenzen einschließlich Urtinktur eher geringer war als bei den höheren Potenzen (bis D10).«

Statistische Auswertungen unterdrücken die wenigen qualitativ hochwertigen sonderlichen Symptome.

Wie real eine solche Prüfung ist, läßt sich an fast alltäglichen Beispielen zeigen. Ich bin sicher, daß Ihnen schon einmal beim Schälen oder Schneiden einer Zwiebel die Tränen aus den Augen liefen, daß die Nase anfing zu jucken und Sie niesen mußten. Die Reizwirkung der Zwiebel auf Auge und Nase ist sichere Erfahrung. Es ist ebenso echte Erfahrung, daß mancher katarrhalische Schnupfen einen ähnlichen Reizzustand an Augen und Nase macht.

[3a] So benennt *Vonessen* (1980) seine tiefgründende medizinphilosophische Abhandlung über mythisches Gleichheitsdenken, die Katharsis-Lehre von *Aristoteles* und die Idee der homöopathischen Heilkunst.

Erinnern Sie sich an Ihren ersten Rauchversuch, der vielleicht in die ›Hose ging‹? Wie es Ihnen schwindlig wurde, daß Sie sich festhalten mußten und es Ihnen elendiglich schlecht war? Sie sahen kreidebleich aus. Erinnern Sie sich noch an die Wirkung von Tabak? Sie haben sicher Patienten erlebt, denen es – aus ganz anderen Gründen – so elendiglich schlecht und schwindlig war, daß sie fahlweiß und grün im Gesicht aussahen, sich festhalten und legen mußten. Im Kreislaufkollaps sieht ein Mensch so aus. Mancher Ménièresche Schwindel macht solche Symptome.

Mögen Sie Kaffee? Vielleicht haben Sie nach längerer Zeit der Entwöhnung recht starken Kaffee getrunken. Sie wurden danach richtig ›aufgedreht‹, das Blut schoß Ihnen in den Kopf, das Herz fing an, hart und schnell zu schlagen. Sie konnten am Abend nicht einschlafen, es fiel Ihnen immer Neues ein, und Sie wälzten sich im Bett herum. Haben Sie von Patienten, oft Frauen in der Präklimax, ähnliche Symptome gehört?

Mit diesen Beispielen – in ganz großen Umrissen – haben Sie die Realität einer arzneilichen Wirkung an sich selbst erlebt. Sie prüften damit: *Allium cepa*, die Zwiebel – *Tabacum nicotiana*, die Tabakpflanze – *Coffea tosta*, gerösteten Kaffee.[3b] Mit diesen lateinischen Namen geschmückt sieht das Alltägliche schon wissenschaftlich aus. Alltägliches *wird* Wissenschaft durch experimentelles Ansammeln von Erfahrungen. Dieses Ansammeln von Erfahrungen geschieht in der planmäßigen Prüfung der Arzneistoffe.

Hahnemann prüfte zuerst im Selbstversuch, dann in seiner Familie. Er gewann Freunde, Patienten und Kollegen, später in seiner Hochschultätigkeit auch Studenten zu Prüfern. Er gab die Prüfstoffe im Anfang in wägbarer Menge als einmalige Gabe und ließ sich genau berichten, welche subjektiven Symptome und welche objektiven Zeichen der Prüfer vermerkt hat. Trat keine Änderung ein, wurde nach ein paar Tagen die Menge erhöht und solange gesteigert, bis eine wahrnehmbare Reaktion auf den Prüfstoff erfolgte. *Hahnemann*

gibt recht genau und für die damalige Zeit – er war er erste, der überhaupt nennenswerte Arzneiversuche am Menschen machte – präzise Anordnung über die Durchführung der Prüfung (Org., §§ 105–108, 120–153).

Richtlinien

Heute werden die Prüfungen nach folgenden **Richtlinien** durchgeführt.

- Der Prüfungsleiter weiß allein, welche Arznei geprüft wird: **einfach** blinder Versuch. Der Doppelblindversuch verbietet sich, da der Prüfungsleiter die Verantwortung gegenüber den Prüfern trägt. Er muß in etwa wissen, welche Risiken mit einer Prüfung verbunden sein können. Der Prüfungsleiter muß auch die individuelle Ansprechbarkeit, die Empfänglichkeit der einzelnen Prüfer durch Steigerung oder Abschwächung der Dosen berücksichtigen. Bei völlig unbekannten Stoffen ist der Prüfungsleiter ohnehin ›blind‹.
- Der eigentlichen Prüfungszeit werden Perioden mit Schein-Arznei entweder vorgeschaltet, zwischen Prüfzeiten gelegt oder angehängt. Ein Teil der Prüfer erhält nur Schein-Arznei. Mit diesen Sicherheitsfaktoren wird die wissenschaftliche Aussagekraft erhöht. Echte Symptome der Arznei und Erwartungssymptome des Prüfers können dadurch getrennt werden. *Hahnemann* hat bereits viele Ergebnisse der modernen Plazebo-Forschung vorweggenommen. Er machte reichlich Gebrauch von Zwischengaben mit Milchzucker.
- Die Prüfer sollen bei Beginn und während der Prüfung gesund sein. Es soll vermieden werden, daß Symptome durch krankhafte Störungen verwischt oder verfälscht werden. Während einer interkurrenten Krankheit scheidet der Prüfer aus der Prüfung aus oder es erfolgt Eintrag ins Prüfungsprotokoll, um diese Symptome getrennt beurteilen zu können.
- Die Prüfungsgruppe soll möglichst breit nach Alter und Geschlecht gestreut sein, um unterschiedliche Empfänglichkeit für den Prüfstoff zu erfassen.

[3b] Für die Therapie wird die **ungeröstete** Kaffeebohne verwendet (*Coffea arabica*).

- Die Prüfer schreiben ein tägliches Protokoll über alle subjektiven und objektiven Abweichungen. Es sollen möglichst genaue Angaben über Ort, Zeit, Art, Abhängigkeit von Umweltfaktoren der erlebten Befindensänderungen gemacht werden. Die Sicherheit der Ergebnisse der Arzneiprüfung kann vor allem wesentlich gesteigert werden, wenn der Prüfungsleiter möglichst täglich mit den einzelnen Prüfern deren Protokolle durchsprechen kann. *Böttger* (1991) berichtet, wie durch Rückfragen echte Prüfungssymptome von mehr zufälligen Sensationen sehr deutlich abgegrenzt werden können.
- Der Prüfungsleiter versucht objektive Zeichen durch klinische Untersuchungen zu sichern: BSG, Status von Blut und Harn, biochemische Parameter, EKG, Temperatur-, Pulskontrolle, Blutzucker usw.
- Die Internationale Liga der homöopathischen Ärzte setzt weltweit Prüfungen in verschiedenen Ländern an, um Klima- und Rassenunterschiede in den Prüfungsergebnissen zu eliminieren und die im Grunde einheitliche reine Arzneiwirkung deutlich zu machen.

Ergebnisse der Toxikologie und Pharmakologie

Die Arzneimittelprüfung an Gesunden hat aus Gründen der ›Menschenfreundlichkeit‹ Grenzen. Eine Vergiftung mit toxischen Stoffen in massiver Dosierung oder über lange Zeit verbietet sich von selbst. Wir müssen mit der Arzneimittelprüfung im subtoxischen Bereich bleiben. *Schoeler* (1948) bezeichnet diese Zone als ›Feintoxikologie‹. Sie liefert uns hauptsächlich subjektive Symptome, die der Prüfer als Änderung seines Befindens erlebt. Die objektiven Zeichen und Gewebeveränderungen erfahren wir aus der Toxikologie (Lehre der Vergiftungen) und Pharmakologie.

Aus absichtlichen (forensische Medizin) oder unbeabsichtigten Vergiftungen (Unglücksfälle, Gewerbe-Medizin) gewinnen wir Kenntnis, welche Organschäden oder tiefe Funktionsstörungen ein ›Stoff‹ verursacht. *Platon* hat uns genauen Bericht hinterlassen, wie *Sokrates* durch Vergiftung mit *Conium maculatum* (gefleckter Schierling) starb.[3c] Die von unten nach oben fortschreitende Lähmung durch eine toxische Dosis Schierlingssaft ist unter den Bedingungen einer Arzneiprüfung am Gesunden nicht zu reproduzieren. Zum Gesamtspektrum der Arznei-Krankheit gehören alle Bereiche von der Befindensstörung über Organ- und Funktionsschäden bis zum tödlichen Ausgang. Die Toxikologie liefert dazu reichliches Material.

So verursacht die perorale Quecksilbervergiftung deutliche Schäden im Mund, am Magen, im Enddarm und an der Niere:

Der Mund zeigt starke Speichelabsonderung, üblen, stinkenden Geruch, das Zahnfleisch ist geschwollen und geschwürig, Zunge verdickt mit Zahneindrücken. Die Tonsillen entzünden sich und zeigen geschwürigen Zerfall mit Bildung von Pseudomembranen. Wir nutzen diese Zeichen der massiven Giftwirkung bei der Behandlung der Stomatitis, der Angina pseudomembranacea, evtl. der Diphtherie (*Mercurius cyanatus*).

Der Darm – besonders der Enddarm – zeigt geschwürige Entzündung. Es erfolgen schleimig-blutige Stuhlentleerungen mit starkem Tenesmus. Das Krankheitsbild der Dysenterie und der Colitis ulcerosa ist oft sehr ähnlich. Die Ähnlichkeit im Darmbefund kann so übereinstimmen, daß es bei der Sektion – worauf schon *Virchow* hinwies – unmöglich ist zu entscheiden, »ob es sich im konkreten Falle um eine schwere Dysenterie oder um eine ebenso schwere Quecksilbervergiftung handelt«.[4]

Bei langdauernder, z. B. beruflich bedingter, Quecksilberschädigung treten psychische Störungen auf. Diese reichen von anfänglich übersteigerter Aktivität mit motorischer und psychischer Unruhe bis zum Endzustand der Lethargie und Demenz.

Häufig beobachtet man Vibrieren und Zittern der Hände, sichtbaren Tremor oder schlaffe

---

[3c] *Platons* ergreifender Bericht schildert vielleicht die älteste ›Arzneiprüfung‹ mit toxischer Dosis. Die deutsche Übersetzung wird zitiert bei *Charette* (1958), S. 194.

[4] Zit. nach *Schulz* (1956), S. 308.

Lähmungen. Die Haut reagiert mit vielgestaltigen Effloreszenzen ähnlich den Hauterscheinungen der Lues II, die wie ein ›Affe‹ fast alle dermatologischen Erkrankungen nachahmen kann. Verblüffend ist insgesamt die Symptomenähnlichkeit der Lues mit der Arzneikrankheit des Quecksilbers. Viele Jahrhunderte lang war Quecksilber **das** Mittel gegen Lues. »Als *Zlatorowic*, Professor an der Wiener Medizinischen Universität, im Jahre 1845, im Kolleg die Wirkungen von *Mercur* (Quecksilber) durchsprach, wurde es ihm plötzlich klar, daß seine Beschreibung der Symptomatologie der Syphilis zum Verwechseln ähnlich war. Diese blitzartige Erkenntnis ergriff ihn so, daß er seine Vorlesung abbrach, nach Hause ging und das Studium der Homöopathie begann, von der er bis dahin nur vage hatte reden können.«[5]

Das Thema ›Quecksilber‹ ist – leider – auch recht ergiebig für all das, was heute so niedlich als ›Nebenwirkung‹ verpackt wird. Man hätte den ›Arzneistoffen‹ rechtzeitig sagen sollen, was sie ›dürfen‹ und was man als Pharmakologe als ›ungehörig‹ von der Arzneikrankheit empfindet.

Nebenwirkungen

Die bei der Anwendung von Arznei auftretenden Nebenwirkungen möchte ich nach drei Richtungen präzisieren:

- Sie sind um so häufiger und stärker, je höher die toxische Dosis gewählt wird.
- Sie sind abhängig von der Empfänglichkeit des Kranken (Idiosynkrasie, Allergie, Vorschäden).
- Die Arzneiwirkung ist ihrer Natur nach grundsätzlich breiter als die vom Menschen abgesteckte Indikation (beabsichtigte Heilwirkung).

Konsequenzen

Aus diesem klaren Sachverhalt hat *Hahnemann* – bisher als einziger – folgerichtige **Konsequenzen** gezogen:

- Die Dosis wurde minimiert.
- Die minimale Dosis ist der erhöhten Empfänglichkeit des Kranken individuell angepaßt.
- Die Arzneiwirkung muß der Gesamtheit der Symptome und Zeichen des Kranken entsprechen.

Nur so wird die Forderung der Ähnlichkeitsregel erfüllt. Eine nur teilweise Ähnlichkeit ist eine scheinbare Ähnlichkeit und damit für die homöopathische Heilabsicht ungenügend.

So entspricht der sichtbare Aspekt vieler Mandelentzündungen vordergründig dem, was wir bei peroraler Quecksilbervergiftung als Entzündung mit Eiterung und eventuell Pseudomembranbildung wahrnehmen. Das grobtoxikologische Aussehen ist ähnlich, aber erst die feintoxikologische Untersuchung mit Hilfe der Arzneimittelprüfung an Gesunden zeigt das für die Arzneimittelwahl gültige Bild. Gültig deshalb, weil es individuelle Unterscheidung zu anderen, ähnlich aussehenden Mandelentzündungen ermöglicht:

- Lokaler Befund entsprechend der toxischen Wirkung des Quecksilbers.
- Zusammenschnürender, stechender Schmerz. Berührungsempfindlichkeit des Halses. Übler Mundgeruch.
- Reichlicher öliger Schweiß, der keine Erleichterung des Allgemeinbefindens bringt.
- Alles ist schlimmer nachts, besonders die ängstliche Unruhe.
- Wärme tut dem Kranken nicht gut; weder warme Halswickel und warme Getränke noch Wärme im Raum. Er mag aber auch keine starke Kälte und ist im ganzen frostig. Temperatur-Extreme sind unangenehm.

An diesem Beispiel erkennen wir den Wert der Arzneimittelprüfung an Gesunden und den Wert der Beobachtung des behandelten Kranken. Erst die Bestätigung durch den Heilerfolg gibt beiden Erkenntnisquellen ihren Rang und grenzt ab gegen vordergründige Ähnlichkeit der grobtoxikologischen Zeichen.

---

[5] Zit. nach *Charette* (1968), S. 316.

Anwendung bei Kranken (Ex usu in morbis)

Neben der Verifizierung des Heilerfolges und Klarstellung der echten Ähnlichkeitsbeziehungen bringt die Anwendung bei Kranken zusätzliche Informationen für die Arzneimittelkenntnis.

Beispiel

Weger einer Acne conglobata erhielt eine Patientin *Brom*. Die Indikation für *Brom* in bestimmten Fällen von Akne leitet sich her aus der Toxikologie und der Anwendung von *Brom* bei Kranken. Früher wurde bei der Epilepsie *Brom* in hohen Dosen über längere Zeit wegen seiner sedierenden Wirkung gegeben. Es entwickelte sich dann oft als ›Nebenwirkung‹ eine Akne.

Die Akne heilte bei der Patientin rasch ab. Sie nahm aber, weil es so gut geholfen hatte, zur Sicherheit, wie sie sagte, *Brom* weiter. Nach vier Wochen erschien sie und klagte über stechende Schmerzen am Zeigefinger. Dem Zeigefinger war äußerlich nichts anzusehen, es hatte kein Trauma stattgefunden, keine Bewegungseinschränkung, nichts war zu beurteilen. Aber die subjektive Angabe der glaubhaften Patientin war nicht wegzudiskutieren. Bei der Kontrolle des Arzneimittelbildes von *Bromum* fand ich bei *Allen* das entsprechende Symptom: »Severe burning stitches in the tip of the left index finger.« (*Allen*, T. F. 1976, Band II, S. 244, Symptom 669). Damit war der Zusammenhang klar: Die Patientin hatte durch die längere *Brom*medikation eine unbeabsichtige Arzneimittelprüfung durchgeführt und dieses Symptom des schmerzenden Fingers provoziert. Nach Absetzen von *Brom* verging der Schmerz nach acht Tagen.

Anwendung bei Tieren

›Tierversuche‹ werden von homöopathischen Tierärzten täglich als Therapie durchgeführt – freilich nicht im Sinne der Forschung mit gezielter experimenteller Fragestellung. Als Behandlungsauftrag mit Kosten-Nutzen-Vergleich, vor allem bei Großvieh und wertvollen Reitpferden, sind sie jedem Experiment gleichwertig und machen die Anwürfe der Suggestiv-Therapie lächerlich. Für die Arzneimittelkenntnis ist Behandlung von Tieren wichtig, da die subjektive Meinung des ›Patienten‹ höchstens mit einem Schwanzwedeln kundgetan werden kann. Entscheidend ist hier der objektive Erfolg. Die ›Droge Arzt‹ bleibt am Rande. Im Doppelblindversuch konnten *Wolter* (1980) die differenzierte Wirkung von *Caulophyllum* D 30 bei der Geburt von Schweinen zeigen und das Arzneimittelbild von *Flor de Piedra* an Kühen erarbeiten. Experimentelle Tierversuche zum Nachweis der Wirksamkeit unserer Arzneien sind durchgeführt worden.[6] Viele homöopathische Ärzte stehen Tierexperimenten skeptisch gegenüber, da der Mensch wehrlose Geschöpfe nicht mißbrauchen sollte. Nach einer Pressemeldung werden in unserem Land je Jahr zehn bis zwölf Millionen Tiere zu fragwürdigen Versuchen verwendet. Die Verantwortlichen schweigen!

Zusammenfassung

Die Homöopathie bezieht die Kenntnis der Arzneiwirkung aus folgenden vier Quellen:
- Arzneimittelprüfung an Gesunden,
- Ergebnisse der Toxikologie und Pharmakologie,
- Anwendung bei Kranken (Ex usu in morbis) sowie
- Arzneianwendung bei Tieren, Ergebnisse der Veterinärmedizin.

---

[6] Reichhaltiges Material bei *Wurmser* (o.J.).

Arzneimittelbild

Definition

Der Ausdruck ›Arzneimittelbild‹ ist schon benutzt worden. Er wird Ihnen fremd gewesen sein – eine Kombination von Arzneimittel und Bild ist in der allopathischen Pharmakologie nicht gebräuchlich. Sie kennen aber aus der Krankheitslehre der Klinik den Ausdruck ›Krankheitsbild‹. Damit beschreibt man die Gesamtheit der im einzelnen Krankheitsfalle vorliegenden Symptomatik.

Nachdem wir viele Quellen der Arzneikenntnis ›angezapft‹ haben, wissen wir, welchen Wert jede einzelne Quelle hat. Mit den Erkenntnissen aus diesen Quellen haben wir nun alles Material beisammen, um das ›Arzneimittelbild‹ zu entwerfen. Dieses ist die Zusammenschau der Einzelerkenntnisse, das ›tout ensemble‹ der Wirkung einer Arznei, es ist eine Ganzheit. Bild, Schau und Ganzheit sind Wörter aus dem Sprachgebrauch der Phänomenologie. Um Ganzheiten zu beschreiben und geistig zu erfassen, reicht das Denkmodell der Ursache-Wirkung-Beziehung nicht mehr aus. Der heutige Arzt kennt leider fast nur kausale Beziehungen der experimentellen Naturwissenschaft. In unserer Zeit wird deutlich, daß wesentliche Erkenntnismöglichkeiten verlorengehen, daß wir verarmen, wenn die jahrtausendalten Bemühungen des Menschen um philosophische Einsichten ›vergessen‹ werden. Die Universität ist eine Bildungsstätte ohne Universitas geworden. Die materialistisch-naturwissenschaftliche Biologie des 19. Und 20. Jahrhunderts hat auch die Medizin einseitig auf das Körperliche, kausal Erklärbare und experimentell Fixierte beschränkt (*Bamm*, 1956, S. 142 ff.). Über die ›Hintertür‹ wurde allmählich die Seele in die offizielle Medizin wieder eingelassen. Alles Seelisch-Geistige ist kausal nicht erklärbar, es ist ein Phänomen. Die Ähnlichkeitsbeziehung zwischen Arzneimittelbild und dem Krankheitsbild ist ebenso kausal nicht erklärbar. An die Stelle der Ursache-Wirkung-Beziehung tritt die Folgerung von Wenn-Dann. **Wenn** das Arzneimittelbild und das individuelle Krankheitsbild vergleichbare Ähnlichkeit haben, **dann** ist die Voraussetzung gegeben, daß dieses Arzneimittel diesen einen Kranken heilt. Die strenge Ursache-Wirkung-Beziehung existiert im biologischen Bereich fast nie. Etwas überspitzt kann man sogar sagen, daß die klassischen Gesetze der Physik – trotz ihrer Exaktheit – viele Randbedingungen verlangen. Wenn das Experiment im luftleeren Raum abläuft, dann sind die Voraussetzungen für die Gültigkeit des Fallgesetzes erfüllt. Biologische Experimente lassen sich aber nicht im ›luftleeren Raum‹ durchführen. Jede Bemühung um Heilung ist ein ›Experiment‹ mit sehr komplexen Bedingungen. Diese Bedingungen bleiben oft unüberschaubar ohne die Regel der Ähnlichkeitsbeziehung. Ausgehend von der Definition der Homöopathie als Regulationstherapie wird deutlich, daß der heilende Reiz und der krankheitsauslösende Reiz ähnlich sein müssen, damit eine Umschaltung im Regulationszentrum möglich wird. Somit entspricht die Ähnlichkeitsbeziehung zwischen Arzneiwirkungsbild und individuellem Krankheitsbild wissenschaftlicher Logik. *Bayr* (1969) hat mit seiner Arbeitshypothese des kybernetischen Regelkreises die Ähnlichkeitsregel einsichtig dargestellt.

> Die Anwendung der Ähnlichkeitsregel setzt voraus, daß zwei Ganzheiten verglichen werden. Deshalb ist es unerläßlich, daß wir die Einzelerkenntnisse der Arzneiwirkung zusammenfügen zum Arzneibild.

Die Arznei wird so zu einer ganzheitlich wirkenden Individualität. *Paracelsus* spricht in der gleichen Weise ganzheitlich von der Arznei.[7a] Im Sprachgebrauch homöopathischer Ärzte geht die bildhafte Identität von Arznei und Kranken so weit, daß von einer *Pulsatilla*-Frau, einem *Calcium-carbonicum*-Kind, von

[7a] Vergleich zwischen *Paracelsus* und Homöopathie bei: *Clarke* (1923); *Schultz* (1831).

einem *Hyoscyamus*-Husten oder einer *Arsen*-Angst die Rede sein kann. Der phänomenologische Vergleich zeigt, daß bestimmte ›Menschentypen‹ besonders gut zu einem Arzneimittelbild passen. Der Name des Arzneimittelbildes kann so zur Typenbezeichnung werden. Wir sprechen vom ›*Nux-vomica*-Typ‹, vom ›*Phosphor*-Typ‹ usw. Zu beachten ist, daß nur einige tiefwirkende Mittel Typenvergleiche zulassen. Es sind dies vor allem jene Stoffe, die als Aufbau-Elemente in unserem Körper zu finden sind. (*Beuchelt*, 1956)

Bei *Hahnemann* kommt das Wort ›Arzneimittelbild‹ noch nicht vor. Er schreibt: »Der Inbegriff aller Krankheitselemente, die eine Arznei zu erzeugen vermag, wird erst durch vielfache, an vielen dazu tauglichen, verschiedenartigen Personen beiderlei Geschlechts angestellte Beobachtung der Vollständigkeit nahegebracht.« (Org., § 135)

»Der Inbegriff aller Krankheitselemente, die eine Arznei zu erzeugen vermag« – dieses sollte man für die Homöotherapie unbedingt festhalten und bedenken, daß der Inbegriff mehr ist als die Summe von Teilerkenntnissen.

Zusammenfassung

- Das Arzneimittelbild ist die Zusammenschau der Einzelerkenntnisse der Arzneiwirkung. Bildhaftes Vergleichen der Arzneiwirkung mit der Symptomatik des Kranken ist ein phänomenologischer Vorgang.
- *Hahnemann* benutzt noch nicht das Wort ›Arzneimittelbild‹. Für seine ganzheitliche Auffassung der Arzneiwirkung steht der Ausdruck ›Inbegriff‹ der Symptome.

Herkunft und Herstellung

Hahnemann war nicht nur ein ärztliches Genie – er war ebenso ein hervorragender Chemiker, Pharmakologe und Apotheker. Getreu dem Berufsbild des Pharmakologen und Apothekers war er so exakt, daß seine Angaben der Arzneizubereitung heute noch gültig sind und allen wissenschaftlichen Kriterien standhalten. Er war ein echter ›Milligrammikus‹ – wie wir in unserer Studienzeit die pharmazeutischen Mitstreiter benannten. Er war aber nicht nur exakt und penibel. Von Grund auf schuf er eine völlig neue Pharmazie. In seiner Zeit fand er kaum etwas vor, was seinen Ansprüchen genügen konnte, und bereitete deshalb alle seine Arzneien selbst. Soweit möglich, sammelte er die Heilkräuter selbst oder stellte sich die Auszugsstoffe her. Er wollte Sicherheit haben, daß sein Ausgangsmaterial echt und einwandfrei war. Dieses Anliegen war ihm so ernst, daß alles ›Larifari‹ oder Ungefähre keinen Eingang hatte. Das sollten die Kritiker zuerst zur Kenntnis nehmen, daß weder vor noch nach ihm je ein Arzt mit solcher Gründlichkeit, Hingabe und Weitsicht sich um Kenntnis und Herstellung der Arznei bemüht hat.

Das **Rohmaterial** der homöopathischen Arzneistoffe stammt aus allen Reichen der Natur (Pflanze, Tier, Mineral), einige sind chemische Verbindungen aus der Retorte. *Hahnemann* hat selbst chemische Verbindungen neu entwickelt oder neue Herstellungsverfahren angegeben (z.B. *Calcium carbonicum Hahnemanni, Mercurius solubilis Hahnemanni, Causticum Hahnemanni*). Er hat als erster die kolloidale Löslichkeit in Stoffen entdeckt, die im Rohzustand unlöslich sind, aber durch Verreibung löslich gemacht werden. In neuerer Zeit werden auch Krankheitsprodukte als Ausgangsmaterial verwendet und unter dem Namen ›Nosoden‹ geführt. Hierzu gehören beispielsweise das von *Robert Koch* entwickelte *Alt-Tuberkulin*, Diphtherie-Toxin, Eigenblut. An diesen Beispielen erkennt man, wie reichhaltig, jung und modern die Homöopathie sich ent-

wickelt und daß sie sich nicht etwa gemütlich auf den Lorbeeren ausruht. *Hahnemann* ist für uns kein heiliges Denkmal. Wie er bis zu seinem leiblichen Ende geforscht und verbessert hat, so forschen seine Nachfolger weiter. Wertvolle Erkenntnisse werden aufgenommen und integriert.

Das **Homöopathische Arzneibuch (HAB)**, für die deutsche Pharmazie rechtsgültige Herstellungsvorschrift seit 1934, zeigt in jeder Auflage Weiterentwicklungen. Die letzte Auflage wurde 1979 herausgegeben. Moderne Nachweismethoden, wie Spektralanalyse u.a., sind darin aufgenommen.

Nach den Richtlinien *Hahnemanns* erfolgt die Herstellung nach dem HAB je nach dem Ausgangsmaterial als **Essenz, Tinktur, Lösung** oder **Verreibung**:

- Essenz: Ausgangsstoff ist der Saft frisch gepreßter ganzer Pflanzen oder Pflanzenteile (Blüten, Blätter), mit 90%igem Alkohol zur Haltbarmachung versetzt.
- Tinktur: Ausgangsstoff ist die getrocknete, pulverisierte Pflanze oder gequetschte animalische Substanz (Biene, Ameise usw.). Mit Alkohol 90–60%ig, je nach Pflanze, werden die Inhaltsstoffe der Droge extrahiert und im Mazerationsverfahren oder durch Perkolation verarbeitet.
- Lösung: Ausgangsstoffe sind vorwiegend lösliche Salze und Säuren. Diese werden je nach Lösungsfähigkeit zu wäßrigen oder alkoholischen Lösungen verarbeitet.
- Verreibung: Ausgangsmaterial sind unlösliche Mineralien oder feinpulverisierte getrocknete Pflanzen oder Pflanzenteile (Wurzeln, Samen u.ä.). Durch mindestens einstündiges Verreiben im Mörser werden sie mit Milchzucker zubereitet.

Die flüssigen Ausgangsstoffe (Essenzen, Tinkturen, Lösungen) werden zusammengefaßt unter dem Namen **Urtinkturen**. Die festen Stoffe tragen den Namen **Ursubstanzen**. Beide erhalten das Kennzeichen Ø. Die Urtinktur von *Pulsatilla* z.B. rezeptieren wir: *Pulsatilla* Ø.

Die Ursubstanz von *Gold* schreibt sich dann in ›Apothekerlatein‹: *Aurum trit.* Ø (trit. = Abkürzung von trituratio = Verreibung).

Die homöopathischen Arzneien werden dem Patienten als Tropfen, Tabletten, Pulver und Streukügelchen gereicht. Für äußeren Gebrauch lassen sich Salben und Glycerin-Arzneigemische herstellen. Zur parenteralen Therapie werden Ampullen gefertigt.

Für die **Rezeptur** lauten die entsprechenden Begriffe:

- dil. = Dilutio = Lösung
- tabl. = Tabuletta = Tablette
- trit. = Trituratio = Verreibung
- glob. = Globulus = Streukügelchen

Je nach Ausgangsstoff und Bedürfnis des Patienten wählt man die Anwendungsform aus. Stoffe, die in der Ursubstanz unlöslich sind, z. B. *Gold*, kann man deshalb in tiefer Potenzreihe (im allgemeinen unterhalb D 8) nur als Tabletten oder Verreibung (tabl., trit.) herstellen. Stoffe, die wie *Brom* flüssig sind und beim Verreiben mit Milchzucker durch Wärmeentwicklung und Luftzutritt für den Hersteller gefährlich werden, sind als Dilutio bis D 8 zu rezeptieren, darüber hinaus in jeder anderen Form.

Auf einer Reise sind Tabletten günstiger als Lösungen. Kinder lehnen die alkoholischen Lösungen manchmal ab. Für diesen Zweck sind Streukügelchen (Globuli) im Gebrauch und werden von unseren ›süßen Kleinen‹ gern genommen, sie werden nämlich aus Rohrzucker hergestellt und mit der Arzneilösung getränkt und anschließend getrocknet: Die Potenzbezeichnung der Globuli richtet sich nach der verwendeten Arzneilösung, die Minde-

rung durch die geringe Rohrzuckermenge wird in der Bezeichnung vernachlässigt.

Zusammenfassung

- Die homöopathischen Heilmittel stammen aus dem Reich der Pflanzen, Tiere, Mineralien. Einige sind Entwicklungen aus der chemischen Retorte.
- Als ›Nosoden‹ bezeichnen wir potenzierte Heilmittel, die aus Krankheitsprodukten hergestellt werden.
- Die homöopathische Arzneibereitungslehre ist von *Hahnemann* selbst entwickelt worden. Sie ist so exakt, daß das Homöopathische Arzneibuch als offizielle Pharmakopöe heute noch – abgesehen von technischer Verfeinerung – nach seinen Vorschriften arbeitet.
- Durch Verschütteln mit Wasser oder Alkohol werden Lösungen, Essenzen oder Tinkturen bereitet, die den Sammelnamen ›Urtinktur‹ führen und das Rezepturzeichen Ø erhalten.
  Durch Verreiben mit Milchzucker werden feste Stoffe verarbeitet und erhalten den Namen ›Ursubstanz‹. Rezepturbezeichnung Ø.
- Die Arzneistoffe werden rezeptiert:
- flüssig = dil. = Dilutio
- trocken, Pulver = trit. = Trituratio
- Tablette = tabl. = Tabuletta
- Streukügelchen = glob. = Globulus, Mehrzahl: Globuli

Potenzierung

Allgemeines

Hahnemann gab in der ersten Zeit tastender Versuche die Arzneien in wägbarer Dosis ohne Bearbeitung. Dabei beobachtete er, daß die Anwendung der Arznei in der seit altersher gebräuchlichen Form nicht optimal ist. Je nach Ausgangsstoff erschien entweder die Arzneireaktion beim Kranken zu stark (Nebenwirkung, zu starke Anfangsreaktion, starke Erstverschlimmerung) oder ungenügend wegen zu geringer Aufschließung des Arzneistoffes (vor allem bei unlöslichen Mineralstoffen).

Aus diesen Beobachtungen ergab sich der logische Schluß, eine Methode der Arzneibereitung zu entwickeln, die Quantität und Qualität des Arzneistoffes in optimaler Weise verbindet. Er hatte außerdem beobachtet, daß Empfänglichkeit und Reaktionsbereitschaft gegenüber der Arznei individuell verschieden sind. Dieser von Mensch zu Mensch unterschiedlichen Reaktionsweise sollte aber seine individuell angepaßte Medizin entsprechen.

Dieses klare, rational gefaßte Ziel erreichte er durch **Minimierung der Dosis** und **Steigerung der Wirksamkeit** mittels Bearbeitung der Arznei (Verreiben und Verschütteln). Da diese Arzneiform das Optimum an arzneilicher Kraft bei Vermeidung schädlicher Wirkung erreicht, gab *Hahnemann* ihr den Namen ›Potenz‹ oder ›Dynamisation‹ (potentia = Können, Vermögen; Dynamis = Kraft). Den Arbeitsprozeß zur Herstellung dieser Arznei nennt er ›potenzieren‹. Übrigens erscheint dieser Ausdruck erst 1827 (*Tischner*, 1950).

Das späte Datum ist ein Zeichen dafür, daß er nach langer und genauer Beobachtung diese Arbeitsweise entwickelt und für seine hohen Ansprüche an die Wirkungskraft der Arznei als gut befunden hat. 1839 schreibt er: »Homöopathische Dynamisationen sind wahre Erweckungen der in natürlichen Körpern während ihres rohen Zustandes verborgen gelegenen, arzneilichen Eigenschaften.«[7b] Sie sind also nicht als ›Verdünnungen‹ zu bezeichnen.

Wenn wir heutigen Ärzte im allgemeinen keine Medikamente selbst herstellen und der allopathische Kollege keinen Einblick in die Retortengeheimnisse der Industrie erhält, müssen uns aber die homöopathischen Arzneistoffe nach Herkunft und Bearbeitung genau bekannt sein. Wie rasch kann die Zeit kommen, in der wir für unsere Patienten selbst sorgen müssen. Schon jetzt sind einige Potenzen aufgrund gesetzlicher Bestimmungen in unserem Land nicht mehr erhältlich (z. B. *Cannabis indica, Coca*).

Verfahren

Zubereitung und Mischungsverhältnis

Flüssige Stoffe werden aus der Urtinktur in jeder Stufe der Potenzierung hergestellt durch »starke Schüttelstöße mit der Hand gegen einen harten, aber elastischen Körper. Etwa auf ein mit Leder eingebundenes Buch.« (Org., §270 und Fußnote 2) Feste oder trockene Stoffe werden bei jedem Potenzierungsschritt eine Stunde lang im Mörser (in der Großfertigung maschinell) mit Milchzucker verrieben.

Die Durchmischung mit dem Trägerstoff (Wasser, Alkohol, Milchzucker) erfolgt in jeder einzelnen Stufe entweder im Verhältnis $1 + 9 = 10 =$ Dezimalskala oder $1 + 99 = 100 =$ Zentesimalskala.

Hahnemann arbeitete mit der Zentesimalskala bis in die Pariser Zeit. In seinen letzten Lebensjahren entwickelte er die Potenzierung über getränkte und für den nächsten Potenzschritt wieder gelöste Streukügelchen.[8] Das

---

[7b] CK, Bd. 5, Hinweise S. 12; vgl. auch Org., §269, Fußnote 2.
[8] Org., §70, §§246–248. Soviel ich weiß, hat *Flury* (1979) zuerst auf diese neue Dynamisation hingewiesen: Realitätserkenntnis und Homöopathie, S. 63.

Mischungsverhältnis ist dabei etwa 1 : 50000, deshalb (aber leider falsch latinisiert) auch LM-Potenz genannt. Der Name ›Q-Potenz‹ (abgeleitet von Quinquagiesmillesima = 50000) beginnt sich allmählich in Deutschland durchzusetzen (*Keller*, 1988, *Klunker*, 1992). Wichtig ist aber auch die korrekte Durchführung von *Hahnemanns* Handlungsvorschrift: Die ersten drei Potenzierungsschritte sollten als einstündige Verreibung wie C-Potenzen hergestellt werden. »Dies sind die drei Grade der trockenen Pulver-Verreibung, welche wohl vollführt, schon einen guten Anfang zur Kraft-Entwicklung (Dynamisation) der Arzneisubstanz bewirkt haben.« (Org., §270, Anmerkung zu Fußnote 1; vgl. S.128) *Constantin Hering* (deutschstämmiger Arzt, nach Philadelphia ausgewandert) verwendete bei der Potenzierung von Schlangengiften die Dezimalskala, die *Vehsemeier* 1836 genauer beschrieb.

Alle Skalen werden heute verwendet – die LM-Potenzen seltener, in Frankreich ausschließlich die Zentesimalskala, im englischen Sprachraum vorwiegend die Zentesimalskala, dagegen in Deutschland meist die Dezimalskala.

Beide Skalen finden ihre Befürworter. Ich selbst habe die Erfahrung gemacht (ohne sie statistisch untermauern zu können), daß in niedrigeren Potenzen bis D6 die dezimale Reihe besser ist, in höheren Stufen die C-Potenzen rascher wirken. Die anthroposophische Richtung der Medizin hebt sicher zu Recht hervor, daß die Zahl der Potenzschritte entscheidender für den Potenzierungseffekt ist als die Mengenverhältnisse zwischen Ausgangsstoff und Trägersubstanz.[9] Die Zahl der Potenzschritte ist bei den Dezimalpotenzen zweimal größer als bei vergleichbaren Zentesimalpotenzen. Der rein rechnerische Vergleich, bezogen auf die Menge des Ausgangsstoffes, gilt sicher nur in tieferen Potenzen. So entspricht beispielsweise die C3 der D6, die C6 der D12.

Das Homöopathische Arzneibuch gibt im einzelnen genaue Vorschriften, so zur Potenzierung flüssiger Substanzen (S.21):

»Die Potenzierung flüssiger Substanzen wird in einem vor direktem Sonnenlicht geschützten Zimmer vorgenommen. Die dazu verwandten Gläschen müssen $1/2$ bis $1/3$ mehr fassen, als darin potenziert werden soll. Der Name des Mittels und die Nummer der Potenz, welche das Gläschen aufzunehmen bestimmt ist, wird sowohl auf dem Korken als auf dem Gläschen angebracht, und zwar bei Centesimalpotenzen vor der Nummer der Buchstabe C, bei Dezimalpotenzen der Buchstabe D. Das Potenzieren geschieht, indem man bei großen Mengen mit Gewichtsverhältnissen, bei kleinen Mengen dagegen mit Tropfen arbeitet.

Die auf die oben angegebene Weise mit den Namen des Mittels und der Nummer C1–C30 signierten Gläschen werden der Reihe nach auf den Tisch hingestellt und in ein jedes von C2 ab mit Hilfe des Mensurierglases 99 Teile Weingeist gegeben. Aus der Essenz bzw. Tinktur oder Lösung wird nach den Vorschriften der einzelnen Paragraphen die 1. Zentesimalpotenz bereitet und in die Flasche C1 gegeben.«

Die erwähnten Paragraphen regeln die genaue Herstellung der C1 (oder D1) je nach Ausgangsmaterial etwas unterschiedlich, da der Saftgehalt (bei Pflanzen) oder die Lösbarkeit (bei Salzen) oder der Extrakt (bei tierischen Stoffen) verschieden ist. Damit wird erreicht, daß jede C1 bzw. D1 der Arzneistoff im Verhältnis zum Alkohol 1 : 99 bzw. 1 : 9 enthält, so daß die Gesamtmenge sich immer zu 100 oder zu 10 ergänzt.

»Nun wird ein Teil aus Flasche C1 in das mit C2 bezeichnete Gläschen gegeben, verkorkt und durch 10 kräftige, abwärts geführte Schüttelschläge gemischt. Von dieser 2. Potenz *ein* Teil in das mit C3 bezeichnete Gläschen gebracht und zehnmal geschüttelt, gibt die 3. Potenz, und so wird das Potenzieren durch sämtliche Gläschen fortgesetzt, indem jedesmal **ein** Teil der vorhergehenden Potenz zum nächstfolgenden Gläschen gebracht und dieses zehnmal geschüttelt wird.«[10a]

Dieses Beispiel möge für das Grundprinzip des Potenzier-Verfahrens stehen. Sinngemäß

---

[9] Die anthroposophische Medizin hat sich um die Problematik der Potenzierung sehr bemüht. Gute Zusammenstellung: *Itschner* (1971).

[10a] Genaue Angabe der Verschüttelung Org., §270, Fußnote 2.

ergibt sich daraus auch die Herstellung trockener Potenzen durch Verreibung mit Milchzucker als Trägerstoff.

Mehrglas- und Einglas-Potenzen

Die Herstellung jeder Potenz benötigt ein neues Gläschen, obschon viele Zwischenpotenzen meist nicht benutzt werden. Dieses zwar aufwendige, aber korrekte Verfahren, welches *Hahnemann* stets angewendet hat, obwohl er oft in bescheidenen Verhältnissen lebte, wird ›Mehrglas-Potenzierungsverfahren nach *Hahnemann*‹ benannt. Die Franzosen benennen korrekt diese Potenzen als: CH 1/2/3 usw. = Zentesimalpotenz nach *Hahnemann* = Mehrglaspotenz.

Die sogenannten Einglas-Potenzen sind schneller und billiger herzustellen. Sie haben den Nachteil, daß sie nicht exakt sind. Nach dem Entdecker dieser Methode werden sie *Korsakoff-Potenzen* benannt.

Nach Auskunft der Deutschen Homöopathie-Union (DHU), Hersteller f. hom. Arzneien, Karlsruhe, werden für den binnenländischen Verbrauch nur Mehrglas-Potenzen angefertigt, für den Export Einglas-Potenzen über C 1000. Diese Herstellungsweise stützt sich auf die Erfahrung, daß beim Ausschütten eines gefüllten Glases an der Wandung ein Rest Flüssigkeit bleibt. Denken Sie an die Nagelprobe: Sie trinken mit Vergnügen ein Glas Rotwein aus. Ist es wirklich leer? Es steht eine Zeit – da sammelt sich am Boden nochmals etwas Wein. Nicht gerade zum Betrinken! Aber lassen Sie es auf den Daumennagel tropfen, dann sehen Sie, daß zwei, drei Tropfen des köstlichen Getränkes Ihnen vorenthalten wurden. *V. Korsakoff* hat diese Erfahrung durch genaues Abwiegen getestet und gefunden, daß beim Entleeren des Glases »mittels eines kräftigen, abwärts geführten Armschlages« durchschnittlich 1 Tropfen zurückbleibt. Je nach Adhäsionskraft der Glaswand (kann je nach Herstellung schwanken) und Oberflächenspannung des Ausgangsmaterials ist diese Restmenge verschieden groß.

Hahnemann war und bleibt mit seiner Herstellung der Genauere. Trotz aller Vorbehalte ist die Wirksamkeit der Korsakoff-Potenz gut. Gehen wir von der Tatsache aus, daß die Zahl der Potenzschritte wichtiger ist als das Mengenverhältnis der Ausgangssubstanz, so finden wir darin eine Stütze für das mühelosere und kostensparende Verfahren der Korsakoff-Potenzen. Die Potenzierung wird fortlaufend in **einem** Glas durchgeführt, wobei die Restmenge nach Ausschütten des Glases die Ausgangssubstanz für die folgende Potenz ist – für Herstellung der Zentesimalpotenzen, oberhalb C 30 eine brauchbare Methode. In das Homöopathische Arzneibuch ist sie bisher nicht aufgenommen worden.

Zusammenfassung

- *Hahnemann* machte die Erfahrung, daß der rohe, unbearbeitete Arzneistoff oft nicht wirksam genug ist und die bisher verwendeten Arzneidosen zu groß sind. Durch Bearbeitung des Arzneistoffes (Verreiben, Verschütteln) und Minimierung der Dosis gelang es ihm, das Optimum der Qualität und Quantität der Arznei zu erreichen. Diesen Arbeitsvorgang nannte er ›Potenzieren‹. Die so hergestellten Arzneien erhielten den Namen ›Potenzen‹ oder ›Dynamisationen‹.
- Die Potenzen werden in der Stufung 1 + 9 = 10 oder 1 + 99 = 100 hergestellt und werden dem Zahlenverhältnis entsprechend Dezimal- oder Zentesimalpotenzen genannt. In der Kurzform der Rezeptur erhalten Sie ein D oder C vor der Zahl der Arbeitsschritte.
- Neben D- und C-Potenzen entwickelte *Hahnemann* in seinen letzten Jahren die Potenzierung über Streukügelchen, welche als ›LM-‹ oder ›Q-Potenzen‹ bezeichnet werden.
- Das Homöopathische Arzneibuch schreibt für den Hersteller den genauen Arbeitsgang vor. Jeder Potenzierungsschritt wird nach dem HAB mit einem neuen Glas durchgeführt: Mehrglas-Potenzen nach *Hahnemann*. Daneben gibt es ein vereinfachtes, aber nicht so genaues Herstellungsverfahren: Einglas-Potenzen nach *v. Korsakoff* (1832).

Symptomatologie

Die Symptome des Kranken sind der Wegweiser zur
Arzneifindung. Da Homöopathie eine individuelle Therapie ist,
werden nicht nur die krankheitsspezifischen
(pathognomonischen), sondern vor allem die persönlichen
Symptome bewertet. Die Symptome geben Auskunft sowohl
über die Ätiologie und die Lokalisation einer Störung als auch
über die Art der erlebten Änderung des Befindens im
seelisch-geistigen und leiblichen Bereich. Dabei ist wichtig,
wann oder wodurch der Kranke beeinflußt wird (Modalitäten).

Bedeutung der Symptome

Im letzten Kapitel haben wir uns um das Grundsätzliche der Arzneikenntnisse bemüht. Wir erfuhren, aus welchen Quellen unser Wissen über die Arzneiwirkung kommt. Wir kennen die Bedeutung des Arzneimittelbildes, wir kennen die Herstellung und Potenzierung der homöopathischen Arznei.

In diesem Kapitel wollen wir uns um die Symptomatologie des Kranken kümmern. Symptome sind Phänomene, die wir an uns oder anderen sehen, hören, tasten, riechen oder durch besondere Untersuchungstechnik feststellen – kurz: mit allen Sinnesorganen wahrnehmen. Diese Phänomene müssen an sich mit Krankheit nichts zu tun haben. Erst die Verbindung mehrerer Phänomene oder Übersteigerung eines Phänomens kann zum Alarmsignal einer krankhaften Störung werden.

Grundsätzlich soll man alle Phänomene völlig wertfrei und neutral annehmen – keines ausschließen, keines bevorzugen. Die Lehrmedizin unserer Zeit ist hierin einseitig. Sie läßt nur die Symptome gelten, die in das zur Zeit anerkannte pathologisch-anatomische oder pathophysiologische Konzept einer Krankheit passen. *Hahnemann* fordert, stets die Gesamtheit der Symptome zu berücksichtigen. In dieser durch Anamnese, Beobachtung und Untersuchung gewonnenen Gesamtheit der Symptome (Synthese) ergibt sich bei der Auswertung des gesamten Materials (Analyse) eine Ordnung, die sich nach dem hierarchischen Aufbau der Person richtet:

- Seelisch-geistige Phänomene kommen vor körperlichen.
- Alles, was den ganzen Menschen betrifft, rangiert vor lokalen Symptomen.
- Das Individuelle wird höher bewertet als das, was für eine bestimmte Krankheit selbstverständlich dazugehört.

Eine weitere wesentliche Klarstellung: Wir zielen primär nicht auf die Beseitigung von Symptomen. Homöopathie ist nie und nimmer ›Symptom-Deckerei‹. Homöopathie ist Behandlung des Kranken von der Wurzel aus, nicht Beseitigung einzelner Symptome. Sie ist eine kausale Behandlung.

Es ist nicht das Ziel homöopathischer Behandlung, ein Symptom auf direktem Wege zu beseitigen oder zu unterdrücken, wie die offizielle Pharmakologie oft palliativ anstrebt (Schmerz durch Analgetikum, Obstipation durch Laxans). Sammlung aller Symptome (Gesamtheit der Symptome) eines kranken Menschen durch Anamnese, Beobachtung und Untersuchung hat nur eine Aufgabe: Findung des passenden, ähnlichsten Heilmittels. Dieses bewirkt durch Anregung der Eigenregulation »sanfte, schnelle und dauerhafte Wiederherstellung der Gesundheit« (Org., §2).

Beispiel

Ein Säugling leidet an Milchschorf. Wir behandeln die Haut nicht mit örtlichen Mitteln. Die Gesamtheit der Symptome zeigt: Unverträglichkeit von Kuhmilch mit Darmstörungen, Kopfschweiße, retardierte Entwicklung, rachitische Zeichen. Diesem gesamten Krankheitsbild, einschließlich der Morphe des Hautausschlages, entspricht *Calcium carbonicum*. Mit Hilfe dieser Arznei können die begleitenden Symptome und der Milchschorf geheilt werden.

Symptome spiegeln das innere Wesen der Krankheit nach außen und machen es für den homöopathischen Arzt deutbar:

> Symptome sind die Wegweiser zur Findung der Arznei, die im individuellen Fall die Heilung induziert.

Außerdem geben Symptome Auskunft über den Entwicklungsstand einer Krankheit. Die Störung des Befindens geht dem objektivierbaren Befunde voraus. Dadurch ist die Homöopathie in der Lage, schon aufgrund dieser Frühsymptome zu behandeln, während die Allopathie auf die Diagnose und den Befund warten muß.

Gesamtheit der Symptome

Wir erinnern uns, daß die Ähnlichkeitsregel ›similia similibus‹ eine Aufforderung an den Arzt ist, **die** Arznei zu bestimmen, die den Symptomen des Kranken ähnliche Erscheinungen hervorrufen kann.

Die Wahl der ähnlichsten Arznei erfolgt durch Vergleich der Symptomenreihe der Arzneiwirkung mit der Symptomatologie des Kranken. Prüfung der Arznei am Gesunden bewirkt Befindungsänderungen, die vom Prüfer verbal geäußert werden, oder es entstehen Abweichungen von normalen Funktionen (Ausscheidungen, Änderung der Durchblutung u. ä.). Die Toxikologie liefert dazu objektivierbare Störungen oder Schäden an Geweben und Organen. Alle diese Fakten ergeben zusammen das Arzneimittelbild. Diesem stellen wir gegenüber die Gesamtheit der Symptome, die beim Kranken auftreten.

Es muß mit allem Nachdruck betont werden, daß zwei **Ganzheiten** verglichen werden. Primitive ›Symptomen-Deckerei‹ ist keine Homöopathie.

Gesamtheit der Symptome, was heißt das? Die ›Summe von Symptomen‹ entspricht einer Summe von Teilen, die ohne Wertung gesammelt werden. Der Begriff ›Gesamtheit der Symptome‹ drückt dagegen die ganzheitliche Auffassung des homöopathischen Krankheitsbegriffes aus und beinhaltet eine wertende Einordnung der Einzelteile in ein Ganzes. »Das Ganze ist nicht erklärt durch das Zusammen**sein**, sondern durch das Zusammen**wirken** von Teilen.« (*Leeser*)

Symptome der Krankheit – Symptome des Kranken (pathognomonische und individuelle Symptome)

Symptomgruppen

Die Symptome, über die der Kranke klagt und die wir durch Beobachtung und Untersuchung erheben, sind ein buntes Gemisch. Dieses Gemisch entwirren und werten wir durch Teilung in zwei Gruppen:

- Die pathognomonischen Symptome führen zur Benennung der klinischen Diagnose, zur Krankheit.
- Die individuellen Symptome spiegeln die persönliche Reaktionsweise des Kranken in der Auseinandersetzung mit den krankmachenden Faktoren wider.

Beispiel 1

Eine Mutter berichtet beim Krankenbesuch: »Unsere Tochter hat seit vier Tagen Fieber. Sie hatte zuerst etwas lichtempfindliche, gerötete Augen und Schnupfen, dann bekam sie einen hohlen Husten. Heute früh sehe ich hinter den Ohren einen roten Ausschlag, der sich im Laufe des Tages über das Gesicht und die Brust entwickelt.

Seitdem sie krank ist, fällt mir auf, daß das Kind weinerlich ist. Ich frage sie schon dauernd, ob ihr etwas weh tue. Nein, es tue ihr nichts weh. Und schon weint sie wieder. Sonst ist sie ein fröhliches Kind. Jetzt liegt sie ganz geduldig im Bett. Heute wollte sie die Heizung abgestellt haben, sie möchte den Raum lieber kühl – ich dachte, wenn sie krank ist, darf sie sich nicht erkälten.«

Die erste Reihe enthält zunächst pathognomonische Symptome. Sie führen direkt zur Diagnose: Masern.

Das weinerliche und geduldige Verhalten dieses Kindes, sein Verlangen nach kühlem Raum haben nichts direkt mit den Masern zu tun. Es sind eindeutige individuelle Reaktionen. Diese

Symptome führen den homöopathischen Arzt zum passenden Heilmittel: *Pulsatilla*.

Beispiel 2

Eine Patientin berichtet, sie habe seit 20 Jahren anfallsweise Kopfschmerzen. Die Augen flimmern vom Beginn des Schmerzes, es sei ihr elend schlecht und sie müsse brechen. Sie verlangt nach Ruhe und Dunkelheit, dann sei es am besten. Auf dem Höhepunkt des Schmerzes müsse sie viel Wasser lassen, der Urin sei dann sehr hell. Nach dem Wassermachen werde es besser.

Diese Symptome führen zur Diagnose: Migräne. Die einhergehende Befragung ergibt, sie sei früher sehr zornig gewesen, durch Selbsterziehung habe sie sich beherrschen gelernt. Der Kopfschmerz zieht von der Stirn hinter die Nase in die Tiefe und verursacht Übelkeit bis zum Erbrechen. Diese individuelle Symptomatik: zornig und Schmerz zieht zur Nase – ermöglicht die homöopathische Arzneimittelfindung mit Hilfe des Symptomenverzeichnisses (Repertorium) und Bestätigung in der Arzneimittellehre[10b], nämlich *Agaricus* (Amanita muscaria), und heilt eine Migräne, die 20 Jahre bestanden hat.

Die vordergründigen, pathognomonischen Symptome haben in diesem zweiten Beispiel nur Beziehung zur Diagnose. Die persönlichen Symptome erst ermöglichen die Wahl des Heilmittels, an das man vom typischen Ablauf der Migräne her betrachtet nicht gedacht hatte. Den pathognomonischen Symptomen entspricht *Gelsemium*. Ich hatte es zuerst –

[10b] KK I 295; *Hering*, GS, Bd. 1: »Ziehende Schmerzen von beiden Seiten des Kopfes bis zur Nasenwurzel.« … »Bitterem Erbrechen folgt Kopfschmerz.« (S. 172 bis 178); GS, s. S. 14, Techn. Hinweise.

ich schlage reuig an meine Brust – ohne jeden Effekt gegeben. Der Mißerfolg jedoch zwang zur genauen Fallaufnahme und zur Herausarbeitung der individuellen Symptome und damit zum Erfolg.

An diesen beiden Beispielen wird deutlich, warum *Hahnemann* die Individualisierung jedes einzelnen Krankheitsfalles fordert. Das getreue Befolgen lohnt mit Erfolgen. »Macht's nach – aber macht es genau nach« – leider sind die Lehrlinge oft klüger als der Meister. Wie wir es nachmachen sollen, steht im § 153 des Organon.

Bedeutung der individuellen Symptome

§ 153 des Organon der Heilkunst lautet (etwas gekürzt):

»Bei dieser Aufsuchung eines homöopathisch spezifischen Heilmittels … sind die auffallenderen, sonderlichen, ungewöhnlichen und eigenheitlichen (charakteristischen) Zeichen und Symptome des Krankheitsfalles besonders und fast einzig fest ins Auge zu fassen …«

Diese Anweisung ist der Angelpunkt, um den sich jede Mittelfindung dreht. Der § 153 ist an sich einfach, klar und logisch. Leider wird er oft mißverstanden, übersehen, aus Besserwisserei umgedeutet oder vergessen. Oder er wird von Fanatikern zum Mythos stilisiert. Dabei liegt aber sein Wert gerade in der rationalen Einsicht und praktischen Notwendigkeit, **unterscheidende** Merkmale zu finden, die einen speziellen Tatbestand aus einer Menge von Tatbeständen aussondern. Zum Vergleich: Der Kriminalist sucht den Fingerabdruck als das beweisende Indiz für einen bestimmten Täter.

Der Name der Krankheit ist ein Kollektiv-Begriff – unterscheidende Merkmale findet man nur im Individuellen.

Einen bestimmten Menschen erkenne ich nicht daran, daß er zwei Beine und zwei Arme hat; sein besonderer Gang, eine eigentümliche Gestik, irgendetwas Besonderes, Charakteristisches lassen ihn unter Tausenden finden.

Die politischen Zeichner können beispielsweise mit einigen pointierten Strichen einen einzelnen so deutlich machen, daß er von Millionen erkannt wird. Dieses Erkennen ist allein möglich durch das, was auffällt, sonderlich und ungewöhnlich ist und ihn besonders charakterisiert.

Die Wichtigkeit des § 153 zwingt dazu, die Begriffe ›auffallend‹, ›sonderlich‹, ›ungewöhnlich‹, ›eigentlich‹ im einzelnen zu überdenken.

Das Leben verläuft nicht nach Paragraphen und Schablonen. Vielfach überschneiden sich diese Begriffe. Was auffällt, ist oft ungewöhnlich, vieles Sonderliche ist auch auffallend. Mit dem »Seziermesser« des Germanisten können wir nicht an diese Begriffe herangehen, am Patienten wollen wir erleben, was *Hahnemann* beschreibt.

Beispiel

Ein Patient hat **auffallend** rote Ohren. Er hat die Ohren weder erfroren noch liegt eine örtliche Erkrankung vor. Seine Lippen sind auch kräftig rot. Er hat etwas Schnupfen und die Nasenöffnungen sind rot. Alle Körperöffnungen sind auffallend rot.

Sonderlich ist bei diesem Patienten, daß er Durchfall hat, der ihn gegen 6 Uhr morgens aus dem Bett treibt, nicht am Tage, nicht nachts, nur morgens kommt der impulsive Stuhldrang mit Durchfall.

Sonderlich ist bei diesem Patienten die wörtliche Angabe:

»Ich muß mich über alles ärgern. Ein Wort schon kann mich wild machen, dann gehen die Gäule mit mir durch.« Dies ist besonders bemerkenswert, da er in seinem ganzen Gehabe einen recht beherrschten Eindruck macht und vom Berufe her – er ist Bankbeamter – auf umgängliches Wesen trainiert ist.

Ungewöhnlich ist bei diesem lebensfrohen, aktiven Mann etwas, was mir im Laufe der Behandlung seine Ehefrau mitteilte: Zeitweise sei er ganz kleinmütig, ohne jeden Anlaß könne er dann vor sich hinbrüten, die Hände ringen und die ganze Zukunft nur schwarz sehen.

Er kommt wegen einer primär-chronischen Polyarthritis. Die Handgelenke sind dick verschwollen. Auf die Frage, ob er Schmerzen habe, antwortete er sehr impulsiv: »Schmerzen, das ist nicht auszudrücken: Das brennt wie Feuer. Am After habe ich auch dieses Brennen. Erst juckt es entsetzlich, wenn ich zu kratzen anfange, hört das Jucken auf und ein Brennen kommt. Ganz schlimm wird es am After, wenn ich Wasser daranbekomme. Baden kann ich gar nicht, nur brausen. Dabei vermeide ich, daß Wasser hinkommt. Sonst mache ich das Hinterteil mit Öl sauber. «

Brennender Schmerz, Jucken, das nach Kratzen in Brennen übergeht, schlimmer durch Wasser: Das sind charakteristische **eigenheitliche** Symptome der Schwefelwirkung.

Begleitsymptome (Konkomitanzien)

Öfter berichten Patienten, daß in zeitlicher Verbindung mit ihren Hauptbeschwerden an einem anderen Ort ihres Körpers ein Schmerz oder eine Funktionsstörung auftritt: Die Hauptbeschwerde wird begleitet von einer anderen Sensation.

Beispiel

Patient K. M. klagt seit vielen Jahren über hin und wieder auftretende Schmerzen im Bereich der linken untersten und vorletzten Rippe. In der Vorgeschichte wird von zweimaligem Abgang von Nierensteinen, zuletzt vor drei Jahren, und Erhöhung der Harnsäurewerte berichtet. Deshalb bekam er lange Zeit von dem Vorbehandler Urikostatika. Die homöopathische Anamnese ist bei ihm wenig ergiebig und gibt mir keinen Hinweis auf ein individuelles Mittel. Deshalb wird zuerst organotrop mit *Berberis* therapiert; leider keine Änderung. Erst bei der vierten Konsultation berichtet er so ganz nebenbei, daß er im rechten Ohr blitzartige Stiche dann habe, wenn es auch an die linke Flanke schmerzt. Daraufhin Therapie: *Natrium sulfuricum*. Dieses beseitigt den Schmerz in der linken Flanke und im Ohr und hält die Harnsäurewerte normal.

Begleitsymptome mit einer leicht erklärbaren Verbindung zur Hauptbeschwerde sind für die Arzneiwahl bedeutungslos, z. B. Schnupfen begleitet von Kopfschmerz. Auffallend ist aber, wenn eine Frau berichtet, daß ihre Menses begleitet werden von Durchfall; oder daß sie Zahnschmerzen während der Menses hat, obwohl der Zahnarzt keine Ursache findet.

Individuelle Begleitsymptome sind solche Phänomene, die vom pathologisch-anatomischen oder patho-physiologischen Gesichtspunkt aus nicht begriffen werden können.

Schlüsselsymptome

Sie sind wie Goldkörner – wie alles Wertvolle sind sie rar und verborgen. Wer die Leitsymptome, d. h. die besonders typischen Symptome im Arzneimittelbild der Arzneien, gut im Kopfe hat, hört im Bericht des Patienten neben viel Allgemeinem das Typische heraus. Das Schlüsselsymptom des Kranken entspricht dem Leitsymptom der Arznei. Es ist der Schlüssel zum Schloß. Es entschlüsselt den Krankheitsfall. Das – oder besser – die Schlüsselsymptome müssen vom Patienten intensiv geäußert werden, sie müssen eine charakteristische Prägung haben, sie sollten ein vollständiges Symptom sein (vgl. S. 31). Im allgemeinen genügt **ein** Schlüsselsymptom nicht zur Verordnung, wie **ein** Leitsymptom nicht ein bestimmtes Heilmittel charakterisiert. Um im Bildhaften von Schlüssel und Schloß zu bleiben: Ein grober und wenig differenzierter Schlüssel paßt zu vielen entsprechenden Schlössern, ein Safe-Schlüssel öffnet nur einen einzigen Tresor. Je ausgefeilter und vollständiger ein Schlüsselsymptom ist und in der verbalen Äußerung eines Prüfers in der Arzneimittelprüfung eine Entsprechung findet, desto sicherer kann das Schlüsselsymptom verwendet werden. Nur der Erfahrene ist in der Lage, die Qualität des Schlüssels zu beurteilen und auch das passende Schloß zu finden. *V. Boenninghausen* hat Schlüssel- und Begleitsymptome zur Mittelfindung favorisiert und daraus auch die Verwandtschaften der Arzneien untereinander abgeleitet. In unserer Zeit arbeitet *v. Keller*, Tübingen, überzeugend und gekonnt mit Schlüsselsymptomen.

Er verwendet, soweit möglich, vollständige Symptome.

Beispiel 1

Anruf einer besorgten Mutter um Mitternacht: »Mein Kind ist plötzlich krank geworden. Es wachte aus dem Schlaf schreiend auf und hat hohes Fieber. Am Tage war es noch Schlitten fahren. Bei dem scharfen, kalten Wind muß es sich wohl erkältet haben. Aber was mich beunruhigt, ist seine Angst. Es läßt sich kaum beruhigen. Sie wissen ja, mein Kind ist sonst doch gar nicht ängstlich.«
Die Untersuchung beim Hausbesuch ergibt keinen krankhaften Befund. Aber was mich erschreckt, ist seine plötzliche Frage: »Muß ich jetzt ins Krankenhaus, muß ich sterben?«

In dieser Krankengeschichte ich das Schlüsselsymptom von *Aconitum* deutlich: Folge von kaltem Wind, plötzlich um Mitternacht beginnender Infekt, heiße, trockene Haut, auffallende Angst, Angst, daß es sterben müsse.

Beispiel 2

28jährige Studentin in einer Beratung am 29. Sept. 1976: zit. nach Bandaufnahme v. *Keller*, Tübingen.
»Ich habe wieder Kopfschmerzen, sie sind da hinten im Nacken schlimmer geworden, da hinten im Ansatz von Hals zum Hinterkopf, und dann sind sie irgendwie im ganzen Kopf, es ist so ein Gefühl, als müßte ich Gegendruck ausüben, als müßte ich ein Tuch fest drumbinden, weil der Kopf sich wie ausdehnt, aber gleichzeitig, als ob er zu massiv wäre, als ob er zusammengeht und als müßte ich ihn zusammendrücken. Mein Magen spinnt auch in letzter Zeit, Süßigkeiten bekommen mir in letzter Zeit ganz schlecht.«

In dieser Aussage findet sich ein Schlüsselsymptom von *Argentum nitricum*: Kopfschmerz vom Nacken zum Hinterkopf mit Empfindung, als wäre der Kopf zu groß. Besser durch Gegendruck und festes Binden.
Begleitsymptom: Verlangen nach Süßigkeiten, die schlecht bekommen.

Objektive und subjektive Symptome (Zeichen und Symptome)

In der englischen homöopathischen Literatur werden die objektivierbaren (sicht- und tastbaren) Symptome mit dem Ausdruck ›Signs‹ (Zeichen) benannt. Hierunter fallen auch alle durch besondere Untersuchungstechnik ermittelten Daten und Parameter. **›Symptom‹** ist Oberbegriff wie auch Ausdruck für die subjektiven verbalen Äußerungen des Patienten. Was der Arzt sieht, tastet oder durch Untersuchung feststellt, sind **Zeichen** oder objektive Symptome. Was er vom Patienten hört oder intuitiv wahrnimmt, sind subjektive Symptome. Diese Differenzierung hat keine große Bedeutung an sich. Entscheidend ist nur, ob das, was ich am Patienten sehe, selbstverständlich (z.B. ein roter Ausschlag bei Masern) oder individuell ist (z.B. ist roten Ohren bei *Sulfur*).

Das vollständige Symptom

Das vollständige Symptom setzt sich aus fünf Faktoren zusammen:

- Es muß Angaben enthalten über die Ätiologie und den Ort.
- Die Art der Empfindung muß beschrieben werden.
- Die Bedingungen (Modalitäten) sollten geklärt sein.
- Sehr wertvoll sind Begleitsymptome!

Sagt und zeigt beispielsweise ein Patient: »Ich habe hier am rechten Brustkorb einen stechenden Schmerz beim tiefen Atmen. Der Schmerz begann nach einer Kälteeinwirkung; ich könnte mich kaputtärgern, daß mir das passiert!«, so sichert diese begleitende, ärgerliche Stimmung die Arzneiwahl: *Bryonia alba (Weiße Zaunrübe)*.

In der homöopathischen Anamnese müssen wir uns immer wieder bemühen, vollständige Symptome zu erhalten. Wenn wir diese Zielvorstellung haben, können wir durch geschickte Befragung dieses Ziel oft erreichen (vgl. hierzu S. 49, Fallaufnahme).

Ätiologie, Folgen von . . .

Der auslösende Faktor einer Erkrankung ist nicht immer zu ermitteln oder wird vom Patienten zu phantasievoll angegeben. Sagt jedoch ein Patient recht deutlich: »Seitdem ich von der Leiter fiel und eine Gehirnerschütterung hatte, leide ich dauernd an Kopfschmerzen«, wird *Arnica* wahrscheinlich helfen, wenn zusätzlich *Arnica*-Symptome geklagt werden. Bei einem Maler, dem vorgestern bei der Arbeit in einem Neubau sehr kalt wurde und der am folgenden Tag einen krampfigen Schmerz im Ischiasgebiet hat, so daß er im Bett mit angezogenen Beinen liegen muß, wird *Colocynthis* das passende Heilmittel sein. Eine Mutter berichtet, daß ihr Kind einen starken Schreck erlitten habe, danach wie gelähmt gewesen sei und seitdem stottere. Hier weist der ätiologische Zusammenhang auf eine Mittelgruppe ›Beschwerde durch Schreck‹ (EK 60 KK I 87 *Aconitum, Ignatia, Natrium muriaticum, Opium* u. a.). Wenn wir von einem Studenten hören, daß er Hinterkopfschmerzen bekommt, wenn er viel gelesen hat, dann weist die Ätiologie darauf hin, vor jeder Verordnung eines Heilmittels die Refraktion der Augen zu kontrollieren.

Am letzten Beispiel wird deutlich, daß die Frage nach der auslösenden Ursache auch Antwort auf die Natur einer Störung geben kann und damit im voraus klärt, welche Behandlung, ob chirurgisch, medikamentös, diätetisch, angezeigt ist.

> Finden wir klare ätiologische Symptome, so dürfen wir diese Spur bei der Mittelsuche nicht verlieren. Die Ätiologie ist oft ein sicherer Weg zum Simile.

Im Repertorium von *Kent* finden wir die ätiologischen Symptome unter der Rubrik, wo oder wie sich die Störung **auswirkt**. In Band II dieses Lehrbuchs sind die Folgen körperlicher Verletzungen im Kapitel ›Physisches Trauma‹ zusammengefaßt.

Den Begriff ›Trauma‹ muß man etwas weiter auffassen. Als Trauma kann man auch jede Unterdrückung einer normalen oder krankhaften Ausscheidung ansehen. Alle Folgen einer solchen Unterdrückung reihen wir in die Gruppe der ›Ätiologischen Faktoren‹ ein. Manche äußere Behandlung einer Hauterkrankung, mancher mit einem Spray ausgetrockneter Schnupfen, eine Pinselung der Füße wegen Fußschweiß, vielleicht Durchfall, der mit *Tinctura Opii* gestoppt worden ist, viele mit drastischen Mitteln abgewürgte Infekte, manche Hypermenorrhö, die mit Kürettage oder operativ unterbrochen wurde – alle diese Vorgängen können Folgekrankheiten auslösen. Die moderne, oft heroische Therapie müßte kritisch beobachtet werden auf ihre weitere Folgen. Der vordergründige Scheinerfolg ist kein Maßstab für den Arzt, der denken und beobachten kann und Krankheitsverläufe eines Menschen über längere Zeit übersieht.

Die ›Weitergabe‹ des Patienten von Spezialist zu Spezialist verhindert in unserer Zeit diese Beobachtung. Aude sapere. Wage zu denken! Das fein abgestimmte Fließgleichgewicht unseres Organismus verträgt keine störenden Eingriffe. Die empfindlichste Uhr ist eine große Maschine im Vergleich zur harmonischen Ordnung eines Organismus. Den Uhrmacher lassen wir nicht gern mit Hammer und Axt arbeiten.

An der Problematik der unterdrückenden Behandlungen wird der Segen der Homöopathie deutlich: Sie ist eine sanfte Macht. »Das höchste Ideal der Heilung ist schnelle, sanfte, dauerhafte Wiederherstellung der Gesundheit.« (Org., §2)

Lokalisation

Der **Ort der Beschwerde** führt uns meist in den Bereich der klinischen Diagnose. Lokale Symptome sind oft pathognomonische Symptome. Aus den Arzneimittelprüfungen wissen wir, daß viele Mittel bestimmte Organe oder Gewebe bevorzugen oder spezielle Funktionen stören. Die Organo- und Funktiotropie mancher Arznei ist recht eindeutig. Wir hörten schon von den toxischen Beziehungen des Quecksilbers zur Schleimhaut des Mundes und des Enddarmes; von *Phosphor* wissen wir, daß er die Leber und die Niere affiziert. *Bryonia* greift an den seriösen Häuten an. Diese wenigen Beispiele zeigen die spezifischen Gewebe- und Organbeziehungen an. So kann uns der angegebene Ort der Beschwerde über das pathognomonische Syndrom zum spezifischen Mittel führen. Wir dürfen nur nicht in den Fehler verfallen, eine Kurzschluß-Therapie auf diesen lokalen Symptomen aufzubauen. Es gibt *bewährte Indikationen*, die fast sicher vom Ort der Störung das Mittel ableiten lassen, aber dies sind Ausnahmen.[11] Im Zeitdruck der alltäglichen Praxis helfen diese bewährten Indikationen außerordentlich Zeit sparen. Wir können diese Hinweise benützen,

müssen aber uns jederzeit Rechenschaft ablegen, daß dies eine ›Schnell-Schnell-Homöopathie‹ ist. Dieser Stuhl ist wackelig, er hat nur ein Bein. So wird die Zahnfleischentzündung in der Schwangerschaft sicher durch *Mercurius solubilis* geheilt; atemabhängige Schmerzen rechte Thoraxseite reagieren gut auf *Bryonia alba*. Wadenkrampf beherrscht *Cuprum aceticum*. Schmerzen in der Bauchmuskulatur, besonders bei Gravidität: *Bellis perennis*. Schmerzen am Steißbein (Kokzygodynie): *Castor equi*.

Unsere Aufgabe in der Homöopathie liegt immer in der Anfertigung des ›Maßanzuges‹. Konfektionsware wird schon überall reichlich genug angeboten.

Der dritte Pfeiler der Homöopathie ist die strenge Individualisierung jedes Krankheitsfalles. Verordnung allein nach der klinischen Diagnose ist ein Unding. Verordnung nur nach der Lokalisation einer Beschwerde ebenso. Dabei treiben wir bestenfalls Palliativ-Therapie – eine wirkliche Heilung kann nur über Regulation der körpereigenen Steuerung erfolgen. Dafür benötigen wir die Gesamtheit der Symptome – die Lokalisation ist ein Teil dieser Gesamtheit. Das lokale Symptom läßt sich in vielen Fällen weiter differenzieren und seine Individualität steigern, wenn die Seitenbeziehungen mehrerer örtlicher Symptome in einem regelmäßigen Verhältnis zueinander stehen oder eine deutliche Richtung zeigen. So haben die meisten Mittel mit organotroper Ausrichtung auf die Leber und Galle rechtsseitige lokale Symptome: *Chelidonium* hat Schmerz in der rechten Supraorbitalregion und am rechten unteren Schulterblattwinkel: bei *Lycopodium* ist der rechte Fuß wärmer als der linke; *Lachesis* hat ausgesprochene Beziehungen zur linken Körperhälfte. Von Patienten hört man oft die Aussage: »Komisch – alles, was ich habe, spielt sich links ab – Kopfschmerzen, Mandelentzündungen, Armschmerzen, Brustentzündungen, Schmerzen am Eierstock –« (*Lachesis*). Oder auch: »Alles beginnt links und zieht dann nach rechts« (u.a. *Lachesis*). Bei anderen: »Erst alles rechts, dann wandern alle Krankheiten nach links« (u.a. *Lycopodium* und *Sulfur*). Oder es treten Kreuzungsphänomene auf: Erst

---

[11] *Schlüren* (1977) gibt für den gynäkologischen Bereich Hinweise, die oft nützlich sind. *Dorcsi* erwähnt in seinen Werken häufiger bewährte Indikationen.

schmerzt die linke Schulter, dann die rechte Hüfte (*Ledum*). Im Repertorium von *Kent* wird die Ausstrahlungsrichtung eines Schmerzes unter der Rubrik: *Erstreckt sich* – angegeben. Wenn Patienten in der Anamnese solche Angaben deutlich machen, kann aus einer größeren Mittelgruppe eine Aussonderung erfolgen – vorausgesetzt, daß diese Schmerzausstrahlungen nicht Folge einer groben organischen Läsion sind.

Zusammenfassung

- Die lokalen Symptome führen zur Organotropie und Funktiotropie der Mittel. Sie sind oft pathognomonische Symptome, die in den Bereich der klinischen Diagnose gehören können. Aus diesem Grund ist der Wert zur Mittelfindung beschränkt.
- Auf **einem** örtlichen Symptom allein läßt sich selten individuelle Therapie aufbauen. Einige bewährte Indikationen sind Ausnahme.
- Das lokale Symptom wird deutlicher durch die Angabe der Körperseite und die Richtung der Schmerzausbreitung.

Sensation

Die Art der krankhaften Empfindung müssen wir uns vom Patienten recht genau schildern lassen. Die Stärke der Empfindung ist für die Wertung dieses Symptoms besonders wichtig. Die allgemeine Aussage: »Es tut weh« genügt nicht. Bei Schmerzen soll der Patient versuchen, deren Charakter zu differenzieren. Einfache, unverbildete Menschen bringen recht treffende, bildhafte Vergleiche: »Es brennt wie Feuer«; »Es sticht wie eine Nadel«; »Es klopft, so daß ich den Pulsschlag verspüre«; »Mein Bein fühlt sich an, als wenn es abgebunden würde«; »Der Schmerz schießt wie ein Blitz hinein«.

Alle diese Symptome, die mit ›als wenn‹, ›als ob‹ geschildert werden, haben oft recht individuellen Charakter. Diese Gruppe wird auch in der Literatur **Als-ob-Symptome** benannt. Die Beschreibung von Empfindungen in der Form

›als-ob‹ hat großen Wert. Diese Ausdrucksweise zeigt an, daß der Patient sich mit seiner Empfindung wirklich identifiziert. Die modernen Intellektuellen sind von ihrem wissenschaftlichen Gebaren leider oft befangen und vermeiden bildhafte Ausdrücke.[12]

In unserer Zeit des vorinformierten, halbgebildeten Illustrierten-Lesers servieren die Patienten ›ihre Diagnose‹ gleich selbst: »Ich habe es mit dem Kreislauf – es ist meine Bandscheibe!« Hier muß man sehr taktvoll, ohne jede Überheblichkeit, den Patienten in den Stand der ›Unschuld‹ zurückbringen. Er solle nur ganz einfach erzählen, was er selbst spürt und an sich beobachtet. Was wir zur Mittelfindung brauchen, sind individuelle Phänomene – kein angelerntes Halbwissen. Zur Mittelfindung benötigen wir vor allem Angaben über Empfindungen, die den ganzen Menschen betreffen. Im vorangehenden Kapitel hörten wir, daß die Ortsangabe oft zur Diagnose führt, also ein pathognomonisches Symptom ist, das geringeren individuellen Wert hat. Die Empfindungen, die nur einen Teil des Körpers betreffen, haben die gleiche Begrenzung – sie sind wertvoll, wenn sie die Bedingungen des § 153 erfüllen: Sie müssen sonderlich, auffallend, ungewöhnlich und charakteristisch sein. Empfindungen, die in verschiedenen Teilen des Körpers gleichartig erlebt werden oder den Menschen im ganzen betreffen, haben von vornherein ein größeres Gewicht: Das Ganze ist ranghöher als die Teile. Der ganze Mensch ist unteilbar. Allein aus praktischen Notwendigkeiten differenzieren wir die Empfindungen auf drei Ebenen.

Gemüt, Intellekt und Leib

Gemütssymptome

Sie haben die größte Bedeutung – vorausgesetzt, daß sie deutlich und präzise herausgearbeitet werden. In der Entwicklung eines

[12] *Flury* (1979) gibt auf Seite 68 eine philosophisch-psychologische Begründung für den großen Wert der »Als-ob«-Empfindungen. Gute Zusammenstellung der »Sensations as if« bei *Roberts* (o.J.) und bei *Ward* (1978).

krankhaften Prozesses eilen die psychischen Symptome meist voraus. Zuerst kommt fast immer die Störung im Befinden, ehe der nachweisbare Befund deutlich wird. Änderungen im seelisch-geistigen Bereich geben recht früh Hinweise zur homöopathischen Behandlung einer krankhaften Störung – lange, bevor funktionelle oder morphologische Abweichungen erkennbar werden.

Von vielen Müttern hören wir, daß sie zwei bis drei Tage vor Ausbruch einer Krankheit bemerken, daß ihre Kinder ›verquer‹ sind, daß sie unleidlich, aggressiv oder weinerlich sind. In dieser Phase kann frühzeitige Prophylaxe getrieben werden, wenn das zu dieser psychischen Alteration passende Heilmittel gegeben wird.

So reagiert das weinerliche Kind gut auf *Pulsatilla*; das heftige, ärgerliche eventuell auf *Nux vomica* oder *Bryonia*; das still in sich zurückgezogene auf *Ignatia*; das unleidliche, exaltierte auf *Chamomilla*; die plötzlich auftretende nächtliche Angst auf *Aconitum*.

Im Aufbau der Organismen ist eine deutliche Schichtung erkennbar: Erst die höheren Lebewesen haben mit zunehmender Komplexität eine Zunahme der seelisch-geistigen Ausdrucksfähigkeit. Ich drücke mich bewußt vorsichtig aus: Neue Erkenntnisse (z.B. durch Kirlian-Fotografie)[13] zeigen deutlich das schon immer Gewußte: Auch Pflanzen haben Empfindungen (*Fechner*). Das Besondere am Menschen und das Unterscheidende der einzelnen Personen finden wir am deutlichsten im seelisch-geistigen Bereich. Die Domäne der Homöopathie ist das Individuelle. So erklärt sich die Wertigkeit der Gemütssymptome in der homöopathischen Praxis.

In den homöopathischen Arzneimittellehren werden die Veränderungen der Gemütsverfassung bei jedem Mittel angegeben. *Hahnemann* ist auch hier seiner und unserer Zeit weit voraus: Das Wort ›Psychopharmakon‹ wurde erst neuerlich aus der Taufe gehoben.

[13] Zit. nach *Tompkins* (1978), S. 131–135.

Angst und Furcht

Der große Komplex von Angst und Furcht als wesentlicher Bestandteil menschlichen Seins findet in der passenden Arznei seine Entsprechung. Dies bestätigt die ganzheitliche Auffassung des Menschen als handelnde Person, wie sie in der Homöopathie selbstverständlich ist. Begleitende Symptome in der Körpersphäre prägen die verschiedenen Ängste und Befürchtungen und differenzieren sie. Die Begleitsymptome z.B. im Kreislauf-System mit unterschiedlicher Durchblutung grenzen schon äußerlich sichtbar die ›rote Angst‹ von *Belladonna* und *Aurum* von der ›blassen Angst‹ von *Veratrum album* und *Arsenicum album* ab. Angst vor kommenden Ereignissen (Prüfungen, Reisen usw.) macht Durchfall (*Argentum nitricum*); Angst vor Gewitter läßt sonst vernünftige Menschen in den Keller laufen (*Phosphor*); es gibt die Angst vor Tieren, besonders vor Hunden (*Tuberculinum*); Angst, alleingelassen zu werden (*Calcium carbonicum*); Angst vorm Allein-Sein (*Arsenicum album*).

Trieb der Lebenserhaltung

Alle Symptome, die mit dem stärksten Triebe der Lebenserhaltung und seiner Kehrseite, der Angst vor Sterben und Tod, zu tun haben, verlangen unsere größte Aufmerksamkeit. Impulse zur Zerstörung, entweder Selbstzerstörung oder Selbstbeschädigung, Mordimpulse, Haß, extreme Wut, unbegründete Eifersucht, Verschwendungssucht, Geiz, Hochmut, Überheblichkeit oder fehlendes Selbstvertrauen – alle Spielarten seelischer Reaktionen spiegeln das Wesen eines Menschen. Sobald sie eine gewisse Toleranzgrenze überschreiten, bekommen sie Krankheitswert und sind entscheidend für die Arzneiwahl.

Psychosomatische Beziehung

Viele Funktionsstörungen, die vordergründig ein rein körperliches Gepräge haben, sind in ihrem tiefsten Wesen Ausdruck einer leidenden Seele. Die Schüler *Hahnemanns* sind in der glücklichen Lage, vieles davon, was die Psychosomatik später erarbeitet hat, durch homöopathische Therapie praktisch zu verwirklichen. Wir finden im Organon (§§ 210–230) die so modern klingende Psychodynamik – also schon vor 180 Jahren!

Für den mit allen wachen Sinnen beobachtenden Arzt ist es immer wieder eine fast kriminalistisch spannende Aufgabe, auch ›zwischen den Zeilen‹ zu lesen. Vieles wird nicht im Wort mitgeteilt. Die Angst verbirgt sich in einer extrem forschen Jovialität oder in einem exaltierten Benehmen; in einem Asthma-Anfall oder in einer Enuresis nocturna. Der Ärger erscheint als Gallenkolik; die Kränkung in einem Ulcus ventriculi. Die Furcht begegnet uns in einer schweißig-kalten Hand; hinter einer Obstipation kann verminderter Gallenfluß, ein Schreck oder harter Geiz stecken. Alte Schuldgefühle werden meist verborgen – ein Schweigen im Gespräch kann vieles sagen, eine wegwischende Geste manches erklären. Je sicherer der Kranke spürt, daß ihm eine helfende Hand entgegenkommt, um so wahrhaftiger werden seine Aussagen. Im Gespräch wird sich der Kranke oft erst selbst seiner Täuschung bewußt. Er wird bereit, seine Tarnung abzulegen. In der Suche nach dem Simile helfen uns nicht die getarnten ›falschen‹ Symptome. Der Reizbare muß hinter der Maske des scheinbar Stoischen erkannt werden – der häusliche Tyrann in seiner liebenswürden Verkleidung des Charmeurs in Gesellschaft. Wenn Sie Gelegenheit haben, einen *Nux-vomica*-Patienten am Morgen in seiner häuslichen Sphäre zu erleben und ihm am Abend bei ›Wein-Weib-Gesang‹ wiederzubegegnen, werden Sie diese beiden ›Gesichter‹ schwer in Einklang bringen. Oder: ein gleichgültiges und in sich verschlossenes, trauriges *Sepia*-Mädchen taut plötzlich beim Tanzen auf – scheinbar zwei verschiedene Menschen. Die Gesamtheit der Symptome weist auf das passende Mittel. Zur Gesamtheit gehört die Symptomatik von Körper und Seele. Die psychische Symptomatik – allein betrachtet – führt z. B. bei einer Psychose zur diagnostischen Benennung der Geisteskrankheit, ist also hier pathognomonisches Symptom. Die begleitende Symptomatik der Körpersphäre gibt uns in diesen Krankheitsfällen, die sich zur einseitigen Störung der Seele entwickelt haben, die Möglichkeit zu differenzieren.

Hahnemann gibt uns den Rat (Org., § 218), bei Geistes- und Gemütskrankheiten die Symptome der Körpersphäre, die **vor** dem Ausbruch der geistigen Störung bestanden, genau zu ermitteln und bei der Arzneimittelwahl zu berücksichtigen. Dazu ist manchmal Mithilfe der Angehörigen erforderlich. Diese Mithilfe ist für den Haus- und Familienarzt leichter zu erhalten. Der ›Spezialist‹ sollte sich darum bemühen. Ohne Kenntnis der Einbindung des einzelnen in Herkunft, Sippe, Familie, Umgebung und Beruf ist Ganzheitsmedizin schwer zu verwirklichen. Für den homöopathischen Arzt ergibt sich aus dem Wissen der sozialen Einordnung eine Bereicherung und Vertiefung der Biographie des Kranken und damit eine sichere Wertung seiner Symptome. Dies gilt auch für die im folgenden dargestellte intellektuelle Symptomatik (geistige Symptome).

Intellektuelle Symptomatik

Geistige Fähigkeit ist das Produkt von Anlage und Umwelt und wird entscheidend gesteuert von unseren Gefühlen. Die Wahrnehmung ist abhängig vom Grad der Hinwendung zum Objekt. Ohne Motivation erzielen wir geringen Lernerfolg. Diese gegenseitige Bedingung (Hebung und Dämpfung) der Funktion von Gemüt und Geist erschwert die Abgrenzung jedes einzelnen Teilfaktors. Da die ›Natur‹ weder Psychologie noch Sinnes-Physiologie studiert hat (wie beschämend in unserer so gelehrten wissenschaftlichen Welt) und immer ganzheitlich erscheint, so kommen die verbalen Aussagen kranker Menschen meist aus dieser Ganzheit. Seelisch-geistige Symptome sind oft nur mit Willkür zu trennen. So hat das Repertorium von *Kent* diese Symptome in einem Kapitel zusammengefaßt (in den deutschen Ausgaben unter ›Gemüt‹). *V. Boenninghausen* teilt diese Gruppe. Er trennt die Symptome ab, welche die Wahrnehmung, das Denken, das Gedächtnis, Merkfähigkeit und freie Willensentscheidung betreffen. Das Symptomenverzeichnis von *Dorcsi* geht den gleichen Weg, gibt aber in den Erläuterungen gute Querverbindungen an.

Zusammenfassung

- Die seelisch-geistigen Symptome haben in der Homöopathie einen besonders hohen Wert. Menschengemäße Medizin (Human-Medizin) muß sich auf das Besondere des Menschen stützen. Anatomie und Physiologie verbinden mit dem Animalischen – seelisch-geistige Inhalte gehören in ihrer spezifischen Form dem Menschen allein.
- Abweichungen im seelisch-geistigen Befinden gehen oft einer Störung der Funktion oder Struktur voraus. Befinden kommt zeitlich vor Befund. Aufgabe der Prophylaxe ist Behandlung der Befindensstörungen, damit der Befund vermieden wird. Im Arzneimittelbild fast aller tiefer wirkenden Stoffe ist in der Gesamt-Symptomatik die Veränderung des seelisch-geistigen Befindens verzeichnet. *Hahnemann* hat durch die Arzneimittelprüfungen am Menschen die psychodynamischen Wirkungen von Arzneistoffen 150 Jahre früher erforscht, bevor die modernen Psychopharmaka aus der Taufe gehoben wurden.
- Angst und Furcht sind wesentlicher Bestandteil menschlichen Seins. Sie äußern sich oft nicht direkt. Es ist der Kunst des Arztes aufgetragen, ihre Masken zu durchschauen und in scheinbar körperlichen Störungen das Leiden der Seele zu erkennen. Psychosomatik ist in der Homöopathie kein Modewort. *Hahnemann* hat praktische therapeutische Wege gezeigt, diese Störungen zu heilen. Er hat ebenso für die Behandlung von Psychosen Richtlinien im »Organon« aufgestellt.
- Seelische und geistige Symptome sind fast immer so eng verbunden, daß sie beim Kranken und in der Arzneimittelprüfung am Gesunden nicht trennbar sind. Das Repertorium von *Kent* bringt unter ›Gemüt‹ beide Rubriken gemeinsam.

Körperliche Symptome

Lokal-Symptome und Allgemein-Symptome

In der Anamnese berichten die Patienten zuerst ihre Hauptbeschwerde – denn deshalb kommen sie. Es ist in unserer Zeit allgemein üblich, auch seelische Leiden in der Körpersprache zum Ausdruck zu bringen, Seelisches zu somatisieren. Hier müssen wir lernen, genau hinzuhören. Die Hauptbeschwerde ist auf ein Organ oder System ausgerichtet. Dadurch erhalten wir in der Anamnese zuerst überwiegend Lokal-Symptome.

In den meisten Arzneimittellehren und Symptomenverzeichnissen sind die Lokal-Symptome meist nach dem Kopf-zu-Fuß-Schema geordnet. Zum Nachschlagen und Finden einzelner Symptome ist diese Anordnung recht brauchbar. Sie hat den Nachteil für den Lernenden, daß er das Gesamte schlechter erfassen kann. Die Arzneimittellehren von *Leeser* (1951) und *Mezger* (1963 – 1977) ordnen nach dem physiologischen Zusammenhang.

Wir wissen, daß die Lokal-Symptome oft zur Diagnose führen. Ihr Wert steigt aber sofort, wenn die Angaben sehr präzise nach Auslösung, Charakter und Verlauf geschildert werden (vollständiges Symptom). Sie werden für die Mittelfindung bedeutungsvoll, wenn sie die Bedingung des § 153 erfüllen. Berichtet ein Patient mit rheumatischen Beschwerden, daß er wegen Schmerzen nachts aufsteht und kaltes Wasser über die Füße laufen läßt, dann spitzt man die Ohren. So etwas ist paradox – ein Rheumapatient hat sich die Gelenke mit Watte warm einzupacken. Aber die Natur spottet aller Theorie und vorgefaßter Meinung: Diese Patienten brauchen entweder *Ledum*, *Pulsatilla*, *Guajacum* oder *Apis*. Unter diesen vier Mitteln muß durch weitere Symptome eine Differenzierung erfolgen.

Zu den lokalen körperlichen Symptomen benötigen wir noch ergänzende Angaben über Beschwerden oder Verhaltensweisen, die den ganzen Menschen betreffen. Wir nennen sie Allgemein-Symptome.

Der Patient sagt: »Mein Fuß schmerzt; ich friere leicht.« Oder: »Wenn ich nicht pünktlich esse, falle ich vor Hunger fast um. Mein Magen knurrt vor Hunger.« **Mein** benennt fast immer einen Teil; **ich** weist auf das Ganze. Die Sprache ist meist recht genau. Ohne jeder Überlegung sagt der Patient, welche Beschwerden in die Gruppe der Lokal-Symptome eingeordnet werden können und welche Allgemein-Symptome sind. Er sagt, eventuell mit einem Leuchten im Gesicht: »Für mein Leben gern esse ich gekochte Eier (*Calcium carbonicum*)« oder »Wenn ich etwas Fettes esse, drückt mein Magen (*Pulsatilla*)«. Abneigung gegen bestimmte Speisen oder intensives Verlangen nach einer Speise sagen etwas über den ganzen Menschen aus. Beschwerden an Magen, Galle oder Darm nach bestimmten Speisen muß man durch geschicktes Befragen von diesen mehr instinkthaften Abneigungen oder Verlangen abgrenzen.

Das Symptomenverzeichnis von *Kent* bringt ›Verlangen‹ und ›Abneigungen‹ unter dem Kapitel ›Magen‹, die ›Beschwerden‹ nach bestimmten Nahrungsmitteln unter den zugeordneten Organen, wo die Beschwerden auftreten, z. B. ›Magenschmerzen‹, Leibschmerzen« oder ›Rectum‹ (Obstipation oder Diarrhö).

Symptome und Zeichen, die in gleicher Weise an verschiedenen Teilen beobachtet werden, kann man als Allgemein-Symptome auffassen.

Beispiel

Ein starker Raucher berichtet, daß er im Magen brennende Schmerzen hat. Seine Hände und Füße sind eiskalt und brennen, sobald sie warm werden. Er hat ein Ulcus varicosum, das in der Bettwärme intensiv brennt. Das eiskalte Bein wird zur Linderung der Schmerzen hinausgestreckt.

Jedes einzelne Symptom wäre als lokales Ereignis allein nicht sehr aussagekräftig – durch die Summierung wird es zum Allgemein-Symptom: Es verlangt *Secale cornutum*. Kein Mittel hat so deutlich brennende Schmerzempfindungen bei eiskalter Haut, wobei Wärme verschlimmert und Kälte bessert.

Sexualität und Schlafgewohnheiten

Als zwei wesentliche Gruppen von Allgemein-Symptomen verlangen sie noch unsere Aufmerksamkeit. Die enge Verflechtung körperlich-seelischen Geschehens hebt diese Bereiche menschlichen Seins weit über das Biologische. Dies allein schon gibt Hinweise auf die Wertigkeit dieser Symptome. Das alte Sprichwort ›Ein gutes Gewissen ist ein sanftes Ruhekissen‹ zeigt uns die Abhängigkeit der Schlafqualität von psychischen Faktoren. Die meisten Depressionen kündigen sich durch gestörten Schlaf an. Einschlaf- wie auch Durchschlafstörungen treten auf. Der rasche Griff zur Schlaftablette, der von manchem Verordner leider unterstützt wird, ist das primitivste Alibi für die schwierigste Aufgabe: das Denken. Der homöopathische Arzt ist durch den Zwang zur Arzneimittelfindung mittels subtiler Anamnese auch hier ›einige Meter‹ voraus. Er nimmt Schlafstörungen und Träume in seine Symptomensammlung auf und wertet sie als personales Indiz für bestimmte Mittelgruppen.

Haltung im Schlaf

Dies ist eine wichtige Gruppe: Arme unter dem Kopf verschränkt (*Pulsatilla*); bevorzugte Seite, z. B. kann nicht links liegen (*Phosphor*); schläft lieber auf dem Buch (*Thuja, Medorrhinum*); festes Kissen im Kreuz (z. B. *Natrium muriaticum*); Erwachen zu bestimmter Stunde zur Nachtzeit ist für einige Mittel typisch, besonders wenn dies mit bestimmten Sensationen verbunden ist. Die moderne Forschung der Biorhythmik (*Forsgren*) gibt uns den Beweis, wie hervorragend *Hahnemann* und seine Schüler beobachtet haben. Die Zeitphänomene der Arzneiwirkungen lassen sich heute zum Teil durch biorhythmische Höhen und Tiefen erklären (vgl. S. 41). Schlafen und Wachen als rhythmische Abläufe sind von vielen Faktoren abhängig und störanfällig. In den Arzneimittelprüfungen finden sich viele Hinweise auf Schlafstörungen. In den Symptomenverzeichnissen wird die zeitliche Zuordnung der einzelnen Mittel angegeben. Hier müssen wir die Kapitel ›Schlaf‹ und ›Modalitäten‹ studieren, um die bei unseren Kranken festgestellte individuelle Schlafstörung zu finden.

Im EK sind die Allgemein-Modalitäten im Kapitel ›Allgemeines‹ alphabetisch eingeordnet; im KK sind die Modalitäten, die den ganzen Menschen betreffen, in einem eigenen Kapitel zusammengefaßt.

Träume

Besonders charakteristische, wiederkehrende Traumerlebnisse geben ein reichhaltiges Material von der Sonnenseite der Seele bis zum Gruselkabinett. Wir müssen aber bei der homöopathischen Arzneiwahl behutsam und korrekt umgehen mit diesen hochwertigen Symptomen. Wir streben die Heilung an »nach deutlich einzusehenden Gründen« (Org., § 2). Deshalb vermeiden wir Spekulationen und Ausdeutungen der Träume: »Alles sei reine Sprache der sorgfältig und redlich befragten Natur.« (Org., § 144)

Vielfältig schillernd und widersprüchlich sind die Ergebnisse der Traumdeutung bei den verschiedenen psychologischen Schulen. Nur der erfahrene und diszipliniert denkende Seelenarzt mag sich in diesen Dschungel begeben. Der Homöotherapeut sollte die Traumberichte seiner Patienten **ungedeutet** als reine Phänomene annehmen und möge diesmal *Goethes* Spuren folgen: »Sucht nichts hinter den Phänomenen – sie sind selbst die Lehre.«

In den Arzneimittellehren und Repertorien sind Trauminhalte aufgezeichnet, die bei Arzneiprüfungen oder in einer Behandlungsphase aufgetreten sind (EK 1283 – 1247, KK I 390 – 403, SR III, Index 53 – 61).

Hunger und Liebe

Es ist wohl selbstverständlich, daß aus diesem Bereich viele individuelle Symptome stammen. Wenn der Patient nicht von selbst von sexuellen Problemen spricht, muß man warten, bis er Vertrauen gewonnen hat. Je freier die Atmosphäre auf beiden Seiten – Arzt und Kranker – desto klarer und unverschlüsselter wird das Gespräch. Echte Symptome (im ho-

möopathischen Sinne) lassen sich nur aus dem Gefühl der Geborgenheit und des Vertrauens ermitteln. Mancher Arzt wird selten angesprochen: Er ist zu hastig, in Eile, zu direkt, vielleicht auch selbst unsicher. Wie oft Patienten von sich aus über Probleme der Sexualität sprechen, ist fast ein ›Thermometer für das Klima‹ zwischen Arzt und Patient. Bei gutem Kontakt wird von sexuellem Verlangen und Abneigung, von Frigidität und Impotenz, von vorzeitigem Samenerguß oder mangelndem Orgasmus berichtet. Vielleicht kommen Abweichungen zur Sprache: Homosexualität, Exhibitionismus, Nymphomanie, Promiskuität. Es ist für den homöopathischen Arzt selbstverständlich, daß er diese Phänomene ohne jede moralische Wertung aufnimmt. Wir wollen nicht werten oder gar richten, wir wollen dort helfen, wo Hilfe gefordert wird. Im Gesamtbild des Kranken gehören diese Symptome zur tiefsten Schicht seiner Personalität – zum beseelten Leib. Pedantische Trennung in leibliche und psychische Symptome führt die Therapie auf Irrwege.

Periode

Bei Frauen werden wir uns eingehend mit der Periode oder Periodenstörungen beschäftigen. Aussehen und Beschaffenheit der Menses haben Bedeutung. Schwangerschaft und Geburt, Stillen, Veränderungen oder Beschwerden an den Brüsten, Ausfluß, klimakterische Sensationen – all das ist wichtig. Diese Symptome haben fast immer den Rang von Allgemein-Symptomen, auch wenn sie scheinbar nur örtlich geklagt werden. Wir sollten uns freimachen von einer spezialistischen ›Nur-am-Ort-Therapie‹ Bekämpfung von Bakterien und Pilzen, von Kauterisationen und Ausschabungen, von Einführungen von Arzneizubereitungen, von Spülungen und Pinselungen. Wir sollten uns freimachen von dem ›Maschinendenken‹ der Ersatzteil-Ingenieure. Wir sollten uns in der vom Menschen noch unberührten Natur umschauen und wieder sehen und begreifen, daß ein sumpfiger Boden Sumpfgewächse trägt. »Das Terrain ist alles« (*Claude Bernard*). Wir sind aufgerufen, **das** homöopathische Heilmittel zu finden, welches in der La-

Zusammenfassung

- Körperliche Symptome betrachten wir stets in ihrer Verbundenheit mit seelisch-geistigem Geschehen. Allein aus Ordnungsgründen und aus Gründen der Verständigung trennen wir das, was an sich untrennbar ist. Ebenso ist das sogenannte Lokal-Übel nur faßbar als Teilgeschehen, es enthält vom Ganzen her seinen Stellenwert und die Möglichkeit der Heilung. Auch bei vorwiegend seelisch motivierten Beschwerden werden die Symptome oft in der Körpersprache ausgedrückt. Durch genaues Hinhören lernt man in der Anamnese-Erhebung die Unterschiede erkennen.
- Die vom Patienten geschilderte Hauptbeschwerde führt meist nur zu wenig differenzierten Lokal-Symptomen. Diese sind zur Mittelfindung allein nicht ausreichend. Die Gesamtheit der Symptome ist erforderlich; insbesondere diejenigen, welche die Reaktionsweise des ganzen Menschen betreffen oder die Bedingung des Organon, § 153, erfüllen.
- Charakteristische Symptome und Allgemein-Symptome geben Hinweis auf die passende Arznei. Treten an verschiedenen Körperteilen gleichartige Sensationen auf, z. B. brennende Schmerzen, so können wir dem Rat *v. Boenninghausens* folgen und diese örtlichen Symptome in den Rang von Allgemein-Symptomen erheben.
- Allgemein-Symptome werden sprachlich meist mit ›Ich habe‹, ›Ich bin‹, ›Mir ist‹ – in der Form des Ego – geschildert.
- Schilderungen von Lokal-Symptomen eröffnet der Patient vorwiegend mit dem besitzanzeigenden Fürwort ›mein‹: mein Knie, mein Arm u. a.
- Hunger, Schlaf und Liebe sind wesentliche Bereiche zur Findung individueller Allgemein-Symptome.
- Die Menses-Symptome der Frau haben den Rang von Allgemein-Symptomen.

ge ist, ›von Grund auf‹ eine Änderung im ›Terrain‹ zu bewirken. Psychosomatische Beziehungen zu den Geschlechtsorganen, Fernwirkungen anderer organischer oder funktioneller Störungen und nachbarschaftliche Irritation von Blase und Darm müssen bedacht werden.

Vergessen Sie nie den chronischen Kalt-Fuß und das kalte Lumbalfeld, die oft für Erkrankungen der Unterleibsorgane und des Blasen-Nieren-Systemes verantwortlich sind. Der schicke kurze Pulli und die rassigen Jeans sind für unser Klima nicht zu jeder Jahreszeit die geeignete Kleidung. Mancher ›steile Zahn auf heißen Rädern‹ macht selbst Südsee-Insulanern Konkurrenz in knapper Kleidung.

Modalität (Bedingung)

Definition

Homöopathische Therapie ist auf genaue Individualisierung jedes einzelnen Krankheitsfalles angewiesen. Ohne Individualisierung keine Erfolge. Maßanzüge eines guten Schneiders passen wie angegossen – unsere Arznei soll ›maßgeschneidert‹ sitzen. Nur so ist sie eine Simile-Arznei, eine homöopathisch angemessene Arznei. Homöopathie kann den Anspruch erheben, die erste und noch immer fast einzige individuelle Therapie zu sein, wenn man die Psychotherapie und Akupunktur ausnimmt. In ihrer Breite und Fülle überschreitet sie alle Behandlungsformen. Sie umfaßt ganzheitlich Körper, Geist und Seele. Individualisierung heißt praktisch: Alle Symptome und Zeichen des Kranken nach den Bedingungen ihres Auftretens erforschen! Diese Bedingungen werden in der homöopathischen Literatur allgemein und weltweit ›Modalitäten‹ benannt (englisch: modalities). Modalitäten geben Auskunft, wodurch und wann Symptome und Zeichen

- besser oder schlechter werden,
- auftreten und sich ändern.

Zum vollständigen Symptom gehört die Modalität.

Ohne Angabe der Modalität fehlt die entscheidende Möglichkeit, aus einer Gruppe von Mitteln **eine** homöopathisch passende Arznei herauszufinden.

Bitte, hämmern Sie sich diesen Satz ein! Wenn Sie wissen, worauf es ankommt, finden Sie durch geschickte Anamnese und wache Beobachtung die Modalitäten.

Zeit

Dies ist oft die erste Modalität, die der Patient spontan angibt.

Krankheit ist ein prozeßhaftes Geschehen. In der Zeit hat sie sich aus oft unscheinbaren Befindensänderungen zum massiven Befund entwickelt. In der Zeit ändert sich auch das Bild der Beschwerden.

Zwei anamnestische Fragen an den Patienten können die Arzneifindung wesentlich fördern:

- Seit wann bestehen diese Beschwerden?
- Wann fühlen Sie sich besser oder schlechter?

Die Antwort auf diese Frage bleibt leer und steril, wenn nur eine Jahreszahl angegeben wird. Deshalb rate ich, die Frage »Seit wann« mit dem Zusatz zu verbinden: »Was war damals? Was haben Sie zu diesem Zeitpunkt erlebt – eine Krankheit, Berufs- oder Ortswechsel, Kummer, Sorgen?«

Zeitlicher Beginn und Ätiologie (Auslösung) dieser Störungen ergänzen sich wesentlich, denn es geht nicht nur um die meßbare Zeit.

Die moderne Philosophie (*Jean Gebser*) zeigt in Übereinstimmung mit der Kernphysik (*Werner Heisenberg*), daß Zeit nicht nur Quantität, also meßbar ist, sondern Qualität hat. Entsprechend haben die Zeitmodalitäten nur Sinn als Maß für Höhen und Tiefen im Lebensrhythmus unserer Kranken. Wir dürfen aber nicht vergessen, daß dieser Rhythmus eingeflochten ist in den »Gezeiten« des Meeres und der Erde, in den gesamten kosmischen Rhythmus.[14]

Die Antworten auf die zweite Frage sind für die Homöotherapie und ihre Dignität als Wissenschaft bedeutungsvoll. Es ist erstaunlich, wie die moderne Forschung der Biorhythmik, z. B. *Forsgrens* Arbeiten über die Phasen des Leberstoffwechsels, mit den Beobachtungen unserer Arzneimittelprüfungen übereinstimmen.[15]

Ebenso bestehen Parallelen zur klassischen chinesischen Medizin, die jedem Organbereich Maximal- und Minimal-Zeiten des Energieflusses im 24-Stunden-Rhythmus zuordnet.

Die »Organ-Uhr« (*Stiefvater*, 1956) ist nicht nur für den Akupunkteur wichtig. Hier wird offensichtlich, was die alten Ärzte der Hochkultur Chinas allein durch Beobachtungen geleistet haben.

Viele Arzneibilder zeigen typische Verschlimmerunsgzeiten oder Wechselzustände im Tag-Nacht-Rhythmus, die durch biorhythmische Phasen erklärbar werden. Die folgende Zusammenstellung soll einige Hinweise geben.

Die zeitlichen Hinweise müssen selbstverständlich durch andere Leitsymptome und Modalitäten dieses Mittels abgerundet und bestätigt werden. Erwacht ein Patient um 3 Uhr, liegt dann stundenlang wach, schläft im Morgengrauen wieder ein und ist beim Aufstehen gereizt und ärgerlich – so ergibt diese zeitliche Reihenfolge von Erwachen – Schlafen – Erwachen mit reizbarer Laune am Morgen eine deutliche Indikation für *Nux vomica*. – Berichtet ein Patient, daß er fast die Uhr nach dem Beginn seiner Gesichtsschmerzen stellen könne, so denken wir an *Cedron*. Wohlgemerkt: denken – nach anderen Leitsymptomen für dieses Mittel suchen und erst nach Bestätigung verordnen.

Zur Modalität ›Zeit‹ gehören auch andere kosmische Rhythmen: jedes Frühjahr (EK 1350; KK I 500), nur im Winter (EK 1415; KK 1529), bei Sonnenaufgang, bei Vollmond. Mancher kluge Medikus lächelt sicher überlegen, wenn er von so altmodischem Aberglauben hört, daß die Mond-Phase Einfluß auf kranke Menschen haben soll. Aber daß das Meer in seinen Gezeiten – die von Mond-Phasen abhängig sind – sich viele Meter hebt,

---

[14] Eine umfassende Darstellung findet sich bei *Wachsmuth* (1952).

[15] Spezielle Gesichtspunkte für die Homöopathie: Vgl. *Köhler* (1958,1960). *Ide* (1886) hat für die Zeitmodalitäten ein spezielles Repertorium zusammengestellt. Dieses Material habe ich neu bearbeitet – noch nicht veröffentlicht.

Tabelle 2 Arzneimittelbilder und Tag-Nacht-Rhythmus

Verschlimme-rungszeit	Mittel/Erläuterung	Biorhythmik
1 Uhr	**Arsen** *Arsen* (starkes Kapillargift!) hat zum Herz-/Kreislauf-System enge Beziehungen. Schmerzen verstärken sich, Angstgefühl, Unruhe mit Herzangst, Brennschmerzen mit Durst, asthmatische Beschwerden mit Herzklopfen.	Die Kreislaufleistungen streben ihrem Tiefpunkt zu. Die Kapillaren erreichen ihre größte Enge.
2 Uhr	**Acidum benzoicum, Acidum nitricium** *Acid. Nitr.* erwacht mit Angst, Herzklopfen, innerer Hitze, Abgang von übelriechendem Harn. *Acid. benz.* erwacht und ist dann schlaflos. Gemeinsam ist beiden Mitteln die Beziehung zur harnsauren Diathese mit hochgestelltem, übelriechendem Harn.	Die Nierenleistung erreicht zwischen 2 und 3 Uhr ihr Minimum. Maximum der harnpflichtigen Stoffe und Wasserretentionen im Blut.
3 Uhr	**Ammonium carbonicum, Kalium carbonicum, Antimonium tartaricum** *Amm. carb.:* Jede Nacht trockener Husten mit Atemnot. Kal. carb.: Husten quälend; schlaflos. *Ant. carb.:* Rasseln auf der Brust. Husten.	Tiefstand der Vitalkapazität der Lunge mit Blutanschoppung im kleinen Kreislauf, mit geringstem venösen Rückfluß.
4 Uhr	**Aurum, Chelidonium, Lycopodium, Nux vomica, Podophyllum, Sulfur** *Aurum* erwacht. *Chelid.* erwacht mit Schmerzverschlimmerung und Schweiß. *Lycop.:* Herzklopfen und Schweiß *Nux vom.* erwacht mit Frost und Husten *Podophyllum* hat Leibschmerzen *Sulfur* erwacht mit Frost.	Kritische Zeit der Umschaltung von der Assimilation zur Dissimilation. Umschaltung im Bereich des Vegetativums vom trophotropen zum ergotropen Arbeitsrhythmus. Umschaltung auf sekretorische Leistung im Drüsensystem. Um 4 Uhr erwachen alle die Kranken, deren Regulation nicht phasengerecht verlaufen und die vom Nacht- auf den Tagesrhythmus nicht mühelos umschalten können.
5 Uhr	**Aloe, Podophyllum, Sulfur** Der Darm meldet sich zu dieser Zeit bei diesen drei Mitteln mit Durchfall.	Das Maximum der Fettresorption in der Darmwand ist überschritten.
6–8 Uhr	**Eupatorium, Podophyllum, Sulfur** *Eupat.* und *Pod.* Frieren. *Sulfur* schwitzt. Störungen im Wärmehaushalt.	Die Morgenstunden liegen am Anfang der Aufheizungsphase. Die Körpertemperatur steigt normalerweise in dieser Zeit langsam an.

Tabelle 2 (Fortsetzung)

Verschlimme-rungszeit	Mittel/Erläuterung	Biorhythmik
9 Uhr	**Carbo vegetabilis, Kalium carbonicum, Melilotus, Natrium muriaticum, Stannum**	
	Carbo zeigt Blutungen allgemein. *Kal. car.*: Nasenbluten beim Waschen. *Melilotus*: Hämmerndes Kopfweh, besser nach Nasenbluten. Diese Häufung von Nasenbluten um diese Zeit trifft zusammen mit der besonderen Schmerzhaftigkeit von Nasenneben-höhlenaffektionen. *Natr. mur.*: Beginnt mit Allgemeinver-schlechterung, oft Frost. *Stannum* hat Fieber.	Störungen in der Aufheizungsphase.
11 Uhr	**Argentum nitricum, Asa foetida, Jodum, Lachesis, Natrium carbonicum, Sulfur, Zincum**	
	Argent. nitr. wird nervös. *As. foet.* fühlt sich hinfällig mit Leere im Epigastrium. *Jodum* hat Heißhunger. *Lachesis* Heißhunger mit Neigung zu Ohn-macht. *Natr. carb.* Hunger und Schwäche. *Sulfur*: Magen leer und flau bis zur Ohn-macht, Neigung zum Weinen. *Zincum* hat vor Schwäche und Hunger zittrige Beine.	Kritische Zeit, die dissimilatorische Leber-phase geht ihrem Höhepunkt entgegen. Die Blutzuckerwerte liegen um diese Zeit oft auffällig niedrig, ein großer Teil der nebenstehenden Symptome sind Zeichen der Hypoglykämie.
13 Uhr	**Chelidonium**	
	Allgemeinverschlimmerung mit Brennen zwischen den Schulterblättern, Supraorbi-talneuralgie rechts als neurales Störungs-feld der Galle.	Wir befinden uns kurz vor dem Höhepunkt der Maxima der Gallensekretion.
14 Uhr	**Chelidonium**	
	Matt und abgeschlagen, unwiderstehliche Schlafneigung. Stiche in rechter Thorax-partie und Jucken am Kopf.	
16 Uhr	**Colocynthis, Crotalus, Lycopodium, Podophyllum, Thuja**	
	Colocynthis hat Kolik mit Durchfall, *Crotalus* Sodbrennen. *Lycopodium* beginnt die Hauptverschlim-merungszeit mit Druckgefühl in der Leber. *Podophyllum* hat Magen- und Leber-schmerzen. *Thuja* beginnt seine Verschlimmerungszeit mit Spannungsgefühl im Oberbauch.	Zeit der Umschaltung von der Tag- auf die Nachtphase im Leberrhythmus.

Tabelle 2 (Fortsetzung)

Verschlimme-rungszeit	Mittel/Erläuterung	Biorhythmik
17 Uhr	**Causticum, Chelidonium, China, Helleborus niger**	
	Caust. und *Hell.* reagieren mit Heiserkeit und Husten. *China* hat Kältegefühl, besonders im Nacken. *Hell.* Kälte- und Frostschauer.	Im Wärmehaushalt haben wir den Höhepunkt der Körpertemperatur erreicht. Die Kreislaufleistungen haben den Höhepunkt überschritten.
18 Uhr	**Argentum nitricum, Hepar sulfuris, Nux vomica, Silicea**	
	Die genannten Mittel zeigen Frostschauer.	
19 Uhr	**Lycopodium, Pulsatilla, Rhus toxicodendron, Sulfur**	
	Ebenfalls Frostschauer oder Hitzeerscheinungen.	Im gesunden Zustand fallende Körpertemperatur.
21 Uhr	**Aconitum, Bryonia**	
	Höchste Fiebertemperatur bei Infekten mit Angst und Unruhe.	
22 Uhr	**Ipecacuanha, Phosphorus**	
	Ip. hat Pseudo-Krupp. *Phos.* zeigt besonders Kreislaufsymptome	Abfall der Kreislaufleistung. Minima von Blutdruck und Herzfrequenz.
24 Uhr	**Argentum nitricum, Lachesis**	
	Angst. Husten und Schmerzanfälle, Erbrechen. Brustbeklemmung.	Engstellung der Kapillaren.

macht ihm keine Skrupel. Phänomene sind und bleiben Phänomene, ob sie sich erklären lassen oder nur (?) beobachtet werden. Viele Zeitphänomene sind physiologisch erklärbar – viele entziehen sich einer Deutung. Wertvoll ist alles, was der Findung der individuellen Arznei und damit der Heilung dient.

Physikalische Einflüsse

Sie werden schon von gesunden Menschen recht unterschiedlich erlebt. Kranke Mensche haben eine gesteigerte Empfindlichkeit: Der eine friert schon beim geringsten Luftzug (*Hepar sulfuris, Nux vomica*), der andere stellt sich ans offene Fenster und empfindet die eiskalte Luft als Wohltat (*Jod, Apis, Lachesis*). Manche Menschen können sich in die pralle Sonne legen – andere werden davon ›ganz närrisch‹, da sie Sonne am Kopf vor allem schlecht ertra-

gen (*Glonoinum, Belladonna, Phosphor*). Innerhalb mancher Familien gibt es einen permanenten Kleinkrieg: Der Vater friert und verrammelt die Fenster (z.B. *Nux vomica*); der Mutter ist es immer zu heiß, sie reißt Fenster und Türen auf, sonst fühlt sie sich wie eingesperrt (z.B. *Lachesis*); die Tochter zieht sich zwei Pullover an und stellt die Heizung ab (z.B. *Pulsatilla*); der Sohn sitzt hemdsärmelig da und diskutiert, wie alles zu ändern sei (z.B. *Sulfur*). Örtliche Anwendungen muß man in Anpassung an die persönliche Modalität gestalten – wenn es vom Patienten gewünscht wird. Bei Bauchschmerzen hilft oft der warme Leibwickel (z.B. *Colocynthis*) – andere lehnen ihn ab (z.B. *Bryonia*). Manche Behandler machen stereotyp bei jedem Patienten warme, andere nur kalte Anwendungen.

Sulfur: Zeit-Symptome im 24-Stunden-Rhythmus

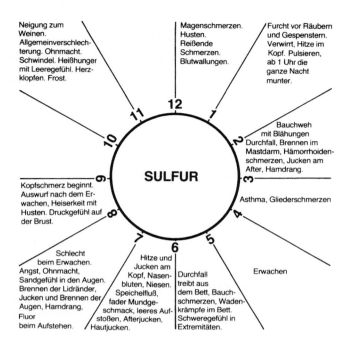

Neigung zum Weinen. Allgemeinverschlechterung. Ohnmacht. Schwindel. Heißhunger mit Leeregefühl. Herzklopfen. Frost.

Magenschmerzen. Husten. Reißende Schmerzen. Blutwallungen.

Furcht vor Räubern und Gespenstern. Verwirrt, Hitze im Kopf. Pulsieren, ab 1 Uhr die ganze Nacht munter.

Bauchweh mit Blähungen Durchfall, Brennen im Mastdarm, Hämorrhoidenschmerzen, Jucken am After, Harndrang.

Asthma, Gliederschmerzen

Kopfschmerz beginnt. Auswurf nach dem Erwachen, Heiserkeit mit Husten. Druckgefühl auf der Brust.

Schlecht beim Erwachen. Angst, Ohnmacht, Sandgefühl in den Augen. Brennen der Lidränder, Jucken und Brennen der Augen, Harndrang, Fluor beim Aufstehen.

Hitze und Jucken am Kopf, Nasenbluten, Niesen, Speichelfluß, fader Mundgeschmack, leeres Aufstoßen, Afterjucken, Hautjucken.

Durchfall treibt aus dem Bett, Bauchschmerzen, Wadenkrämpfe im Bett. Schweregefühl in Extremitäten.

Erwachen

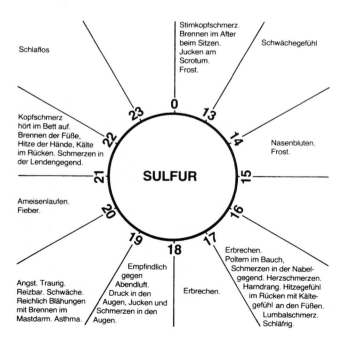

Schlaflos

Stirnkopfschmerz. Brennen im After beim Sitzen. Jucken am Scrotum. Frost.

Schwächegefühl

Kopfschmerz hört im Bett auf. Brennen der Füße, Hitze der Hände, Kälte im Rücken. Schmerzen in der Lendengegend.

Nasenbluten. Frost.

Ameisenlaufen. Fieber.

Erbrechen. Poltern im Bauch, Schmerzen in der Nabelgegend. Herzschmerzen. Harndrang. Hitzegefühl im Rücken mit Kältegefühl an den Füßen. Lumbalschmerz. Schläfrig.

Angst. Traurig. Reizbar. Schwäche. Reichlich Blähungen mit Brennen im Mastdarm. Asthma.

Empfindlich gegen Abendluft. Druck in den Augen, Jucken und Schmerzen in den Augen.

Erbrechen.

Lycopodium: Zeit-Symptome im 24-Stunden-Rhythmus

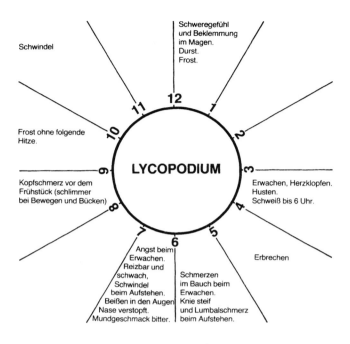

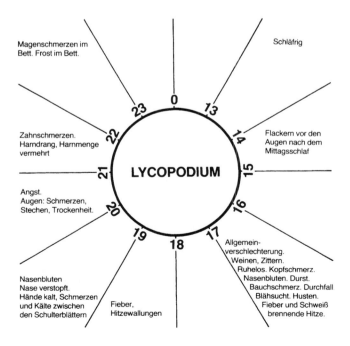

Tabelle 3 Repertorien: Modalitäten des Ortes

am Meer	**gut/besser** KK I 511 Luft, Seeluft, Küste	EK 1366 Luft, an der See (nachtragen: *Brom, Natrium muriaticum*)
	schlechter KK I 511 Frost, durch Leben an der Meeresküste KK II 23	EK 1366 Frost, ausgesetzt durch Wohnen an der See EK 1253
feuchte Umgebung	**schlechter** KK II 25 Frost durch Sümpfe Leben im Sumpfgebiet Wasserläufe, Leben in der Nähe von	EK 1253 Frost, ausgesetzt durch Sümpfe malariaartige Einflüsse wohnen an Flußläufen
Gebirge	**besser** SR II 353	SR II 353 Höhenkrankheit
	schlechter KK I 61 Gemütssymptome an hochgelegenen Orten Furcht an hochgelegenen Orten KK I 44 steigen im Hochgebirge KK I 524	EK 44 an hochgelegenen Plätzen an hochgelegenen Plätzen EK 30 aufsteigen, hoch EK 1341

Unbewußt bevorzugen sie meist die Anwendung, die ihrer eigenen Modalität entspricht: die Sulfuriker schwärmen für kalt; die Carboniker (*Calcium carbonicum, Kalium carbonicum*) für warm. Der homöopathische Arzt individualisiert auch hier ohne Voreingenommenheit. Er wird flexibel mit Ratschlägen umgehen: »Eines ziemt sich nicht für alle.«

Gewiß ist Schlafen im kalten Zimmer bei geöffnetem Fenster gesund – mancher Husten oder Schnupfen wird besser dabei (z. B. *Coccus cacti*). Andere werden mehr Beschwerden haben (*Brom, Causticum, Rumex*).

Manche Menschen tragen noch im Sommer eine Kopfbedeckung (z. B. *Hepar, Silicea, Psorinum*), andere gehen im grimmigsten Winter barhäuptig (*Lycopodium, Phosphor, Jod*).

Die Wetterlage beeinflußt positiv oder negativ viele Beschwerden, eine Selbstverständlichkeit. Nicht selbstverständlich ist jedoch die Nutzung zur Mittelwahl. Wir müssen die Modalitäten der Wetter- und Temperaturabhängigkeit besonders bei chronischen Krankheiten erforschen, da diese manchmal arm an individueller Symptomatik sind.

Von vielen Menschen hört man, daß sie sich entweder am Meer oder im Gebirge besser fühlen oder daß sie beim Aufenthalt an Binnenseen oder Flüssen stärkere Beschwerden haben. Diese Modalitäten sollten vor der Auswahl von Kur- oder Urlaubsorten bedacht werden. Sie sind aber auch für die individuelle Arzneiwahl wesentlich.

Leider sind die zugehörigen Rubriken in den Repertorien etwas schwer zu finden. Orientieren Sie sich an der folgenden Tabelle 3, S. 46.

Im KK finden wir die zugehörigen Mittel im Kapitel ›Modalitäten‹, z. B.: ›allgemein schlechter oder besser am Meer – siehe Luft, Seeluft an der Küste (I/511)‹. Diese Spalte EK, Allgemeines, 1366 ist auch anzuwenden bei Asthmatikern, da Asthma mehr Allgemein- als Lokal-Krankheit ist.

Physiologische Einflüsse

Sie prägen viele Symptome recht individuell. Mancher Rheumatiker fühlt sich besser bei absoluter Ruhe (z. B. *Bryonia*), der andere muß sich bewegen (*Rhus toxicodendron*). Beim Asthma-Anfall wollen die meisten aufrecht im Bett sitzen, evtl. vornübergebeugt und Arme auf die Knie gestützt (z. B. *Kalium carbonicum*) – einige aber liegen fast auf dem Bauch und halten den Kopf tief (z. B. *Medorrhinum*). Änderung der Stellung, der Lage, Wechsel zwischen Ruhe und Bewegen, Strekken oder Beugen des Rumpfes oder einzelner Gliedmaßen müssen in ihrer Auswirkung auf die geklagten Beschwerden erforscht werden. Funktionen von Magen, Darm, Niere, Absonderung von Schweiß, Blutungen, Schlaf, geschlechtliche Funktionen einschließlich der Menses beeinflussen positiv oder negativ viele Symptome. Sinnesfunktionen – wie Sehen, Hören, Riechen, Schmecken, Tasten – modifizieren eine Reihe von Beschwerden.

So werden brennende Magenschmerzen besser durch Essen (u. a. *Graphites*), oder: fühlt sich allgemein besser bei Verstopfung (*Calcium carbonicum*); bohrender Kopfschmerz wird schlimmer nach dem Essen (*Calcium phosphoricum*), oder: reichlicher Urinabgang bessert Kopfschmerz (u. a. *Gelsemium, Kalmia*).

Psychische Faktoren

Sie modellieren selbstverständlich viele Symptome. Bei einigen Patienten führt das Denken an ihre Beschwerden schon zu erheblicher Verschlimmerung (*Acidum oxalicum*). Angst und Furcht, Freude und Trauer, Ärger und Zorn prägen eine Reihe von Beschwerden. So kommt es zu Schwindel bei Angstzuständen (u. a. *Causticum*) oder bei geistigen Anstrengungen (*Natrium carbonicum, Natrium muriaticum, Nux vomica*); nach freudiger Nachricht kommt es zu Schlaflosigkeit (*Coffea*); bei traurigen Nachrichten zu Kopfschmerzen (u. a. *Ignatia*).

Zusammenfassung

- Symptome und Zeichen des Kranken werden durch verschiedenste Faktoren geprägt. Diese Prägungen nennen wir ›Modalitäten‹. Sie sind nicht starr. Alles Lebendige ist in Bewegung. In der Zeit entstehen sie und ändern sich in der Zeit von der Befindensstörung zum Befund.
- Ihre individuelle Kennzeichnung erhalten die Symptome und Zeichen durch Angabe aller Bedingungen, wodurch und wann sie entstehen, sich verstärken oder abschwächen, d. h. durch ihre Modalität.
- Zum vollständigen Symptom gehört neben Ätiologie, Art und Ort der Sensationen die Modalität.

Übersicht der häufigsten Modalitäten

Zeit

- Stunde, Tageszeit, Jahreszeit, Lebensabschnitt (Säugling, Kind, Erwachsener, Greis)
- Beginn (plötzlich, langsam), Dauer, Ende (rasch – abflauend)
- Periodizität (regelmäßige Wiederkehr – 1, 2, 7, 14 Tage – jedes Frühjahr)
- Sonnenzeit (mit Aufgang der Sonne, in der Dämmerung, um Mitternacht)
- Mondzeit (Vollmond, Neumond)

Physikalische Bedingungen

- Wärme: Außentemperatur, Zimmerwärme, Strahlungswärme der Sonne, des Ofens, Bettwärme, Verlangen oder Abneigung, sich warm zu kleiden oder einzuhüllen, Kopfbedeckung, trockene oder feuchte Wärme, Temperatur des Bades
- Kälte: im Freien, im Raum; geringe Kleidung, warme Kleidung, Zugluft, trockene oder feuchte Kälte, Aufdecken im Bett, Füße aus dem Bett strecken
- Wetter: vor oder bei Wetterwechsel, Wechsel von warm zu kalt oder von kalt zu

warm, Regen, Schnee, Wind, Gewitter, klares oder trübes Wetter, Föhn, Nebel
- Ort: Meer, Gebirge, Flachland
Flüsse, Binnensee, Moor, feuchte Niederung,
Keller; Hochhaus
im Raum, im Freien, in der Menschenmenge, Kaufhaus, Kirche; enge Straßen, Brücken (vgl. S. 47, Psych. Faktoren)

Physiologische Bedingungen

- Stellung, Haltung, Lage des Körpers bei Tage, in der Nacht (aufrecht, gebeugt; liegend, sitzend, stehend); Lage im Bett – rechts, links, auf dem Rücken, Arme über Kopf verschränkt, Kopf hoch, tief; Bauchlage; Knie-Ellenbogenlage. Schaukeln, Wippen, Rollen
- Ruhe, Bewegung; Gehen, schnell oder langsam, Rennen, Steigen, treppab – treppauf; Fahren (Zug, Auto, Fliegen, Schiff); tragen lassen, hingelegt werden (bei Kindern); körperliche Überanstrengung
- Funktion der Sinnesorgane: Licht, Lärm, Musik, Gerüche, Geschmack
- Tastempfinden, Tiefensensibilität: Verlangen, massiert zu werden oder Verschlimmerung dadurch, Berührungsempfindlichkeit, Druck bessert oder verschlimmert, Erschütterungen
- Funktion der Verdauungsorgane: Nahrungsaufnahme (Essen/Trinken, Hunger/Durst);

Quantität und Qualität der Nahrung (viel/wenig, heiß/kalt, fett/mager); süß, sauer, salzig; durcheinander essen, hastig, durch bestimmte Nahrungsmittel. Ausscheidungen vor, während, nach Stuhlgang; bei Verstopfung, bei Durchfall; beim Aufstoßen, Erbrechen, Aufschwulken von Flüssigkeit, durch Blähungen, Winde
- Funktion von Blase und Niere: vor, während, nach Urinieren, bei wenig Urin – bei viel Urin
- Absonderungen: vor, während, nach Schweiß; Schweißbeschaffenheit; sonstige Absonderung der Haut. Sekretionen, normal und pathologisch (Tränen, Schleim aus Nase, Mund, Rachen, Bronchien, Sexualorganen, After), Blutungen (normal und pathologisch aus Nase, Ohr, Mund, Uterus, After)
- Schlaf: Zeit, Dauer, Tiefe; beim Einschlafen; beim Erwachen; Lage
- Funktion der Sexualorgane: vor/während/nach Menstruation, bei starker/schwacher Periode, vor – während – nach Congressus; Enthaltsamkeit – Exzesse

Psychische Faktoren

- Bei: Denken an Krankheit, bei Angst, Furcht, Freude, Trauer, Ärger, Zorn, Schreck, Kränkung, Demütigung; Phobien (Klaustrophobie, Agoraphobie); Folgen von psychischen Verletzungen

Fallaufnahme in der homöopathischen Praxis

Die Fallaufnahme in der homöopathischen Praxis umfaßt:

Untersuchung → Klinische Diagnose, Befunde
Anamnese → Kenntnis des subjektiven Befindens
Aspekt → Erkennen der konstitutionellen Zeichen

Voraussetzungen einer guten Anamnese sind: Ruhe – Zeit – Geduld sowie Unbefangenheit – Aufmerksamkeit.

Methode der Anamnese: Zuerst soll der Patient spontan seine Beschwerden und Empfindungen schildern, die durch einen vom Arzt gelenkten Bericht ergänzt werden. Diese beiden Teile der Anamnese haben das Ziel, vollständige Symptome (Ätiologie, Lokalisation, Sensation, Modalität) zu erhalten. Um einen Überblick über die Gesamtheit der Symptome zu bekommen, wird die indirekte Befragung angeschlossen.
Bei chronischen Erkrankungen ist zusätzlich die biographische Anamnese mit eigener und Familien-Vorgeschichte notwendig, um die konstitutionelle Belastung zu erkennen. Erhebung der Anamnese mit Hilfe eines Fragebogens ist sehr gründlich und spart Zeit, ist aber abhängig von der Situation des Patienten und der Einstellung des Arztes.

Voraussetzungen

Zeichen und Symptome des Kranken sind unser Material für die homöopathische Arzneifindung. Wir kennen aus dem letzten Kapitel Bedeutung, Wertung und Vielfalt des Materials. Der nächste Schritt, den wir in diesem Kapitel gehen, führt zur **Begegnung** mit dem Kranken. Diese Begegnung ist eine erlernbare Kunst. ›Kunst‹ und ›erlernbar‹ müssen kein Widerspruch sein: Kopf und Herz werden gemeinsam für diese Aufgabe eingesetzt.

Begegnen heißt: Kranker und Arzt gehen aufeinander zu. Zwei Ebenbürtige – nicht ›Halbgott in Weiß‹ und dummer kleiner Patient!

Die homöopathische Fallaufnahme gelingt nur, wenn sie echte Symptome, d. h. individuelle Kennzeichnung der erkrankten Person ›ans Licht‹ bringt. Voraussetzung zum Gelingen ist ein guter Rapport zwischen Arzt und Patient, wie sie auch die Psychotherapie fordert. Wenn wir statt ›Rapport‹ das gute deutsche Wort ›Einklang‹ setzen, sind wir dem Sinngehalt der Begegnung recht nahe.

Einklang setzt bei Arzt und Patient Ruhe, Zeit, Geduld voraus. Daraus erwächst dem Patienten das Gefühl der Geborgenheit und dem Arzt das wache, vorurteilslose Verstehen.

Auf dieser Basis sind Anamnese und Untersuchung des Kranken nicht nur Bestandsaufnahme eines Befundes, sondern zugleich Therapie. Auf dieser Basis der Begegnung erhält der homöopathische Arzt Einblick in das Wesen des Kranken als leidende Person.

Ziele

Die allgemeinen Ziele der Fallaufnahme stimmen zunächst überein mit der Lehrmedizin unserer Zeit. Wenn möglich, soll eine **Diagnose** der Krankheit gestellt werden. Die **Prognose** wird ermittelt und abgeschätzt. Der **Behandlungsplan** wird entworfen.

Im Behandlungsplan entscheidet der homöopathische Arzt nach seinem Können und besten Gewissen, ob überhaupt homöopathische arzneiliche oder eine andere Therapie zusätzlich oder allein in Frage kommt (Chirurgie, Diät, Übungsbehandlung, Notfalltherapie, Substitution, Kompensation, Neuraltherapie, Chiropraktik, Akupunktur).

Fällt dieser Vorentscheid für Homöopathie aus, dann beginnt unsere spezifische Arbeit: Findung eines passenden Heilmittels.

Methode

Der Findung des passenden Heilmittels dient die homöopathische Anamnese, die sich an die Grundanamnese anschließt und sie erweitert. Die §§ 83–104 des Organon enthalten die Richtlinien für die ›individualisierende Untersuchung eines Krankheitsfalles‹. Jeder sollte das im Originaltext selbst lesen – und durchdenken. Es gibt nichts Besseres über Anamneseerhebung in der gesamten medizinischen Literatur!

Aus diesen Richtlinien wähle ich die wesentlichen Gedanken.

Zunächst fordert *Hahnemann* vom Arzt »nichts als Unbefangenheit und gesunde Sinne, Aufmerksamkeit im Beobachten und Treue im Aufzeichnen des Bildes der Krankheit« (Org., § 83).

Mit der ›Unbefangenheit‹ haben wir schon die erste Klippe, an der wir modernen, naturwissenschaftlich geschulten Ärzte und ebenso die vorinformierten Patienten scheitern.

Symptome des Kranken sind **Phänomene**, denen wir unbefangen und vorurteilslos begegnen – alles Hineindenken und Interpretieren fälscht. Wir dürfen weder voreingenommen sein von der Diagnose, die der Patient in seinen ›gesammelten Werken‹ mitbringt (Röntgenbefunde, Facharztberichte, sonstige Berichte), noch sollten wir uns von unserer ersten Vermutung oder dem vordergründigen Typ des Kranken auf ein Heilmittel festlegen lassen. Anklammern an eine Diagnose oder Festlegen auf einen Arzneimitteltyp sind Zeichen der Befangenheit. Zum Vergleich: Ein Richter soll nie befangen sein. Er darf keinen Angeklagten verurteilen, weil dieser ein langes Sündenregister hat oder wie ein Verbrecher aussieht – allein die Zeugenaussagen und die Indizien der hier und jetzt verhandelten Tat entscheiden über ›schuldig‹ oder Freispruch.

Diese Indizien erwerben wir durch ›Aufmerksamkeit im Beobachten‹ des Patienten – die Zeugenaussagen liefert der Patient. Die Patienten muß man aber sprechen lassen. »Wo-

möglich läßt er sie stillschweigend ausreden, und wenn sie nicht auf Nebendinge abschweifen, ohne Unterbrechung…« »Jede Unterbrechung stört die Gedankenreihe der Erzählenden und es fällt ihnen hintendrein nicht alles genauso wieder ein, wie sie es anfangs sagen wollten« (aus Org., § 84, mit Fußnote).

Bei schon langdauernden Krankheiten mit vielen Symptomen ist Fixierung der Anamnese notwendig (schriftlich oder auf Band). In akuten Fällen ist dies nicht immer erforderlich – je nach Gedächtnis. »Mit jeder Angabe des Kranken oder des Angehörigen bricht der (der Arzt, Anm. d. Verf.) die Zeile ab, damit die Symptome alle einzeln untereinander zu stehen kommen. So kann er bei jedem derselben nachtragen, was ihm anfänglich allzu unbestimmt, nachgehends aber deutlich angegeben wird.« (Org., § 85)

Spontanbericht

Der erste Teil der Anamnese besteht aus dem Spontanbericht des Patienten. Hierin vereinigen sich Hauptbeschwerden, allgemeine anamnestische Angaben, die zur Diagnose hinführen, und individuelle Symptome. Aus dem Kapitel ›Symptomatologie‹ wissen wir schon, wie bunt und vielfältig die Symptome geäußert werden. Wir werden alles Triviale und Selbstverständliche wohl hören – zunächst aber aus Zeitgründen nicht aufschreiben.

> Achtung: Manchmal wird hinterher etwas scheinbar Triviales doch noch bedeutungsvoll, deshalb: aufmerksam sein.

Die Ohren spitzen, wenn im breiten Einerlei das Besondere, das Unerwartete, vielleicht sogar Parodoxe eintritt (denken Sie an den Rheumatiker, der seine schmerzenden Füße in das kalte Wasser hält). Nehmen Sie den Spontanbericht nach Wort und Inhalt vorurteilslos und aufmerksam an. **Beobachten** Sie den Patienten – nicht fixieren wie ein Staatsanwalt. Eine huschende Röte, eine leichte Geste, ein Schweigen dazwischen – wie vieles kann das sagen! Oder ein Springbrunnen von Redseligkeit – wie viel kann er verschweigen. Diese Nuancen geben dem gesprochenen Wort oft erst einen Wert. Sie erlernen rasch unterscheiden zwischen Tief- und Hochstapler. Sie erkennen schon oft aus der Darstellung die Unterschiede zwischen organischer Läsion, funktioneller Störung oder seelischem Leid.

Gelenkter Bericht

Er schließt sich an den Spontanbericht an. »Sind die Erzählenden fertig mit dem, was sie von selbst sagen wollten, so trägt der Arzt bei jedem einzelnen Symptom die nähere Bestimmung nach …« (Org., § 86). Das Optimum der ›näheren Bestimmung‹ ist das vollständige Symptom – aber nie das Optimale erzwingen sollen. Davor warnt der § 87:

»Und so läßt sich der Arzt die nähere Bestimmung von jeder einzelnen Angabe noch dazusagen, ohne jedoch jemals dem Kranken bei der Frage schon die Antwort zugleich mit in den Mund zu legen, oder so, daß der Kranke dann bloß mit Ja oder Nein darauf zu antworten hätte; sonst wird dieser verleitet, etwas Unwahres, Halbwahres oder wirklich Vorhandenes, aus Bequemlichkeit oder dem Fragenden zu gefallen, zu bejahen oder zu verneinen, wodurch ein falsches Bild der Krankheit und eine unpassende Curart entstehen muß …« (Anmerkung dazu: Der Arzt darf zum Beispiel nicht fragen: ›War nicht etwa dieser oder jener Umstand da?‹) »Dergleichen, zu einer falschen Antwort und Angabe verführende Suggestionen darf sich der Arzt nie zuschulden kommen lassen.«

Aber streben Sie das Ziel an, das erreicht werden soll: das **vollständige Symptom**.

Klären Sie vorsichtig, aber konsequent die folgenden Fragen:

Cur? – Warum? Wodurch? Auslösender Faktor der Erkrankung?
▸ Ätiologie
Beispiel: Folge von Verletzung, Erkältung, Ärger, Diätfehler

Ubi? – Wo?
▸ Ort der Krankheitserscheinungen, des Schmerzes
Beispiel: Schmerzen im Bein

Quod? – Was? Wie?
▸ Art der Krankheitserscheinungen, der Empfindung, der Sensation, des Schmerzes
Beispiel: Geschwür der Schleimhaut mit brennendem Schmerz

Quomodo? – Wann? Wodurch besser oder schlimmer?
▸ Zeit und/oder Bedingung der Besserung oder Verschlechterung der Krankheitserscheinungen
Beispiel: Durch kalten Wind stärkere Schmerzen

Konkomitanzien? – Welche Begleitsymptome?
▸ Beispiel: Starke Heiserkeit bei katarrhalischem Infekt, auffällige, ungewohnte Schwermut nachts; das Ganze begleitet von einem eigenartigen Schmerz am rechten Stirnhöcker (*Causticum*)

Viele negative Erfahrungen – nicht nur mit Lernenden – zwingen mich zur penetranten Wiederholung, daß eine sichere Arzneiwahl oft nur über vollständige Symptome zu erreichen ist.

Die Fragestellung in lateinischer Sprache entspringt keiner akademischen Arroganz. Vom Klang her ist es besser zu behalten (zweimal ›u‹ dreimal ›o‹):

● Cur-Ubi
● Quod-Quomodo – Konkomitanzien (vgl. S. 28)

Indirekte Befragung

Bei akuten und örtlich begrenzten Krankheiten ist die Anamnese meist ausreichend, wenn der Spontan- und der gelenkte Bericht vorliegen.

Bei langwierigen, chronischen Krankheiten reicht dies nicht. Wir erinnern uns an die Gesamtheit der Symptome! Da der Patient nicht wissen kann, wie neugierig so ein Medicus homoeopathicus ist, muß man fragen: »Ist nun bei diesen freiwilligen Angaben von mehreren Teilen oder Funktionen des Körpers oder von seiner Gemütsstimmung nicht erwähnt worden, so fragt der Arzt, was in Rücksicht dieser Teile und dieser Funktionen, sowie wegen des Geistes- und Gemütszustandes des Kranken noch zu erinnern sei, aber in allgemeinen Ausdrücken, damit der Berichtgeber genötigt werde, sich speziell darüber zu äußern.« (Org., §88) *Hahnemann* erinnert hier nochmals, daß alle suggestiven Fragen vermieden werden – »in allgemeinen Ausdrükken« sollen wir fragen.

Die **Reihenfolge der Fragen** ist selbstverständlich je nach eigenem Geschmack und nach Lage des Krankheitsfalles variabel. Jeder sollte für sich ein Grundschema erarbeiten, das er fest im Kopfe hat – man vergißt im Hin- und Herreden sonst manches, was vielleicht wesentlich ist. Ist das Grundschema klar, kann man auch am sichersten sich jedem Einzelfall anpassen – auch hier individualisieren!

- Aus praktischen Gründen empfiehlt sich, nach den Einzelorganen in der Reihenfolge des Kopf-zu-Fuß-Schemas zu fragen. Die meisten Symptomenverzeichnisse und Arzneimittellehren sind nach dieser Reihenfolge geordnet.
- Dann kommen die Allgemein-Symptome, um ein Bild der ganzheitlichen Reaktionen zu erhalten. Auch die Modalitäten, die den ganzen Menschen betreffen! Lokale und allgemeine Modalitäten können im Widerspruch zueinander stehen, z.B. *Arsen*-Patienten sind allgemein frostig – am Kopf wollen sie Kühle.
- Als letztes erscheinen die Fragen nach Gemütssymptomen, obwohl sie die wichtigsten sind.

Bei der Erfragung der Gemütssymptome sollte man nicht mit der Tür ins Haus fallen. Vieles läßt sich schon bei der Anamnese-Erhebung aus der Grundsymptomatologie und Beobachtung des Patienten erschließen. Alle Fragen nach Gemütssymptomen erfordern »besondere Umsicht, Bedenklichkeit, Menschenkenntnis, Behutsamkeit im Erkundigen und Geduld im hohen Grade« (Org., §98). Direkte Fragen sollte man auch hier ganz meiden, man provoziert damit die Unwahrheit. Fragen Sie zehn Männer, ob sie Angst hätten – ich wette, daß acht die Frage verneinen.

Stellen Sie die Fragen mehr in Beispiele gekleidet:

»Es gibt auch schon mal Erwachsene, denen es im Dunklen (oder bei Gewitter, an Berghängen, vor Hunden, vor großen Tieren u. ä.) so etwas mulmig ist: Haben Sie selbst auch diese Beobachtung gemacht?« »Manchmal überkommt einen Menschen das Gefühl, er sollte Schluß mit dem Leben machen – würden Sie das verstehen können?« Oder: »Dieser Tage war ich in einem Konzert. Eine Frau neben mir fing an, leise zu weinen, gewiß, die Musik war sehr ergreifend.«

Auf diese indirekte Frage werden Sie schnell eine zustimmende oder ablehnende Antwort bekommen. (*Natrium carbonicum, Natrium sulfuricum, Graphites* und noch einige andere Mittel haben dieses Symptom ›Weinen durch Musik‹, KK I 146, EK 96.)

Wegen der großen Bedeutung der Gemütssymptome sollte man sich auch nicht mit Gemeinplätzen zufriedengeben. Jemand sagt: »Ich habe Angst um die Gesundheit« – diese Angabe ist zu allgemein. Erstens werden die Begriffe ›Angst‹ und ›Furcht‹ fast gleich verwendet, vergleichen Sie deshalb in der Arzneimittellehre und im Repertorium beide Rubriken. Zum anderen zeigt jedes Mittel und jeder Mensch seine eigene Form. Dazu ein paar Beispiele.

Angst um die Gesundheit kann im Einzelfall heißen: Furcht vor dem Tode (*Arsen*); vor Herzkrankheit (*Kalium arsenicum*); vor all den Krankheiten, von denen er gerade liest oder hört (*Phosphor*); vor möglicherweise auftretenden Schmerzen, die er nicht aushalten kann (*Lycopodium*); fürchtet, er würde in der Zukunft krank werden (*Kalium carbonicum*).

Auch sollte man nie vergessen, daß Gemütssymptome im tages- oder jahreszeitlichen Rhythmus sehr wechseln können. Es gibt viele depressiv Verstimmte am Morgen, die zum Abend munter werden (z.B. *Lachesis*) – bedenken Sie das, wenn in der Abendsprechstunde ein Mensch ›aufgekratzt‹ erscheint. Man könnte diese Menschen vielleicht fragen: »Wir haben uns jetzt recht angeregt unterhalten, wie denken Sie frühmorgens über Ihren Zustand?« oder: »Jetzt im Winter haben Sie, wie Sie berichten, wenig Beschwerden mit Ihren Nerven. Es geht manchen Menschen im Frühjahr oder im Sommer nicht ganz so gut«. Entlehrende oder beschämende Veranlassungen, Selbstmordversuche, tiefer Gram über unglückliche oder verletzende Erlebnisse, Eifersucht, Zorn, Haß, Neid, Geiz, Hochmut, zerstörerische Impulse werden nur durch »glückliche Wendungen der Fragen« (Fußnote zu §93) zu ermitteln sein. Drogensüchtige, Alkoholiker, Luetiker lügen fast alle.

> Hören Sie sich die Verstellungen an, spielen Sie nie den Missionar, der die Wahrheit gepachtet hat.

Schauen Sie möglichst gleichzeitig auf Augen und Mund der Erzählenden. Kein Mensch kann zur gleichen Zeit Auge und Mund gemeinsam beherrschen. Das Unbewußte überspielt das Bewußtsein.

Alle Ärzte sollten sich um die Physiognomie und ihre deutbaren Zeichen bei Gesunden und Kranken bemühen. Bevor man den Kranken hinter den Röntgenschirm stellt, ist es wichtig, diesen erst anzuschauen. Die apparative Perfektion darf den Blick auf den Menschen nicht verstellen. Jedes zu seiner Zeit: Erst anschauen und dann ›durchleuchten‹. Es ist manchmal die Frage, was tiefer geht! Meine persönliche Erfahrung hat mir den Wert der Huterschen Physiognomie gezeigt.[16]

Grundsätzlich soll man die Aussagen der Patienten als wahr annehmen. Unberechtigte Wünsche oder Vorurteile muß man abwehren. Selbst die Berichte von ›Übertreibern‹ müssen wir als wahr annehmen. »Eine reine Erdichtung von Zufällen und Beschwerden wird man wohl nie bei Hypochondristen, selbst nicht bei den unleidlichsten antreffen … Nur muß man von ihren Übertreibungen etwas abziehen, wenigstens die Stärke ihrer Ausdrücke auf Rechnung ihres übermäßigen Gefühls setzen, in welcher Hinsicht selbst diese Hochstimmung ihrer Ausdrücke auf Rechnung ihres übermäßigen Gefühls setzen, in welcher Hinsicht selbst diese Hochstimmung ihrer Ausdrücke über ihre Leiden, für sich schon zum bedeutenden Symptome in der Reihe der übrigen wird, aus denen das Bild der Krankheit zusammengesetzt ist. Bei Wahnsinnigen und bei böslichen

[16] Literatur über: Verlag für Carl Huters Werke, Siegfried Kupfer, Schwaig b/Nürnberg

Krankheits-Erdichtern ist es eine andere Sache.« (aus Fußnote zum §98 des Org.)

Die »böslichen Krankheits-Erdichter« sind selten – sie haben stets ein Motiv, das oft durchschaubar ist: Machtgewinn durch Krankheit. Der Sozialstaat unserer Zeit gewährt manchem Schmarotzer ein beschauliches Leben; es gibt Könner dieser Branche. Die homöopathische Materia Medica weiß auch bei diesen Gemütssymptomen manchen Rat. Bedauerlich ist, daß die Symptomenreihen »Abneigung gegen geistige Arbeit, Faulheit, Trägheit« (EK 8/23/71; KK I 11, I 34, I 105) 30mal so lang sind wie die Reihe »fleißig« (EK 25; KK I 36). Ein Philosoph könnte den Schluß daraus ziehen, daß Faulheit das Normale ist!

»Der Mensch ist ein Gesellschaftstier.« Unsere Anamnese der Gemütssymptome muß die Einbindung in Familie, Sippe, Volk, Staat, Arbeitsumwelt und alle anderen sozialen Bezüge erforschen. Im Spontanbericht wird darauf selten eingegangen – also müssen wir durch Beobachtung und indirekte Fragen diesen Bereich klären. Der kranke Mensche als handelnde Person wird seine Individualität zeigen in übermäßigem Verlangen (z. B. ›kann nicht allein sein‹) oder in extremer Verweigerung (z. B. ›will nicht angesprochen werden‹ – EK 2; KK I/2). Teilaspekte des mitmenschlichen Kontaktes beobachten wir schon am Verhalten im Wartezimmer; dann bei der Begrüßung, in der Gestik, im Sprechen. Die unterschiedliche Kontaktbereitschaft der Introvertierten – oft dünne, kalte, blasse Menschen – und Extravertierten – oft dicke, warme, rote Menschen – müssen wir als typologischen Hintergrund im Kontrast zu allen individuellen Abweichungen berücksichtigen. Est wenn eine gewisse Toleranzgrenze überschritten wird, können wir krankhafte Abweichungen als wertvolles Symptom verwenden. Intensität und Wechsel zwischen Früher und Jetzt machen aus typologischen Unterschieden wichtige Symptome: Menschenfeindlichkeit, Furcht vor Menschen, Abneigung gegen Ehegefährten, gegen eigene Kinder, Haß, Mordlust (Verlangen zu töten – EK 71; KK I 104).

Spontanbericht, gelenkter Bericht und indirekte Befragung geben einen guten Querschnitt des jetzigen Krankseins.

Vorschlag zur indirekten Befragung

1. Fragenbereich: Lokal-Symptome (örtlich abgrenzbare Symptome)

Reihenfolge nach dem Kopf-zu-Fuß-Schema

- Kopf:
  Haar, Teint, Auge, Nase, Ohren, Mund, Mundhöhle, Zähne, Zunge, Tonsillen
- Sinnesfunktionen:
  sehen, hören, riechen, schmecken
  Kopfschmerz
- Hals:
  außen – innen
  Kehlkopf, Stimme, Struma
  Trachea
- Brust:
  Thorax, Herz, Mamma, Ösophagus
- Lunge:
  Atmung; Bronchien; Husten
- Bauch:
  Magen, Magenschmerz, Aufstoßen, Sodbrennen

Unverträglichkeit von Nahrungsmitteln (Ablehnung von Nahrungsmitteln s. Allgemein-Symptome)
Abdomen: Enddarm, Stuhlgang
- Rücken:
  Nacken, Wirbelsäule
- Extremitäten:
  Schulter, Arme, Hüfte, Beine
- Blase-Niere:
  Entzündungen, Kontinenz, Schmerzen
  Wasserausscheidung
- Geschlechtsorgane:
  Penis, Hoden, Prostata, Absonderungen
  Vulva, Uterus, Ovar
  Fluor

2. Fragenbereich: Allgemein-Symptome (Verhaltensweisen, die den ganzen Menschen betreffen)

- Ernährung:
  Appetit
  Verlangen oder Abneigung gegenüber Speisen und Getränken
- Wasserhaushalt:
  Durst, Schweiß
  Ödeme
- Schlaf:
  Schlaflosigkeit, Schlaftiefe, Erholung durch Schlaf
  Körperhaltung im Schlaf
  Träume
- Haut: Entzündungen, Wundheilung, Ausschläge, Narben, Male, Geschwülste
- Schwindel
- Modalitäten, die den ganzen Menschen beeinflussen (vgl. Kap. Symptomatologie, S. 36)
  Zeit: Stunde, Jahreszeit, Sonne, Mond
  Physikalische Bedingungen: Wärme, Kälte, Wetter, Ort
  Physiologische Bedingungen: Stellung, Haltung, Lage, Ruhe, Bewegung

Funktion der Sinnesorgane: Licht, Lärm, Gerüche, Tastempfindung
Absonderung: Sekrete, Exkrete
- Geist und Gemüt:
  Intellekt, Gedächtnis
  Stimmung: ausgeglichen, exaltiert, fröhlich, traurig
  Ärger, Zorn, Haß, Neid, Geiz, Hochmut, Selbstsucht, Selbstüberhebung, Selbstvertrauen
  Zerstörerische Impulse gegen Sachen, gegen Menschen, gegen sich selbst
  Verhältnis zu Anerkennung und Trost
  Angst, Furcht, Einbildungen, Wahnideen
- Geschlechtsfunktion und Sexualität:
  Verlangen, Abneigung, neutral
  Potenz, Orgasmus, Abweichungen vom normalen Triebverhalten
  Menses: Zyklus, Dauer, Menge, Farbe, Beschaffenheit
  Befindensänderungen vor, während, nach der Periode; Schmerzen
  Geburten: Stillen

| 3. | Fragenbereich: Biographische Anamnese, Familie und eigene (Längsschnitt des Krankwerdens) |

- Erkrankungen und Anfälligkeit der Eltern und Geschwister
  Todesursachen, Erbkrankheiten
  Kinderkrankheiten, Erlebnisse der Kindheit, Enttäuschungen, Schreck u. ä.
  Spätere Erkrankungen, Behandlungen, Medikamente
  Arzneiliche Unterdrückungen, Impfungen
  Operationen, Traumen

- Anfälligkeiten: Konstitution, Diathese
  Schicksalsschläge, Verluste, Demütigung, Kränkung
  Beruf und Belastungen im Beruf, Sinngebung im Beruf
- Einstellung zur Umwelt: Eltern, Geschwister, Frau, Kinder, Mitmenschen

Biographische Anamnese

Was uns noch interessiert, ist der biographische Längsschnitt:
- Wie ist es geworden?
- Welche Anlage, welche konstitutionelle Schwäche, welche Krankheitseinflüsse haben das ›Terrain‹ so gestaltet, daß dieser Mensch diese Krankheit erleidet? Darüber geben uns die Familiengeschichte, eigene Vorgeschichte mit bisherigen Krankheiten, Behandlungen (Unterdrückungen?), Impfungen Auskunft. Weitere Fakten ergibt die Auswertung der Gesamtheit der Symptome.

Ich bespreche bewußt die biographische Anamnese zum Schluß dieses Kapitels – obschon es sonst üblich ist, die Familiengeschichte und Vorgeschichte an den Anfang zu setzen. Sie ist oft leider sehr kurz bis zur lakonischen Bemerkung ›Vorgeschichte o. B.‹.

Die Homöopathie bedient sich zur Ermittlung des individuellen Heilmittels aller Phänomene: der gegenwärtigen und der vergangenen. Bei chronischen Krankheiten sind oft die Symptome wichtig, die dem jetzigen Zustand vorausgingen. Die pathologisch-anatomische Läsion ist das Endprodukt einer prozeßhaften Auseinandersetzung zwischen krankmachenden Faktoren und der autonomen Steuerung und Selbstheilungstendenz des Organismus. Zur Heilung benötigen wir individuelle Symptome, nicht die Symptome, die sich durch die anatomische Läsion oft schon mechanisch

erklären, z. B. durch raumfordernde Prozesse. Bei einem ›ausgebrannten Endzustand‹ findet man nur noch wenige individuelle Symptome. Wenn über palliative Erleichterung mit organotropen Mitteln hinausgehend überhaupt Hoffnung und Heilung ist, so muß die Arzneifindung die zeitlich vorausgehenden Symptome berücksichtigen. Dafür benötigen wir wertvolle Allgemein- und Gemütssymptome und ihre Modalitäten. Hier liegt die große Bedeutung der Vorgeschichte in der homöopathischen Fallaufnahme.

Fragebogen als Hilfsmittel

Die persönlich aufgenommene Anamnese ist zeitraubend – aber man sieht, hört, riecht, fühlt und erlebt dabei einen ganzen Menschen. Gerade die ›Imponderabilien‹ geben die Farbe. Alle Sinnesorgane sind wachsame Antennen, die das Wort des Patienten in seiner Bedeutung stärken oder widerlegen.

»Der Arzt sieht, hört und bemerkt durch die übrigen Sinne, was verändert und ungewöhnlich an denselben ist.« (Org., § 84) Trotz dieser vorweggenommenen Einschränkung ist ein Fragebogen wertvoll – er kann Zeit sparen. Ich meine, daß es sehr vom einzelnen Patienten und vom einzelnen Arzt abhängt, ob die Anamnese persönlich oder durch Fragebogen aufgenommen werden kann. Die ›Sinnesmenschen‹ unter den Ärzten werden mit dem Fragebogen wenig anfangen können – sie müssen das lebendige Spiel der Begegnung mit dem Patienten erleben, um Ideen zu haben. Die mehr auf das ›Wort‹ eingestellten Ärzte erkennen im Fragebogen die Leitsymptome deutlicher – sie werden durch das Hin und Her von Rede, Geste, Bewegung und Gegenrede eher verwirrt und abgelenkt. Diese Feststellung enthält keinerlei Wertung.

Es gibt den Fragebogen beispielsweise von *Kent* (Interrogatorium*)* von *Eichelberger* und *Vögeli*. Alle haben ihre Vorteile und – Grenzen. Es versteht sich von selbst, daß nur ein relativ intelligenter, zur Mitarbeit bereiter und an der Wahrheit interessierter Patient dafür in Frage kommt.

Zeitaufwand

Zeit sparen ist in unserer Zeit in jeder Praxis erforderlich. Der Erfahrene wird schneller arbeiten können als der Anfänger – jeder einzelne Krankheitsfall ist anders gelagert, so

daß eine Festlegung auf ein bestimmtes Zeitmaß nicht möglich ist. Die erste Konsultation bei einem neuen Patienten mit einer chronischen Krankheit muß man in der Bestellpraxis etwa mit einer Stunde ansetzen. Viel länger halten Arzt und Patient nicht durch. Ist nicht alles klar geworden, sollte man den Patienten zu weiteren Gesprächen bestellen. In der Zwischenzeit muß in fast allen chronischen Krankheitsfällen auch der erfahrene Arzt seine Aufzeichnung der Erstanamnese durcharbeiten. Er kann dabei zu einer Entscheidung in der Arzneiwahl kommen oder er erweitert die Anamnese oder Diagnostik. Der Zeitaufwand für den einzelnen Patienten ist in einer homöopathischen Praxis höher, dafür liegen die Arzneikosten wesentlich niedriger.

Zusammenfassung

- Mit der gelungenen Fallaufnahme haben wir einen vollständigen Quer- und Längsschnitt durch die jetzt vorliegende Krankheit und ihren Entwicklungsprozeß gewonnen. »Ist nun die Gesamtheit der, den Krankheitsfall vorzüglich bestimmenden und auszeichnenden Symptome, oder mit anderen Worten, das Bild der Krankheit irgendeiner Art einmal genau aufgezeigt, so ist auch die schwerste Arbeit geschehen.« (§ 104)
- Eine gute Fallaufnahme kann nur gelingen, wenn ›Einklang‹ zwischen Patient und Arzt besteht. Ruhe – Zeit – Geduld sind wesentliche Voraussetzungen, um Einklang herzustellen. Auf dieser Basis ist Anamnese und Untersuchung des Kranken Bestandsaufnahme und schon ein Teil der Therapie. Der homöopathische Arzt arbeitet zweigleisig: Untersuchung und Anamnese werden zuerst so durchgeführt, wie wir es in unserer Ausbildung in Hochschule und Klinik gelernt haben.

Damit kommen wir zur Diagnose der Krankheit, ihrer Prognose und erstellen einen Behandlungsplan. Im Behandlungsplan fällt der Entscheid, ob arzneiliche, homöopathische oder eine andere, z.B. chirurgische, Behandlung angezeigt ist.
- Bei Entscheid für homöopathische Therapie schließt sich die homöopathische Anamnese an. Sie hat nur ein einziges Ziel: Findung des individuellen passenden Heilmittels.
Durch diese zweigleisige Arbeit ist unsere Leistung aufwendiger in Zeit und persönlichem Einsatz – ein Gesichtspunkt, den die Gebührenordnung für Ärzte noch nie berücksichtigt hat. Der Arzt, der sich für die Homöotherapie entscheidet, wird dafür mit Freude am Beruf und mancher glücklichen Heilung auch in aussichtsloser Lage beschenkt. Jeder entscheidet sich nach seiner Façon!
- Die Durchführung der homöopathischen Anamnese ist im Organon in den §§ 83–

104 in klassischer Form beschrieben. *Hahnemann* fordert von Arzt Unbefangenheit, Aufmerksamkeit und Treue im Aufzeichnen des Krankheitsbildes.

Die homöopathische Anamnese wird in drei Abschnitten durchgeführt:

- Spontanbericht: Der Patient hat allein das Wort.
- Gelenkter Bericht: Arzt und Patient arbeiten gemeinsam an der Vervollständigung des Spontanberichtes.
  Für die meisten akuten Krankheiten genügen diese beiden Teile.
- Indirekte Befragung: Bei chronischen Krankheiten muß versucht werden, die Gesamtheit der Symptome zu erhalten. Dabei wird alles das nachgeholt, worüber der Patient noch nicht gesprochen hat. Indirekt fragen heißt: Vermeide jede suggestive Frage!
- Die indirekte Befragung wird je nach Lage sehr individuell gestaltet. Ein festes Schema erarbeitet sich jeder am besten selbst, um es stets fest im Gedächtnis zu haben. Mein Vorschlag: Entsprechend der Anordnung der meisten Symptomenverzeichnisse und Arzneimittellehren:
- Lokal-Symptome nach dem Kopf-zu-Fuß-Schema
- Allgemein-Symptome
- Modalitäten, die das Befinden des ganzen Menschen betreffen
- Gemüts- und Geistsymptome
- Sexualsymptome
  Durch dieses dreifache ›Kreuzverhör‹ ist es fast immer möglich, vollständige und individuelle Symptome zu erhalten.

In diesen Symptomen sind oft schon viele biographische Daten enthalten.

- Die biographische Anamnese mit Familien- und eigener Vorgeschichte vervollständigt den Längsschnitt. Die Auswertung der Symtome ermöglicht eine Ordnung nach konstitutionellen Gesichtspunkten, die der Auffassung *Hahnemanns* von den chronischen Krankheiten entspricht.
- Hilfsmittel zur Fallaufnahme kann ein gut ausgearbeiteter Fragebogen sein, der sich in etwa der persönlichen Anamnese-Führung anpaßt. Ist der Arzt ein ausgesprochener Augenmensch, wird er nur mit Mühe die Leitlinie des gelesenen Fragebogens finden. Für mehr theoretisch Begabte ist der Fragebogen oft besser als die ›hautnahe‹ Anamnese, die ihn ablenkt und verwirrt. Intelligenz, Mitarbeit und Wahrheitsliebe sind Voraussetzungen auf seiten des Patienten.

Die Begegnung und das Gespräch mit dem Patienten wird sich im Alltag nicht so didaktisch gegliedert vollziehen können. Der homöopathische Arzt muß aber den Grundaufbau kennen, um im Einzelfall durch klare Methodik rasch und zielgerichtet zu einer sicheren Beurteilung zu kommen. Zeit sparen und die Qualität trotzdem im Optimum halten, ist unser Ziel. Die Sicherheit der Arzneifindung hängt einzig und allein von der Qualität der Fallaufnahme ab. Mit der Fallaufnahme ist die schwierigste Arbeit, die der homöopathische Arzt zu leisten hat, geschafft.

Praxis

An drei Beispielen mit der **Hauptbeschwerde ›Husten‹** will ich versuchen, den theoretischen Grundplan mit Leben zu erfüllen. Rede und Gegenrede sind so, wie sie hier niedergelegt werden, kurz nach Fallaufnahme aufgeschrieben. Als Material stand mir die schriftlich fixierte Anamnese zur Verfügung. Gut wäre es, wenn man für diese Fälle die Anamnese auf Band festhalten könnte.

Beispiel 1

Patient: W. K., Rentner, 66 Jahre.
Aspekt: Fahle, gelbliche Gesichtsfarbe. Schlank. Schlaffe Haltung. Kalte Hände (bei Begrüßung festgestellt).
Hauptbeschwerde: Seit sechs Wochen Husten, seit einer Woche dabei blutiger Schleim. Keine Schmerzen.
Untersuchung: Zunge feucht, grauweiß, Tonsillen geschrumpft. Nasenatmung frei, wäßriger Schnupfen (bei jedem Husten Nasenrachenraum untersuchen!). Stimme belegt, rauh. Über Lungenbasis reichlich bronchitische Geräusche, keine Dämpfung nachweisbar. Kehlkopfspiegelung wegen starkem Würgreflex nicht durchzuführen. An Rachenhinterwand Venektasien sichtbar. Leber zwei Finger nach unten verbreitert. Von früherer Behandlung ist Fettleber bekannt. Starker Raucher. BSG normal, Leberenzym-Werte stark erhöht. Differentialdiagnose: Bronchial-Ca? Kehlkopf-Ca? Leberzirrhose? Raucher-Bronchitis? Bronchiektasen?
Behandlungsplan: Überweisung zur diagnostischen Abklärung an HNO.
Epikrise: Es findet sich ein operables Kehlkopf-Ca. Zunächst keine homöopathische Therapie. Deshalb erübrigt sich jede weitere anamnestische Erhebung.

Beispiel 2

Patientin: W. Ch., kaufmännische Angestellte, 52 Jahre, Witwe, 1 Sohn, 28 Jahre.
Aspekt: Dunkelhaarige, sehr lebhafte Frau mit betonter Gestik, dunkler Teint.
Hauptbeschwerde: Dauernd Husten.
Untersuchung: Nasenrachenraum o. B., Lunge o. B. Reihen-Rö. vor ¼ Jahr: o. B., Diagnose der Krankheit: Hustensyndrom unklarer Genese.
Spontanbericht: »Mein Husten macht mich verrückt – das geht schon Jahre – mal besser, mal schlimmer. Ja, je mehr ich mich darüber aufrege, um so mehr muß ich husten. Und immer im Mund ein pappiges Gefühl, so trocken, daß mir die Zunge festklebt. Ich glaube, der Husten kommt aus dem Bauch – die Luft drückt nach oben. Da wird mir manchmal so, als ob ich ohnmächtig würde. Mein Chef verlangt schnelle Arbeit – da komme ich nicht mehr mit. Ich vergesse so viel, Namen und so – manchmal bin ich wie betäubt – dann muß ich wieder husten.«
Gelenkter Bericht:
Arzt: »Sie sagten, der Husten besteht schon einige Jahre. Ist Ihnen noch etwas in Erinnerung, seit wann genau Sie so viel husten müssen, war damals etwas Besonderes in Ihrem Leben?«
Pat.: »Damals eigentlich nicht, oder vielleicht doch, ja, ich hatte mich furchtbar aufgeregt. Das mag sechs Jahre zurückliegen. Vor lauter Husten habe ich nicht sprechen können, die Luft blieb mir weg. Da fiel ich um, mein Sohn legte mich auf die Couch. Da war er plötzlich sehr besorgt um mich. Nein, er kümmert sich sonst rührend, aber damals, als er seine jetzige Frau kennenlernte, war die Mutter nur noch Luft, weniger, fast vergessen.«
Arzt: »Haben Sie noch sonst etwas beobachtet, was außer nervlicher Erregung den Husten schlimmer macht? Es gibt Leute, die husten nur bei Regen, andere bei trockenem Wetter. Was macht Ihnen am meisten aus?«
Pat.: »Im Herbst, wissen Sie, wenn der Nebel kommt, möchte ich wie eine Schnecke in mein Haus kriechen, naßkaltes Wetter ist Gift für

mich. Dann hört die blöde Husterei überhaupt nicht auf. Und wenn dann noch meine Schwiegertochter kommt und schon von Weihnachten erzählt, dann bekomme ich eiskalte Hände und huste. Das regt mich einfach auf, aber junge Leute, was wissen die schon?«

Arzt: »Sie sagten, daß Sie den Mund oft trocken haben. Was tun Sie dagegen?«

Pat.: »Eigentlich nichts, trinken mag ich nicht viel, dann wird der Bauch noch voller. Schon mal ein Pfefferminz, aber das hilft nicht viel.«

Arzt: »Wenn Ihr Bauch so voll ist, was kommt nach oben, Luft oder Flüssigkeit?«

Pat.: »Meist nur Luft. Das tut richtig gut. Mich geniert, daß ich oft so viele Blähungen habe. Aber das erleichtert.«

Arzt: »Sie sagten, daß Sie machmal das Gefühl hätten ohnmächtig zu werden.«

Pat.: »Ja, dann kippe ich fast um.«

Arzt: »Bei welchen Gelegenheiten?«

Pat.: »Ach, wenn ich mich aufrege, dann zieht es mir die Beine einfach weg, ich komme mir wie betäubt vor, dann geht alles weit weg, der Chef hinterm Schreibtisch ist meilenweit fort.«

Arzt: »Was vergessen Sie?«

Pat.: »Oft alles. Dann kriege ich einen Ballonkopf, der kann einfach nicht denken.«

Arzt: »Ballonkopf?«

Pat.: »Der Kopf ist mir zu groß, und ich fühle, wie mein Herz schlägt.«

Arzt: »Wie schlägt das Herz?«

Pat.: »Fest im Kopf, aber auch im Körper.«

Indirekte Befragung:

Arzt: »Sie haben mir nun schon recht viel berichtet, aber vielleicht sollten wir uns noch darum kümmern, wie es sonst geht, empfinden Sie etwas im Kopf?«

Pat.: »Im Kopf – Kopfschmerzen schon mal, besonders wenn ich Alkohol trinke. Ich vertrage einfach keinen Alkohol mehr. Früher, als mein Mann noch lebte, trank ich schon mal gern etwas.«

Nach dem Kopf-zu-Fuß-Schema werden nun die Lokal-Symptome erfragt. An Augen, Ohren, Mund, Lungen wird nichts wesentlich Neues berichtet. In der Gruppe ›Verlangen und Abneigung gegen Speisen – Unverträglichkeit von Speisen‹ erfahre ich: Sie hat ein Verlangen nach reichlich gewürzter Speise. »Alles Laffe schmeckt wie Pappe«, verträgt aber alle Speisen gut, wenn sie in

nervlich ausgeglichenem Zustand ist. Wenn sie erregt ist – und das ist sie oft –, nimmt die Völle im Oberbauch auch nach leichter Speise rasch zu und es wird ihr übel, sie bekommt Schluckauf und ist dann überempfindlich gegen alle etwas stärkeren Gerüche. Der Stuhlgang ist meist gut. Manchmal muß sie aber stark pressen und hat das Gefühl, als wäre sie verstopft. Um so mehr wundert sie sich, daß der Stuhl trotzdem weich ist: »Er will nicht heraus, das macht mich ganz fertig. Dann muß ich auf der Toilette eine Zeitlang sitzen bleiben, sonst kippe ich um.«

Die Periode war früher oft sehr wechselnd. Dauer meist aber über sechs Tage, und vom zweiten Tage an sehr dunkel. Periode jetzt seit sechs Jahren weg.

Über ihre Gemütsstimmung sagt sie: »Oft verstehe ich mich selbst nicht. Mein Sohn sagt ›Du bist wie Aprilwetter, nach Regen kommt schnell die Sonne‹. Tatsächlich kann ich schnell traurig sein und doch auch wieder schnell lachen. Nach all dem, was in meinem Leben gewesen ist, bin ich froh, daß ich auch wieder rasch fröhlich sein kann.

Auswertung: Diese etwas bunte Anamnese zeigt schon im Spontanbericht (»mein Husten macht mich verrückt«), daß hier wahrscheinlich weder im Nasenrachenraum noch im Lungensystem eine diagnostisch abgrenzbare Krankheit vorliegt. Die Untersuchung bestätigt, daß kein Befund vorliegt – also müßte ein organpathologisch ausgerichteter Arzt das Handtuch werfen, was soll er auch tun? Jede Benennung des Krankheitsnamens mißlingt – worauf soll sich für den Organpathologen die Therapie stützen?

Für uns ist diese Anamnese spannend – also suchen wir zuerst die sonderlichen, charakteristischen Symptome, die der Spontanbericht liefert:

- Je mehr ich mich aufrege, um so mehr muß ich husten.
- Im Mund pappiges, trockenes Gefühl, so daß die Zunge festklebt. Paradox dazu ist der Zungenbefund: Die Zunge ist feucht.
- Gefühl wie betäubt, wie bei drohender Ohnmacht, vergeßlich.
- Der Husten kommt aus dem Bauche, Luft drückt nach oben.

Der gelenkte Bericht liefert dazu weiteres Material. Wir verfolgen das Ziel, möglichst vollständige Symptome zu erhalten.

Ätiologie: Nach einer Aufregung vor sechs Jahren entstanden, die ihre Ursache im Nachlassen der Bemühungen des Sohnes um die Mutter hatte.
Sensation: Trockener Husten ohne Schmerzen.
Modalität: Entstanden und verschlimmert durch Aufregung, schlimmer durch naßkaltes Wetter.
Begleitsymptome: Empfindung der Trockenheit im Mund. Zunge klebt fest, dabei kein Durst (»trinken mag ich nicht viel«). Völle im Bauch mit Luftaufstoßen, dadurch erleichtert. Husten kommt aus dem Bauch.

Weitere Symptome, die mit der Hauptbeschwerde ›Husten‹ nicht in direktem Zusammenhang stehen:

- Ohnmachtartige Empfindung bei Völle im Bauch, bei Aufregung, nach dem Stuhlgang, dazu Begleitsymptom: Alles geht weit weg, »als ob der Chef meilenweit fort ist«. Interpretation dieses Symptomes: Die Dinge der Umgebung erscheinen kleiner bei ohnmachtartigen Zuständen.
- Dazu im Gegensatz: Der eigene Kopf wird groß empfunden (Ballonkopf), »Ich fühle, wie mein Herz im Kopf schlägt«.
- Die indirekte Befragung liefert das eigenartige Stuhlsymptom: Gefühl wie verstopft, Stuhl geht schlecht, obschon er weich ist, fühlt sich wie ohnmächtig nach dem Stuhlgang.
- Periode (früher) wechselnd, lang, dunkles Blut.
- Gemütssymptom »wie Aprilwetter«, wechselt rasch die Stimmungslage, mal fröhlich, mal traurig, ohne adäquaten Anlaß.

Die Gesamtheit der Symptome entsprach in diesem Krankheitsfall dem Arzneimittelbild von *Nux moschata*. Diese Arznei heilte den ›nervösen Husten‹, Mundtrockenheit, Ohnmachtsanwandlungen, Luftaufstoßen und Völle im Leib, die Stuhlbeschwerden. Das labile Verhältnis zur Schwiegertochter wurde besser. Die Vergeßlichkeit störte etwas weniger bei der Arbeit. Die Stimmungsschwankungen blieben bestehen, zumindest in der Beobachtungszeit.
Den Grundcharakter eines Menschen vermögen wir kaum zu verändern, da nach aller Erfahrung der Charakter unser eingeborenes Grundgesetz ist, nach dem wir leben müssen.

Wer das Arzneimittelbild von *Nux moschata* kennt, findet die Entsprechung rasch. Neigung ›zur hysterischen Reaktion‹ charakterisiert das Mittel: Luftaufstoßen ohne Anlaß, Husten bei nervöser Erregung, Mundtrockenheit ohne Durst, Stuhl geht nicht ab, obschon er weich ist.

Beispiel 3

Patient: R. Sch., 10 Jahre, Schüler.
Aspekt: Hellhäutiger, aschblonder Junge, zappelig, bleibt nicht ruhig sitzen, kommt mit der Mutter, die den Hauptteil der Anamnese bestreitet.
Hauptbeschwerde: War schon früher wegen akuter Erkältungsinfekte in Behandlung, diesmal heftiger Husten mit Kurzatmigkeit seit einer Woche.
Untersuchung: ›Rotznase‹ – Nase verstopft, weißlicher Schleim im Rachen, Tonsillen etwas vergrößert, reizlos. Über der ganzen Lunge reichlich feuchte Rasselgeräusche mit Giemen und Brummen, besonders beim Ausatmen.
Diagnose: Katarrhalischer Infekt mit asthmatoider Bronchitis.
Spontanbericht: »Nach längerer Wanderung im Schwarzwald am letzten Sonntag muß er sich erkältet haben. Er hält die ganze Familie nachts wach mit seinem Bellen, dabei pfeift und röchelt er. Seit zwei Tagen ist er auch kurzatmig und schnauft wie sein Onkel, der schon lange Asthma hat.«
Gelenkter Bericht:
Arzt: »Am letzten Sonntag war ja ziemliches Sauwetter – wir waren auch wandern und kamen oben in sprühende Regenwolken.«
Mutter: »Ja, er war gut warm angezogen, aber er muß immer reden und hierhin und dorthin rennen, abends hatte er dann nasse Füße.«
Arzt: »Seit wann hustet er?«
Mutter: »Am nächsten Tage lief die Nase und erst am Montag nachts bellte er.«
Arzt: »Rolf – wenn man Husten hat, macht es schon mal weh.«
Rolf: »Mir nicht, nur ich kann nicht so rennen.«
Mutter: »Ja, da muß er schon mal öfter stehenbleiben.«
Arzt: »Was kommt denn beim Husten heraus?«
Mutter: »Ich glaube gar nichts, er schluckt alles, ich sage ihm immer...«

Arzt: »Sie sagten, er hustet nachts, wann fängt das an: direkt nach dem Hinlegen oder später?«

Mutter: »Eigentlich wird es später schlimmer, das muß mehr nach Mitternacht sein und mehr gegen Morgen.«

Arzt: »Wann ist er denn so kurzatmig?«

Mutter: »Wenn er herumrennt, und auch nachts.«

Arzt: »Steht er dann auf?«

Mutter: »Schon mal, aber da hustet er erst recht, wenn er zum Klo geht.«

Arzt: »Wie liegt er denn im Bett?«

Mutter: »Ja, das ist mir aufgefallen. Ich hatte ihm mehrere Kissen in den Rücken gestopft. Unser Onkel meinte, er könne besser atmen, wenn er im Bett sitzt. Aber Rolf hat alle Kissen herausgeworfen und lag gegen Morgen, als ich nach ihm sah, ganz flach auf dem Bauch und war mit dem Kopf ganz tief an den Rand des Bettes gerutscht. Dabei schlief er ganz ruhig und atmete auch ruhig.«

Arzt: »Schläft er oft auf dem Bauch?«

Mutter: »Ja, auch schon mal auf dem Rücken, aber ich finde ihn oft, daß er auf dem Bauch schläft. Das soll ja so gesund sein für Kinder.«

Arzt: »Haben Sie sonst noch etwas an ihm beobachtet?«

Mutter: »Sie wissen ja, er ist so zappelig, der Lehrer beschwert sich dauernd darüber. Er sei unkonzentriert, sagt er, und deshalb macht er dauernd Fehler und vergißt alles schnell.«

Arzt: »Er ist doch ein helles Bürschle, was fällt ihm denn schwerer, Rechnen oder Rechtschreibung?«

Mutter: »Rechnen geht ganz gut, wenn er will. Aber im Rechtschreiben, da kann er die blödesten Fehler machen.«

Arzt: »Ist sonst noch etwas – im Kopf, im Bauch, an der Haut, an den Armen oder Beinen?«

Mutter: »Hauptsache ist sein Husten. Daß er nur ja kein Asthma kriegt wie unser Onkel, da graut mir vor. Soll er auch so ein Pümple bekommen?«

Arzt: »Vielleicht noch eine Frage: Wenn er so kurzatmig ist, haben Sie dann das Gefühl, daß er dabei ganz ängstlich wird? Das könnte ja sein.«

Mutter: »Wie ist das Rolf?«

Rolf: »Och, da bleib ich halt stehen.«

Arzt: »Sie waren doch letztes Jahr an der Nordsee, wie ist es ihm dort gegangen?«

Mutter: »An der See war es prima. Vorher hat er zu Hause noch Husten gehabt, aber oben war alles ganz rasch weg.«

Indirekte Befragung: Sie ergibt nichts wesentlich Neues.

Auswertung: Ein zehnjähriger Bub mit Neigung zu Erkältungsinfekten bekommt nach Einfluß von feuchtkaltem Wetter eine asthmatoide Bronchitis. In der weiteren Familie (Onkel der Mutter) ist Asthma vertreten. Mehr Symptome liefert der **Spontanbericht** nicht. Bei Kindern muß man sich oft auf sichtbare Zeichen und die Angaben der Eltern stützen. Die zappelige Unruhe des Buben fällt auf, er wandert im Sprechzimmer herum.

Der **gelenkte Bericht** zeigt, daß der Husten nachts mehr nach Mitternacht und zum Morgen auftritt. Der Husten ist schmerzlos. Auswurf wohl gering und nicht zu beurteilen. Die Atemnot ist schlimmer, wenn er herumrennt, und nach längeren Hustenattacken. Das Auffallende ist die Schlaflage: Er will flach auf dem Bauch mit tiefem Kopf liegen, dann hustet er weniger und hat keine Atemnot, ganz im Gegensatz zum Onkel, der auf einem Bettenberg aufrecht sitzt. Asthmatiker, die so tief liegen, sind eine Rarität. Der Bub ist nicht ängstlich bei Atemnot. Ein Nordsee-Aufenthalt ist ihm gut bekommen, dort hatte er keinen Husten.

Weitere Symptome: Das Zappelige, das man schon beobachten konnte, tritt in der Schule störend auf. Eigenartig ist, daß er unkonzentrierter beim Schreiben als beim Rechnen ist. Zusammengefaßt ergibt sich:

Ätiologie: Durch naßkaltes Wetter.

Sensation: Husten ohne Schmerzen mit Kurzatmigkeit.

Modalität: Husten schlimmer nach Mitternacht, gegen Morgen. Atemnot schlimmer beim Laufen, nach vielem Husten. Ohne Angst. Besser durch Bauchlage mit tiefem Kopf.

Begleitsymptome: Unkonzentriert, zappelig, bleibt nicht ruhig sitzen. In der Schule Rechnen gut, Rechtschreibefehler sehr häufig.

Die Gesamtheit der Symptome entspricht dem Arzneimittelbild von *Medorrhinum*. Führend sind die Leitsymptome: Husten und Atemnot besser in Bauchlage, schlimmer bei feuchtkalter Witterung. Zappelig, unkonzentriert, vergeßlich, mangelhafte Rechtschreibung.

Verschiedene Wege zur Arzneifindung

Die Forderung, das ähnlichste Arzneimittel zu finden, kann auf verschiedenen Wegen erfüllt werden (vgl. Organon §§ 82, 83). Die Bedingungen unserer ärztlichen Arbeit zwingen uns oft, rasche und zeitsparende Entscheidungen zu treffen: »Kurze Wege« zur Arzneifindung. Es darf aber nie vergessen werden, daß der zeitsparende Weg auch **sicher** zum Ziel führen muß. Wenn dies je nach Situation des Kranken oder des Arztes nicht gewährleistet ist, muß auf »langen Wegen« über genaue Individualisierung die Gesamtheit der Symptome bewertet werden. Die Bewertung kann schwierig sein, wenn der Patient zu wenige oder zu viele Symptome bringt (Maulfaule oder Geschwätzige).

Viele Fehler bei der Arzneiwahl sind vermeidbar. Der Hauptfehler liegt an uns, wenn wir ohne Selbstkritik arbeiten. Jeder Arzt hat die Freiheit, entsprechend seiner Arzneimittelkenntnis und nach seiner Veranlagung den für ihn und die Situation des Kranken passenden Weg zur Arzneifindung zu wählen.

Der synthetisch begabte und der analytisch denkende Arzt bringen unterschiedliche Voraussetzungen mit, die gleichwertig sind.

Voraussetzungen

Gute Fallaufnahme

Die beiden letzten Beispiele im Kapitel ›Fallaufnahme‹ führten uns an das Zentralproblem der Arzneifindung: Die individuellen **unterscheidenden** Symptome und Zeichen des Kranken leiten die Suche nach der homöopathischen, d.h. ›ähnlichen‹ Arznei. Eine abstrakte kollektive Krankheitsbezeichnung (Name der Krankheit) öffnet uns keine Tür zur heilenden Arznei. Der einzelne kranke Mensch ist der Maßstab. Seine Symptome und Zeichen sind das Spiegelbild, in dem wir die Ähnlichkeit zur Arznei erkennen. So gehen Fallaufnahme und Arzneifindung ineinander über als phänomenologischer Vergleich der Ähnlichkeit.

Bei der Arzneifindung zeigt sich, ob wir in der Fallaufnahme des Kranken als Person, als einzelnen und Unverwechselbaren begriffen haben; ob wir gehört haben, wo der ›Schuh drückt‹, ob wir sein Kranksein als Prozeß erkennen, als eine Lebensgeschichte. Jetzt zeigt sich vielleicht, daß wir nur selbstverständliche Etiketten von Diagnosen sammelten, daß die aufgezeichneten Symptome zu allgemein und farblos sind; daß wir kein einziges vollständiges Symptom erhalten haben. Die Sicherheit in der Mittelfindung ist von der Qualität der Fallaufnahme abhängig. *Hahnemann* macht uns allerdings Mut, daß mit der Fallaufnahme »die schwerste Arbeit geschehen ist« (Org., § 104) – und nach jeder ›schweren Arbeit‹ soll man eine Pause machen. Eine Pause zum Überdenken! Es ist besser, erst einmal aus größerem Abstand eine Schau über das gesamte Material der Fallaufnahme zu gewinnen, ehe man sich mit Feuereifer auf die einzelnen Symptome stürzt. Es ist besser, erst einmal das Ganze zu überblicken, ehe man sich im einzelnen verliert.

Klare Krankheitserkenntnis

Sicher nicht ohne Grund wird im § 3 des Organon gefordert, daß wir uns um Krankheitserkenntnis bemühen. Von Symptomen ist an dieser Stelle noch nicht die Rede, obwohl sonst die Symptome des Kranken im Vordergrund stehen. *Hahnemann* schreibt: »Sieht der Arzt deutlich ein, was an Krankheiten, das ist, was an jedem einzelnen Krankheitsfall insbesondere zu heilen ist (Krankheitserkenntnis, Indikation) …, so versteht er zweckmäßig und gründlich zu handeln …«

Für den Begriff ›Krankheitserkenntnis‹ hat *Voisin* eine Formulierung geprägt, die vielleicht deutlicher ist: »Die Natur der Störung müssen wir begreifen.« *Eichelberger* spricht von der »Idee eines Krankheitsfalles«.

Wenn wir die Natur der Störung, die Idee eines Krankheitsfalles, die Krankheitserkenntnis haben, werden die Symptome und ihre Modalitäten erst lebendig und für die Mittelfindung wertvoll. Krankheitserkenntnis ist nicht das Wissen um den Namen der Krankheit oder ihre nosologische Spezifizierung. Krankheitserkenntnis bemüht sich zunächst um Antwort auf die Frage: Warum ist dieser Patient jetzt in dieser Weise krank geworden? Weiterhin versucht sie, die Störung des Patienten zu begreifen:

- Was ist dem Kranken widerfahren? War es ein äußerer Anlaß, ein physisches Trauma?
- Wurde er in seiner seelischen Sphäre verletzt, traf ihn ein Leid, ein Kummer, eine Sorge, ein Schicksal?
- Können wir seine Beschwerden verstehen, wenn wir seine Konstitution, seine ererbte oder erworbene Krankheitsbereitschaft berücksichtigen?

Und als letzte Fragen, die in unserer Zeit leider immer wieder aktueller werden:

- Sind die Zeichen und Symptome des Patienten nicht etwa eine Folge von ärztlichen Maßnahmen, von chirurgischen oder medikamentösen ›Unterdrückungen‹ physiologischer oder pathologischer Ausscheidungen? Oder Arzneimittelschäden?

- Haben diese Einflüsse patho-physiologische oder morphologisch faßbare Veränderung bewirkt, die diese Symptomatik erklären?

Bemühung um Krankheitserkenntnis erfordert, daß wir uns zuerst Gedanken machen um die **Ätiologie** einer Störung. Dabei sollte nie vergessen werden, ob die Untersuchung des Patienten den wesentlichen differential-diagnostischen Fragen standhält. Krankheits-erkenntnis bedeutet auch, daß der Behandler einen Plan entwirft, in welcher Reihenfolge und mit welchen flankierenden Maßnahmen (Diät, Lebensregelung, psychische Führung) die Therapie »zweckmäßig und gründlich« (Org., § 3) durchgeführt werden kann.

Das Material der Fallaufnahme ist selten homogen, oft mehrschichtig.

Beispiel

Eine Patientin kommt wegen einer seit zehn Jahren bestehenden Migräne. Nach Beendigung der Fallaufnahme berichtet sie, schon fast im Weggehen und verschämt, zögernd, daß sie sich vor 14 Tagen das Knie beim Skilaufen verstaucht hätte. Sie war beim Orthopäden und erhielt dort einen Salbenverband um das Knie. Die Schmerzen sind besser, aber noch nicht weg, dafür hat sie einen brennenden, juckenden Ausschlag am Knie.

Inspektion: Roter Bläschenausschlag, Gelenk leicht verschwollen, geringe Bewegungsein-schränkung.

Diagnose: Kontaktekzem, Zustand nach Distor-sion.

Die Ätiologie der akuten Störung und die Morphe der Haut decken sich im Arzneimittelbild von *Rhus toxicodendron*. Es ist logisch, daß in diesem Fall die Therapie mit dem akuten Geschehen beginnt und erst danach die Migräne-Symptome für die Arzneiwahl berücksichtigt werden.

Krankheitserkenntnis muß klären, ob das akute Geschehen ein Auflodern der konstitutionellen Grundstörung ist oder aus vordergründiger Veranlassung kommt – wie in diesem Beispiel die Verstauchung und das Kontaktekzem.

Krankheitserkenntnis ist für den Arzt auch ein gutes Stück **Selbsterkenntnis**. Der Behandler muß sich selbst fragen: Was kann ich hier leisten, was weiß ich jetzt sicher über den Patienten und sein Heilmittel. Und allgemein, in welche Richtung geht meine Begabung: Sehe oder höre ich schärfer, denke ich selbst mehr analytisch oder synthetisch? Wie ist der hier und jetzt zur Entscheidung anstehende Krankheitsfall beschaffen? Entspricht das, was ich vom Patienten erfahren habe, einem mir bekannten Arzneimittelbild?

Fallaufnahme und Mittelfindung sind ein Prozeß zwischen Patient und Arzt. Qualität der Fallaufnahme und Mittelfindung sind dadurch an die individuelle Struktur des Kranken und des Arztes gebunden und abhängig von der Situation.

Zusammenfassung

- Die Qualität der Fallaufnahme entscheidet über die Sicherheit der Mittelfindung. Unterscheidende individuelle Symptome leiten die Suche nach der ›ähnlichen‹ Arznei. Vor der Wertung der Symptome ist es zweckmäßig, eine ›schöpferische Pause‹ einzulegen.
- *Hahnemann* rät im § 3 des Organon, daß der Behandler sich um Krankheitserkennt-nis bemüht, um das, was »insbesondere zu heilen ist«. Krankheitserkenntnis heißt:
- Wissen um die »Idee eines Krankheitsfal-les« (*Eichelberger*); um die »Natur einer Störung« (*Voision*).
- Klärung der Ätiologie. Diagnose. Pathoge-nese.
- Ordnung der mehrschichtigen Krankheitsprozesse nach Aktualität und Situation.
- Selbsterkenntnis der eigenen Fähigkeiten und Grenzen, evtl. Erweiterung der Anamnese oder zusätzliche Diagnostik.

Anpassung an die individuelle Situation

Einen verbindlichen Weg für alle Krankheitsfälle und für alle homöopathischen Ärzte gibt es nicht. Fallaufnahme und Mittelfindung müssen sich individuell der Situation des Kranken anpassen. Der akute Schnupfen oder die chronische Migräne, die frische Verstauchung oder die seit Jahren bestehende Polyarthritis – verschiedene Situationen verlangen verschiedene Werkzeuge. Gültig bleibt für alle Wege zur Mittelfindung: Sie müssen sicher und rasch das Ziel erreichen. Im Zweifelsfalle liegt die Betonung auf ›sicher‹.

Wir dürfen bei allen Bestrebungen nach bester Qualität unserer Arbeit nicht ein anderes Ziel aus dem Auge verlieren: daß wir vielen Menschen helfen wollen und müssen. Wir streben keine Elitepraxis an. In der hausärztlichen Praxis hätte der Tag nicht genügend Stunden, wenn wir nicht die Möglichkeiten nutzen, rasche Entscheidungen in der Mittelwahl zu treffen – ohne aber dem Schlendrian der Komplexmittelverschreibung zu verfallen. In Krankheitsfällen mit klarer und offensichtlicher Symptomatik bietet sich die rasche Entscheidung zu einem Arzneimittel an – hier kann ein **kurzer Weg** direkt das Ziel erreichen. Der kurze Weg folgt mehr dem synthetischen Überschauen und ganzheitlichen Erfassen der Symptome, er setzt gute Kenntnis der Arzneimittelbilder voraus. Bei eindeutiger Symptomatik im organotropen Bereich ist er auch für den Anfänger gut geeignet. In unklaren, vielschichtigen Krankheitsfällen wird analytische Verarbeitung und Bewertung der Symptome nötig, meist mit Hilfe von Nachschlagewerken (Symptomenverzeichnis und umfassende Arzneimittellehre). Die analytische Arzneifindung ist besonders von *Kent* zu einer subtilen Technik ausgearbeitet worden (Repertorisation) Sie ist zeitaufwendig und schwierigen Problempatienten vorbehalten – ein **langer Weg** zur Mittelfindung. Der lange Weg aber lohnt sich oft noch dann, wenn die kurzen Wege nicht mehr zur sicheren Arzneifindung ausreichen. Beide Wege sollten wir kennen und je nach Begabung und Praxisstruktur benützen.

> Lernen Sie die kurzen Wege, damit Sie Zeit gewinnen für die wenigen Fälle, so lange Wege nötig sind.
> Entscheiden Sie sich allein sachbezogen und nach Ihrer Fähigkeit zwischen diesen beiden Möglichkeiten.
> Bleiben Sie nicht aus Bequemlichkeit nur auf den kurzen Wegen.

Vergessen Sie nie, daß Homöopathie ›Maßschneiderei‹ ist und keine Herstellung von Konfektionsware! Aber einen Knopf an der Weste kann man auch schnell annähen. Oder?

»Kurze Wege«

Bewährte Indikation

In manchen Krankheitsfällen zeigt uns schon der Spontanbericht des Patienten, daß wir berechtigt sind, den kürzesten Weg zur Mittelfindung zu gehen: Verordnung der Arznei nach bewährter Indikation (vgl. S. 32).

Beispiel

Eine Schwangere berichtet, daß sie jetzt im dritten Monat Zahnfleischbluten hat. Es geht ihr sonst gut, Untersuchungen und Blutstatus bestätigen ihre Angabe.
▷ Klinische Diagnose: Gingivitis gravidarum.
   Von früheren Behandlungen ist bekannt, daß keine stärkeren konstitutionellen Belastungen vorliegen.
▷ Jetzige Verordnung:
   Mercurius solubilis D 12 Tabl., 2 x tgl. 1.

Dies ist ein rascher und sicherer Weg.[17]
Die Sicherheit gründet auf der vielfältigen Erfahrung vieler Ärztegenerationen seit 1800. Trotzdem müssen wir wachsam bleiben und keine Schablone abmalen. Es kann nicht gutgehen, wenn bei jedem Zahnfleischbluten *Mercurius* verordnet wird.

Klinisches Krankheitsbild

Dieses wird in den Lehrbüchern über klinische Homöopathie und in den Ausbildungskursen für homöopathische Ärzte und Studenten in den Vordergrund gestellt. Der Zugang über die diagnostizierte Krankheit zur homöopathischen Arzneifindung ist als Brücke zum Verständnis recht gut lehrbar und entspricht der organotropen und funktiotropen Wirkung einer Gruppe von Mitteln. Für die Ärzte, die an der gewohnten Diagnose hängen

[17] Den Hinweis auf diese bewährte Indikation verdanke ich *Hochstetter* (1973), S. 105.

und noch nicht den Zugang zur Phänomenologie gewonnen haben, ist dieser Weg recht einleuchtend. Er führt den Lernenden und den praktisch Tätigen in vielen Fällen rasch zu einer Entscheidung: Aus einer Gruppe von Mitteln läßt sich durch wenige unterscheidende Merkmale (Modalitäten, Begleitumstände) das passende Mittel finden. Der Einstieg in die Arzneiwahl von der diagnostizierten Krankheit aus ist dort legitim, wo die Fallaufnahme nur wenige individuelle Symptome liefert und das Beschwerdebild des Kranken von den Symptomen der klinischen Krankheit beherrscht wird. Die akuten Infektionskrankheiten gehören hierher, die banalen Erkältungen, die Entzündungen an Haut und Schleimhaut in ihren typischen Verläufen. Auch *Hahnemann* hat in den Epidemien von Typhus, Cholera, Scharlach, die er selbst im täglichen ›Fronteinsatz‹ erlebt hat, relativ gering individualisiert und die Therapie ganz dem ›genius epidemicus‹ angepaßt. Entsprechend können wir in Grippeepidemien mit wenigen Mitteln, z. B. *Aconitum, Belladonna, Gelsemium, Ferrum phosphoricum, Eupatorium, Bryonia*, die Mehrzahl der Kranken sicher behandeln und viel Zeit sparen – dem Patienten und uns.
Um es aber ganz deutlich zu sagen, muß ich mich wiederholen:

| Wir behandeln nicht die Krankheit, sondern den Kranken.

Die Art der Krankheit liefert uns das gedankliche Gerüst für die Natur der vorliegenden Störung. Damit haben wir eine Gruppe von Mitteln zur Auswahl, die sich aufgrund ihrer toxikologischen Daten, ihrer Gewebeaffinität, ihrer funktionellen Beziehungen bei bestimmten Krankheitsformen bewähren. Die Fallaufnahme muß aber individuelle Merkmale und Verhaltensweisen liefern, damit aus der Gruppe das **eine** passende Mittel gewählt werden kann. Die persönlichen Symptome geben den Ausschlag zur Entscheidung für ein bestimmtes Mittel. Wenn jemand fragt: »Welches Mittel gibt man in der Homöopathie bei einer

Bronchitis?« – so muß man gegenfragen: »Meinen Sie die Bronchitis von Herrn Schulze oder die von Frau Schmidt?« Jeder hustet auf seine Weise!

Die individuellen Unterschiede sind so groß, daß schon aus logischer Einsicht ein guter Therapeut – gleich welcher Richtung – die Behandlung nach diesen Verschiedenheiten ausrichten müßte. Leider ist die Homöopathie fast die einzige Therapie, die die individuelle Reaktion des Kranken zur Richtschnur ihres Handelns macht.

Beispiel

Hauptbeschwerden: Husten seit zwei Tagen.
Befund: Schleimeiterstraße an Rachenhinterwand, Lunge o. B.
Diagnose: Retronasal-Katarrh.
Spontan- und gelenkter Bericht: Hustenreiz geht vom Rachen aus, dauernd kurze Hustenstöße. Husten schlimmer nachts, im warmen Zimmer besser, im Freien schlimmer. Kalte Luft ist unangenehm. Hält sich Schal vor den Mund, wenn er im Freien ist. Empfindet die frische Luft als sehr kalt (Außentemperatur etwa 14 °C).
Indirekte Befragung: Keine weiteren Symptome.
Mittelfindung: Von der klinischen Diagnose ›Retronasal-Katarrh‹ kommt man unter Berücksichtigung der individuellen Symptomatik ›schlimmer durch kalte Luft, eingeatmete Luft erscheint kalt‹ zur Arzneimitteldiagnose *Corallium rubrum* D 6 Tabl., 3 x tgl. 1.
Hilfsmittel: Lehrbuch der Homöopathie (*Köhler*, 1986).

Ätiologie

Im Kapitel ›Symptomatologie‹ und in der Einleitung dieses Abschnittes besprachen wir schon die Wichtigkeit des auslösenden Faktors. Die Ätiologie einer Krankheit, wenn sie sicher und deutlich in der Fallaufnahme erscheint, führt sehr rasch zu einer Gruppe von Mitteln oder manchmal sogar zu einem einzigen. Es besteht seltene Einmütigkeit, daß eine klare Ätiologie sicher zur Mittelwahl führt. Wer rasch und gut verordnen will, sollte sich mit den ätiologischen Symptomen intensiv

befassen. Die offizielle Medizin bastelt oft an ›Ursachen‹ von Krankheiten und sucht nach immer neuen »noch ursächlicheren Ursachen«[18], gegen die sie immer neue Medikamente fabriziert, immer auf der Jagd nach der ›causa‹. Unser Begriff ›Ätiologie‹ ist – philosophisch betrachtet – sauberer, wir maßen uns nicht an, Ur-Sachen zu entdecken.

Die Behauptung mancher Kritiker, die Homöopathie therapiere symptomatisch, nicht kausal, beweist die Unkenntnis in Sachen Homöopathie und Philosophie. Die causa prima, die Ur-Sache, entzieht sich menschlicher Kenntnis. Für gläubige Menschen ist Gott die Ur-Sache aller nachfolgenden Glieder einer Kette von ›Ursachen‹, die Erkenntnismöglichkeit der Heilkunde reicht deshalb nicht weiter als bis zum Auslösungsvorgang der Krankheit (causa occasionalis oder causa proxima).

Die Aufklärung des Beginnes eines pathogenetischen Prozesses beginnt für jede wissenschaftliche Epoche an einem anderen Punkt und ist abhängig vom Erkenntnisstand. Die besondere Bedeutung der Ätiologie für die homöopathische Arzneifindung beweist hinreichend, daß wir genau wie die Lehrmedizin uns um die Behebung der faßbaren causa bemühen. Wenn homöopathische Therapie die Infektanfälligkeit beheben kann, ist sie ›kausaler‹ als eine Therapie, die nur dem Infektionserreger gilt. Wenn es gelingt, einen Haarausfall, der als Folge von Kummer und Sorgen entstanden ist, mit einen adäquaten Kummermittel (*Acidum phosphoricum*) zu heilen (vgl. S. 78), so wird diese Therapie der causa gerechter als eine spezielle, aber nur symptomatische Haarbehandlung. In diesem Bereich verdanke ich viele Einsichten *Victor v. Weizsäcker* (1935).

Kenntnis von der Auslösung eines Prozesses ist uns Richtschnur zum praktischen Handeln, nicht zur theoretischen Diskussion.

---

[18] Diese Formulierung stammt aus einem Vortrag von *A. Braun*, Unterhaching b/München.

Beispiel

Hauptbeschwerde: Kopfschmerzen, fast dauernd.
Spontanbericht: Seit Kindheit wiederholt Kopfschmerzen in der Stirngegend, wesentlich
schlimmer seit vier Jahren nach der zweiten Gehirnerschütterung. Mit sechs Jahren schon einmal Commotio nach Fall die Treppe hinunter.
Indirekte Befragung: Bei Kopfschmerzen Blutan-
drang zum Kopf und heißes Gefühl. Kopf sehr
empfindlich gegen Sonnenbestrahlung.
Arzneidiagnose: Von der Ätiologie ›Kopfschmerz
nach Commotio‹ kommen die Kopftraumamittel
Arnica, Helleborus, Hypericum, Natrium sulfuricum
in die erste Reihe.
Therapie: In diesem Falle *Arnica* D 12 (2 x tgl. 8 Tr.
für drei Wochen). Es geht danach besser, aber
noch nicht restlos weg. Deshalb Arnica D 30 (1 x in
der Woche, dreimal wiederholt). Danach weitere
Besserung. Ein Rest bleibt. Deshalb *Helleborus niger*
LM VI (14 Tage lang morgens 3 Tropfen, eine Woche Pause, nochmals 14 Tage lang einnehmen).
Epikrise: Seither keine Kopfschmerzen mehr.

Arzneitypen

In der Reihe der kurzen Wege zur Arzneifindung will ich die Aspekt-Diagnose nach Arzneitypen aufnehmen.
Dieser Weg ist rasch zu gehen – aber gefährlich. Er ist beglückend für **die** Ärzte, die ihr
Auge schulen und ihre Patienten anschauen,
für Augenmenschen. Aber die Gefahr der star-
ren Eindordnung in Typen ist groß. Nicht der
›Typ‹ wird behandelt – der jetzt und hier anstehende Krankheitsfall wird nach der Gesamtheit seiner Symptome bewertet und danach die Verordnung getroffen. Die Gesamtheit der Symptome umfaßt alles, was man
vom Patienten hört und an ihm sieht, seine
verbale Aussage und die sichtbaren Zeichen
der konstitutionellen leiblichen Prägung. Homöopathie ist als ganzheitliche Medizin auf
die **konstitutionellen Merkmale** der Kranken
besonders ausgerichtet. Dies sind

- Körperbau: rund, knochig, zart, klein, groß,
  dick, dünn
- Gewebebeschaffenheit: fest, schlaff, prall,
  schwammig
- Hautfarbe: blaß, rot, gelb, grau
- Haarfarbe: schwarz, blond, braun, grau, rot
- Hauttemperatur: warm, kalt
- Hautbeschaffenheit: trocken, schweißig,
  derb, großporig, zart, durchscheinend, glatt,
  faltig, sauber, unrein
- Körperhaltung: aufrecht, gebeugt, gespannt,
  gelöst
- Gestik: beherrscht, ausfahrend, zittrig, ruhig, unruhig, verkrampft, lässig, langsam,
  hastig
- Mimik: offen, verstohlen, gerade, schräg,
  fröhlich, traurig, gelassen, ängstlich

Diesen sichtbaren, der Beobachtung zugängli-
chen Eigenheiten eines Menschen lassen sich
homöopathische Arzneien zuordnen. Schon
Hahnemann beobachtete daß einige Arzneien
besonders gut bei bestimmter leiblicher Beschaffenheit eines Kranken wirken. So
schreibt er in »Chronische Krankheiten«, 4. Teil,
S. 406, über *Acidum nitricum*: »Man wird finden, daß diese Arznei mehr für Kranke von
straffer Faser (Brünette), aber weniger für die
von schlaffer Faser (Blondine) wohltätig
wirkt. Auch eignet sie sich mehr für solche
chronische Kranke, welche sehr zu weichen
Stühlen geneigt sind, während sie bei zu Leib-
verstopfung aufgelegten Kranken selten anwendbar ist.« Aus dieser Beobachtung – von
seinen Nachfolgern erweitert und vertieft –
entwickelte sich der Begriff des Arzneityps.
Beuchelt (1956) hat mit gutem Bildmaterial
diese Arzneitypen dargestellt. Die Identität
zwischen einem Menschen und seinem Arzneimittel kann so groß sein, daß man unter
Homöopathen von einem *Calcium-carbonicum*-Kind spricht oder eine *Sepia*-Frau beschreibt. Ein Haustyrann kann ein *Lycopodium*-Mensch sein oder wie ein *Nux-vomica*-
Mann aussehen, derweilen seine eifersüchtige
Gattin eine *Lachesis*-Frau ist. Diese bildhaften
Entsprechungen sind oft so deutlich, daß man
schon vom Aspekt her das heilende Mittel
›sieht‹. Aber nochmals: Achtung!

> Wenn die jetzt zur Behandlung anstehende,
> oft akute Krankheit nicht in das Mittelbild
> der typologisch entsprechenden Arznei
> hineinpaßt, so ist allein das jetzt indizierte
> Mittel zu geben.

Die Aspekt-Diagnose mag noch so schön auf ein Typenmittel hinweisen und zu allen sichtbaren Zeichen der leiblichen Erscheinung passen – vor der Verordnung muß die Anamnese die Bestätigung für die Richtigkeit der Blickdiagnose liefern. Besonders in der Kinderpraxis bietet sich der Arzneityp mit seinen noch unverfälschten Zeichen und Verhaltensweisen als Einstieg zur Mittelfindung an. Die lymphatischen Kinder mit ihren entsprechenden Konstitutionsmitteln (*Calcium carbonicum, Calcium phosphoricum, Calcium fluoricum, Hepar sulfuris, Silicea*) haben viele gemeinsame und unterschiedende Merkmale, so daß vom Gesamteindruck in Körperbau, Verhaltensweise und Inbegriff der Symptome die Wahl des Simile getroffen werden kann.

Beispiel

Patient: A. Sch., 6jähriger Junge.
Aspekt-Diagnose: Dicklicher Knabe, besonders dicker Bauch, blasses Gesicht, großer Kopf mit vorgewölbter Stirn, kalte Hände. Bleibt dicht bei der Mutter stehen.
Hauptbeschwerde: Dauernd erkältet.
Spontanbericht: Kommt von einer Erkältung in die andere – Mandelentzündungen, zweimal Otitis, Bronchitis, Stuhlgang nur jeden dritten Tag, bei Erkältungen auch Durchfälle mit saurem Stuhl. Mag nicht in den Kindergarten, will immer bei der Mutter bleiben. Spielt kaum mit anderen Kindern. Schreit nachts und kommt zur Mutter, ist dann am Kopf schweißig. Sehr empfindliche Haut. Gesichtsekzem, nach Waschen schlimmer. Bei Hautverletzungen eitert es lange.
Untersuchung: Jetzt eitriger Schnupfen, Tonsillen groß, zur Zeit reizlos. Zervikale Drüsen vergrößert, weich. Bronchitische Geräusche an der Basis. Haut fühlt sich kalt an. Leib tympanitisch aufgetrieben, dicke Speckschicht am Bauch, sehr kleines Genitale, Pendelhoden.
Zahnstatus: Breite Zähne, aber 12 und 22 klein.
Gelenkter Bericht: Als Kind Milchschorf. Trotz Vitamin D leichte Rachitis.
Indirekte Befragung: Milchunverträglichkeit, nach Milch Durchfälle. Mit 1¾ Jahren gelaufen. Hat spät sprechen gelernt. Mehrere kariöse Zähne.
Konstitutionsdiagnose: Lymphatiker, rachitisch, frostig, blaß, hypogenitale Entwicklung.
Arzneimitteldiagnose: Schon vom Habitus her (kurz, breit, großer Kopf, aufgetriebener Leib) in Verbindung mit den konstitutionellen Zeichen des langsamen, frostigen, blassen Lymphatikers wird die Arzneimitteldiagnose deutlich: *Calcium carbonicum.* Sie wird noch bestimmt durch Schweißneigung am Hinterkopf, nächtliche Ängste, Festhalten an der Mutter, Ekzem- und Eiterneigung der Haut, spätes Laufen- und Sprechenlernen. Neigung zu Obstipation und Milchunverträglichkeit.

Um die Arzneitypen in ihrer leiblichen Beschaffenheit zu erkennen, ist gute Kenntnis der Konstitutionsmittel erforderlich.
Borland gibt uns in seinem Buch über Kindertypen recht anschaulich Richtlinien, wie in der Kinderpraxis von Aspekt und Verhalten aus die Wahl im einzelnen getroffen werden kann.
Bei Erwachsenen sind die typologischen Merkmale unschärfer geworden durch vielfältige und langdauernde Umweltprägung; Lebensalter, Krankeiten, Traumen, Lebensbedingungen, Beruf, Belastungen, Schicksale.

Schlüsselsymptome

Wer einmal ein Schlüsselsymptom (vgl. S. 28) bei einem Patienten erlebt, ist immer wieder beeindruckt von der logischen Wahrheit der Homöopathie. Alle kleinlichen Zweifel und Anfechtungen der wissenschaftlichen Ratio werden durch dieses Erleben getilgt. Der Erfolg dieser Kuren und die rasche Mittelfindung sind für Patient und Arzt eine Freude.

Beispiel

Eine neue Patienten berichtet, daß sie seit 20 Jahren Magenschmerzen hat, wiederholte Ulzera an Magenausgang und Duodenum. Nach dieser Einleitung will ich die Patientin für einen späteren Termin zur Fallaufnahme bestellen. Bei der Erkrankungsdauer und Vielzahl der Vorbehandler muß mehr Zeit eingeplant werden. Schon im Stehen schaut sie interessiert zum Fenster, wo gerade der große Kran sich dreht, der an der

Baustelle hinter der Praxis an einer Tiefgarage arbeitet. Sie geht einen Schritt auf das Fenster zu,
schaut auf die unerwartet tiefe Baugrube und
geht rasch zurück und sagt: »Das ist ja schreck-
lich, das zieht mich direkt hinaus.« Diese ersicht-
liche phobische Angst beim Hinabblicken (Hoch-
haussyndrom) löst nun ein rasches Frage/Ant-
wort-Spiel aus:

»Wer putzt bei Ihnen die Fensterscheiben?«
»Früher mein Mann, jetzt meine älteste Tochter,
ich kann so etwas nicht.«
»In welchem Stockwerk wohnen Sie?« »Im 2.
Stock« (das ist die badische Benennung, d. h. in
›Preußen‹: 1. Etage. »Möchten Sie in ein Hochhaus mit schöner Aussicht ziehen?« »Um Him-
mels willen, nur das nicht, am liebsten möchte
ich in einem Bungalow wohnen.«
»Wie ist es mit Aufstoßen?« »Das muß ich viel,
aber das krampft sich und kommt nicht recht.
Manchmal explodiere ich fast, das dehnt sich aus
und wird groß.«
Nach dieser Absicherung kann jeder Behandler,
der das Arzneimittelbild von *Argentum nitricum*
kennt, fast prophetisch der Patientin ihre sonstigen Beschwerden genau beschreiben. ───────

Aber nicht jedes Schlüsselsymptom ist so aus-
gefeilt, daß es wie ein ›Sesam-öffne-dich‹ alles
offenlegt. Eindeutige und vollständige Schlüs-
selsmyptome entsprechen dem Fingerabdruck
des Täters. Freilich muß der Kriminalist in der
Kartei suchen, ob dieser Fingerabdruck schon
bekannt ist. Wir suchen im Symptomenverzeichnis, wenn uns dieses Symptom nicht bekannt ist. Dann kann der kurze Weg über das

Schlüsselsymptom manchmal auch ein langer
Weg werden. Das ist peinlich! Fleißiges Studium der Leitsymptome in der Arzneimittellehre spart uns viel Zeit und schärft unser
Ohr. Wir hören oft nur das aus dem Wortsalat
der Spontan-Anamnese heraus, was wir schon
kennen.

Intuition

Zum Abschluß der Besprechung von kurzen
Wegen noch ein Wort zum intuitiven Erfassen
des Patienten und seines Heilmittels.
Sicherer ›klinischer Blick‹ wird bei manchen
Großen unseres Standes gerühmt. Auch in der
Homöopathie wird von Ärzten berichtet, die
mit klarer Intuition und medialer Begabung
die passende Arznei schon wußten, wenn sie
nur ein paar Worte mit dem Patienten gewechselt hatten, oft sogar ihn nur anschauen
konnten. Hinter dieser Intuition – die ich kei-
nesfalls leugne – steht aber auch der immense
Fleiß der Hochbegabten. Eifern wir besser diesen ›Leuchten‹ nach durch Fleiß – und halten
unserer bescheidenere Intuition im Zaume!
Echte Fakten – klare, rational einsehbare Symptome des Kranken sind oft bessere Fundamente zur Mittelfindung. Alles ›Meinen‹ und
›Es könnte sein‹ ist keine saubere Arbeit. Nur
der gezielte Schuß sitzt. *Julius Cäsar* soll gesagt haben: Veni vidi vici – ich kam, ich sah,
ich siegte – am Ende traf ihn doch noch der
Mörderdolch von *Brutus*. Darüber sollte man
nachdenken, wenn man sich sehr sicher fühlt.

»Lange Wege«

Voraussetzungen

Die Entscheidung, ob kurzer oder langer Weg im Einzelfall zum Simile führt, ergibt sich für den Kenner einer guten Anamnesetechnik meist von vornherein. Wer den Anweisungen *Hahnemanns* folgt, wie sie im einzelnen im Organon dargelegt werden (§§ 83–104), kann schon vom Umfang und aus der Qualität des Spontanberichtes des Patienten ablesen, welchen Weg – kurz oder lang – er gehen muß. Hier ist dem Lernenden zu raten, nochmals Kapitel ›Fallaufnahme‹ zu studieren.

Freilich müssen wir alle eingestehen, daß man oft aus Bequemlichkeit, Zeitnot und falscher Sicherheit geneigt ist, erst einmal den kurzen Weg zu probieren. Wir befinden uns dabei in ›guter Gesellschaft‹ mancher Richter, die nach erstem Augenschein Entscheidungen fällen. Das Fehlurteil in der ersten Instanz ist die Folge. So gehen wir auch mit unseren Fehlentscheidungen – sprich: Mißlingen einer erwarteten Heilung – in die ›zweite Instanz‹. In einer besseren, gründlicheren Fallaufnahme wird er Prozeß des Krankwerdens noch einmal aufgerollt. Wir sind immer verpflichtet, zuerst die Schuld bei uns zu suchen, wenn etwas mißlingt. Freilich neigt der Mensch gern dazu, die Schuld anderen anzulasten: Der Patient ist schuld, die Homöopathie taugt nichts. Wir selbst sind ja unfehlbar!

Die Aufarbeitung des Materials einer guten Fallaufnahme ist ein Problem, über das seit *Hahnemann* heiß debattiert wird. Jede homöopathische Schule hat ihre Methode favorisiert. *Von Boenninghausen, Kent, Allen, Voisin* (Frankreich), *Dorcsi* (Wien), *Eichelberger* (München), *Ortega, Paschero* (Südamerika) stehen stellvertretend für die Vielfalt der Methoden.

Unterschiedliche Methoden ergeben sich aus der Vielfalt menschlicher Charaktere – auf seiten der Patienten und auf seiten der Ärzte. Vielfältig sind die einzelnen Krankheitsfälle – vielfältig sind die Charaktere der Ärzte. Verschiedenes Material verlangt unterschiedliches Werkzeug.

Wenn man sich dieser Sachverhalte bewußt ist, erübrigt sich jeder Anspruch auf Allgemeingültigkeit, den irgendeine ›Richtung‹ erhebt. Jeder Weg kann im Einzelfall recht sein. Er muß aber in gegebener Situation rasch und sicher zum Ziel führen. Ich halte nichts von einer Verallgemeinerung und Einseitigkeit. Bleiben Sie offen – lernen Sie mehrere Wege gehen:

»Man darf sich niemals auf die Lehre einer einzigen Schule beschränken oder auf die Aussagen eines einzigen Autors. Im Gegenteil, man muß überall das heraussuchen, was ernsthaft und vernünftig erscheint, und es festhalten, wenn es sich in der Praxis bestätigt. … Man muß alle schematischen Formulierungen hinter sich lassen; sie verlocken zwar durch ihre Einfachheit, widerlegen sich aber selbst durch die Vielfältigkeit des Lebens und der Krankheit.« (*Voisin*, 1960, S. 9)

Die Verschiedenartigkeit der Krankheitsfälle und die unterschiedliche Begabung der Ärzte lassen nach allen Richtungen ein weites Feld zum Handeln offen. Die Synthetiker und Analytiker können sich frei entfalten. Intuition, Kunst und solide Handwerksarbeit finden ihre Grenzen. Das ist das Beglückende an der Homöopathie, daß ihre ›Fülle‹ (*Dorcsi*) und ihre Tiefe so groß sind; Lehrlinge, Gesellen und Meister finden ihren Platz und können saubere Arbeit leisten. Differenzen zwischen klinischer Homöopathie, reiner Symptomatologie, analytischer Repertorisation, tiefenanalytischer Interpretation der Gemütssymptome (*Ortega, Paschero*), synthetischer konstitutioneller Betrachtung (*Dorcsi*) sind unsachlich. Jeder Weg ist gleichberechtigt, gleich wertvoll. Welcher Weg im einzelnen Krankheitsfall rasch und sicher zum Erfolg führt, d. h. zur Findung der Simile, ist allein abhängig von der Beschaffenheit des Materials der Fallaufnahme und von Neigung, Wesensart und Arzneikenntnis des Behandlers.

In unserem Streben nach Meisterschaft halten wir uns am sichersten an die Richtlinien im »Organon«:

- Individualisierung jedes einzelnen Krankheitsfalles (§ 83).
- Ermittlung der Gesamtheit der Symptome (§ 7).
- Auswahl der wesentlichen Symptome nach den Kriterien des § 153.

Auf dieser Basis kann unsere Mittelfindung sicher stehen. Diese Grundforderungen an den Arzt, der homöopathisch heilen will, sind unbestritten. Die Unterschiede von einer Schule zur anderen betreffen im wesentlichen den Weg zur Erfüllung dieser Grundforderungen.

Ich sehe an vielfältigen Erfahrungen mit Lernenden, mit Ärzten und Studenten, aber auch aus Gesprächen mit ›alten Hasen‹, wie wichtig es ist, diese Problematik etwas genauer zu besprechen.

Viele Ärzte und Studenten haben als Autodidakten homöopathische Literatur verschiedener Zeiten, verschiedener Autoren, verschiedener Schulen gelesen und sind oft unsicher geworden in der Vielfalt der Meinungen und Vorschläge. Vielfalt ist ein Zeichen von Reichtum einer Methode. Wenn wir daraus aber Differenzen ableiten, zeigt dies nur unsere Engstirnigkeit und Rechthaberei. Bei unterschiedlicher Interpretation ist es in der Wissenschaft oft gut, ›ab fontes‹ zu gehen: Quellenstudium ist aussagekräftiger als Sekundärliteratur.

> Lesen Sie bitte die Originalliteratur *Hahnemanns*, auch wenn es im Anfang Mühe macht, die altertümliche Ausdrucksweise aufzunehmen. Leider habe ich von vielen Sekundärliteraturschreibern den vagen Verdacht, daß sie die Originale nicht gründlich genug aufgenommen haben oder zuviel Eigenes dazumischen oder erkennbare, saubere Trennung von Eigenem und Übernommenem.

Hahnemann ist für uns kein heiliges Standbild von ewiger und unverrückbarer Gültigkeit. Aber gerade weil wir nicht ›Gläubige‹ sind, sondern kritisch unsere Handlung am Erfolg messen, dürfen wir die Quellen nicht übergehen. Beim Studium seiner vielen Werke fällt auf, daß er uns, seine Nachfolger, in unserem

Begriffsvermögen gründlich überschätzt hat. Aus dieser Überschätzung resultieren manche Differenzen seiner Schüler. So konnte er nicht fassen, daß die zeitgenössischen Kollegen seine Gedanken nicht spontan aufnahmen und begriffen. So konnte er nicht verstehen, daß die Anweisungen seines »Organon der Heilkunst« nicht ausreichen sollten zum homöopathischen Handeln. Für uns ›Schulanfänger‹ hätte er genauer den Weg beschreiben sollen, wie man das Schreiben lernt. Oder ein anderer bildhafter Vergleich: *Hahnemann* hat für den Seefahrer auf dem ›mare homoeopathicum‹ zwar die Leuchttürme zur Hafeneinfahrt aufgestellt, die Seekarte der Fahrtroute zur Vermeidung von Untiefen aber ist mangelhaft. Wir sehen das Ziel, aber nicht immer sicher den Weg dahin. Das Ziel ist die Findung des Simile. Zur Auslotung der Fahrrinne haben wir die Anweisung der §§ 7, 83, 153 des Organon. Daß dieses schon zu Lebzeiten *Hahnemanns* seinen Schülern nicht reichte, können wir der ›Vorerinnerung‹ zum 2. Band der »Reinen Arzneimittellehre« (S. 30) entnehmen. Etwas ungnädig schreibt der Meister an die Lehrlinge:

»Viele auf dem halben Wege zur homöopathischen Heilkunst stehende Bekannte lagen mir von Zeit zu Zeit an, doch noch genauere Erläuterungen öffentlich mitzuteilen, wie man denn nun eigentlich diese Lehre zur Ausübung bringen könne und praktisch danach zu verfahren habe. Ich wundere mich, wie man nach so deutlicher Anweisung, als im Organon der Heilkunst enthalten ist, noch speziellere Handleitungen verlangen kann. Auch fragt man: ›Wie untersucht man die Krankheit jedes einzelnen Falles?‹ Gleich als wenn nicht umständliche Auskunft genug im gedachten Buche enthalten wäre.« (S. 27)

»Der innere Vorgang der Behandlung beruht immer auf denselben Grundsätzen, die man schon kennt, und sie kann nicht für jeden einzelnen Fall konkret gemacht und fest bestimmt werden, kann durch keine Geschichte einer einzelnen Heilung deutlicher werden, als schon durch die Darlegung der Grundsätze geschah. Jeder Fall der unmiasmatischen Krankheit ist eigenartig und speziell. Und eben das Spezielle desselben ist es, was ihn von jedem anderen Fall unterscheidet, ist nur ihm zugehörig.«

Diese ›Vorerinnerung‹ ist leider recht wenigen bekannt. Dies ist einer der Gründe, warum ich so ausführlich zitiere. Der andere Grund ist recht einfach: Alle Sekundärliteratur zur Mittelfindung kann daran gemessen werden, ob sie wirklich soviel besser ist und wesentliche Vorteile bringt. Alle, die sich auf *Hahnemann* berufen und doch eigene Wege gehen, müssen sich fragen lassen, warum sie es anders machen. Haben sie gute, einsichtige Gründe und überzeugende Ergebnisse, so sind wir einverstanden. Es geht nicht um Purismus, Idolgläubigkeit oder starres Festhalten an Hergebrachtem. Es geht nicht um *Hahnemann* als Person, es geht allein um die »schnelle, sanfte, dauerhafte Wiederherstellung der Gesundheit« (Org., §2) der uns anvertrauten Kranken.

Jede gute und sichere Mittelfindung muß sich an den auf Seite 87 genannten drei Grundforderungen orientieren (wegen der Wichtigkeit kann Wiederholung nützlich sein): Individualisierung jedes einzelnen Krankheitsfalles, Ermittlung der Gesamtheit der Symptome nach dem Wert ihrer charakteristischen Aussage für die Arzneiwahl.

Individualisierung

Mit der Entscheidung zu einem kurzen oder langen Weg der Mittelfindung passen wir uns den individuellen Gegebenheiten des Krankheitsfalles an, der hier und jetzt vorliegt. Diese Entscheidung treffen wir **sachbezogen**. Die persönliche subjektive Einstellung (Trägheit, Zeitmangel, mangelnde Sympathie) versucht man auszuschalten. Persönliche Begabung zum Erfassen ganzheitlicher Phänomene oder größere Neigung zu analytischer Aufarbeitung der Symptomatik ist ein Teil der individuellen Freiheit, die der Arzt als handelnde Person in diesen Erkenntnisprozeß einbringt. Homöopathische Mittelfindung reicht von sauberer handwerklicher Arbeit bis zum künstlerischen Einfühlen.

Dieser Erkenntnisprozeß begnügt sich mit dem Querschnitt des jetzigen Krankseins in einfachen Krankheitsfällen. Er bleibt aber dabei nicht stehen, sobald die individuelle Situation des Kranken den Längsschnitt einer biographischen Anamnese fordert.

Gesamtheit und Inbegriff der Symptome

Die breit angelegte Anamnese hat das Ziel, möglichst umfassend die Gesamtheit der Symptome zu ermitteln. Im Kapitel ›Symptomatologie‹ haben wir schon darüber gesprochen. Für die jetzige Aufgabe nehmen wir den Faden dort wieder auf und versuchen, eine Schicht tiefer zu gehen.

Beispiel

Ein Patient kommt mit der Hauptbeschwerde Schulter- und Rückenschmerzen.

Spontanbericht: Häufig stechender Schmerz im Rücken und in der Schulter, manchmal wie mit einem Messer.

Gelenkter Bericht: Seit etwa 1½ Jahren bestehen diese Schmerzen, schlimmer beim Bewegen des rechten Armes und beim tiefen Atmen. Keine deutliche Ätiologie. Vielleicht vom Arbeiten? Er sitzt in einem Montagebetrieb und hat mit dem rechten Arm einförmige Bewegungen auszuführen.

Untersuchung: Freie Beweglichkeit der Arme und des Halses, Hartspann im paravertebralen Bereich von C 4 bis Th 7, stärker rechts, vermehrte Druckempfindlichkeit im rechten Schulterblattbereich mit Punctum maximum an Rand der Skapula, dich am unteren Schulterblattwinkel, Lunge o. B.

Kommentar: Mit diesen lokalen Symptomen und Zeichen kann hier die Mittelfindung nicht auskommen. Die Gesamtheit der Symptome muß erhoben werden. Eine Therapie, die den ganzen Menschen im Visier hat, erfordert mehr. Der kurze Weg ist hier nicht begehbar. Die bisher ermittelten Phänomene geben keine Krankheitserkenntnis. Was bedeutet dieser Schulterschmerz? Kann man sich mit der Etikettendiagnose Schulter-Arm-Syndrom begnügen? Deshalb fügen wir an:

Indirekte Befragung (nach dem Kopf-Fuß-Schema): Häufige Entzündungen an den Augen mit

Tränen, Rötung der Bindehäute, vom Augenarzt habe er dafür schon Tropfen bekommen, sie bessern nur vorübergehend. Benommener Kopf mit drückenden Schmerzen an der Stirn, besonders über dem rechten Auge. Rauschen im Ohr, wenn er müde ist, allgemein rasch ermüdet, schläft abends im Sitzen ein, erwacht öfter zwischen 3 und 4 Uhr mit einem Schmerz im rechten Oberbauch, »als ob sich da etwas zusammenzieht«. Wenn er aufsteht und eine Kleinigkeit ißt, wird es besser. Der Schmerz strahlt in den Rücken und in die rechte Schulter aus. Morgens rheumaartige Schmerzen im Oberschenkel, wie steif. Füße kalt, besonders der rechte.

Stuhl: Manchmal Durchfall nach zu schwerer Nahrung, häufiger aber Verstopfung mit knotigem Stuhl, dabei Drängen ohne Erfolg. Lehmige Stühle.

Verlangen und Abneigung von Nahrung: Mag gern warme Milch, erleichtert Magenbeschwerden. Schwere Nahrung macht voll und drückt im Oberbauch.

Stimmung: Oft niedergeschlagen und reizbar, kann sich über unwichtige Dinge ärgern und braust auf.

Die Gesamtheit der Symptome liefert uns in diesem Krankheitsfall ein reiches Bild. Diese Fülle von Symptomatik bleibt verborgen, wenn man den Kranken nur im engen Bereich einer Fachdisziplin betrachtet. Für den Orthopäden entsteht ein Teilbild, für den Gastroenterologen ein anderer Ausschnitt. Der Augenarzt ist nur für die Konjunktivitis zuständig, der Otologe interessiert sich für das Rauschen im Ohr. Jeder therapiert vom Ort seiner Zuständigkeit aus, gibt den Namen einer Diagnose seines Fachgebiets. Der homöopathische Arzt wird durch seine ganzheitliche Krankheitsauffassung und durch den Zwang zur Mittelfindung für den ganzen Menschen auf die Gesamtheit der Zeichen und Symptome gewiesen. Seine ›Diagnose‹ lautet in diesem Fall: *Chelidonium majus*. Sie ist freilich keine Diagnose im pathologisch-anatomischen Sinne, aber eine Diagnose, die der Gesamtheit der Funktionsstörung des Kranken entspricht. Von *Chelidonium* wissen wir, daß der Hauptangriffspunkt das Leber-Gallen-System ist. Die Oberbauchsymptomatik mit reflektorischer Ausstrahlung zum rechten Schulterblatt und in die Supraorbitalregion rechts, der rechte Kaltfuß gehören dazu; ebenso die ›gallige‹ reizbare Gemütsart.

Hahnemann gebraucht neben dem Begriff »Gesamtheit der Symptome« den Ausdruck »Inbegriff der Symptome« (Org., § 18). ›Gesamtheit‹ drückt eher die Vollständigkeit der Symptomatik aus, ›Inbegriff‹ betont die Qualität der Aussage. Mit anderen Worten: Wir müssen viel Material haben, damit wir das Wertvolle finden können. *Leers* hat recht bildhaft formuliert: »Wir müssen viel Sand schaufeln, damit wir die Goldkörner finden.« *Nash* bezeichnet die Gesamtheit der Symptome als das ›tout ensemble‹: »In der täglichen Praxis gibt es zwei Arten von Fällen, die jedem Arzt vorkommen. Der eine ist so, daß er mit großer Sicherheit auf Erfolg nach den Symptomen, die als charakteristisch und eigentümlich verzeichnet sind (Org., § 153), verordnet werden kann. Der andere ist derart, daß in dem ganzen Fall keine solchen Symptome auftreten; dann gibt es nur einen Weg, nämlich nach dem Mittel zu suchen, das in seiner Pathogenese alles enthält, was man das ›tout ensemble‹ des Falles nennt. Indessen hat die Mehrzahl der Fälle einige charakteristische oder Leitsymptome, die wie Leuchtfeuer hervorstechen und zu dem Studium des Mittels führen, das in seiner Pathogenese den ganzen Fall hat.« (*Nash*, 1953, S. 9)

Die Gesamtheit der Symptome des Kranken ließe sich theoretisch ohne Auswahl verwenden, wenn es um das Auflisten der zugehörigen Arzneimittel ginge. Aber darum geht es von der Sache her nicht: Quantitäten kann man zählen, Qualitäten muß man bewerten. Wenig differenzierte Symptome haben geringere Qualität.

Geringe Differenzierung bedeutet geringe Möglichkeit zur Unterscheidung. Eine entsprechend große Rubrik findet man dann im Symptomenverzeichnis. Mit großen Rubriken läßt sich wegen des Zeitverlustes beim Herausschreiben nur mit technischer Hilfe arbeiten. Dafür kann man eine Art »Mini-Computer« verwenden: die Lochkartei (*Boger, Leers*, 1959). Einzelheiten dieser Methode besprechen wir im nächsten Kapitel. Hier nur soviel:

Bei Verwendung der großen Rubriken kommt man fast immer zu großen Mitteln, den Polychresten (*Sulfur, Arsen, Lycopodium* u. a.). Aus Gründen der statistischen Wahrscheinlichkeit müssen Mittel mit vielen bekannten Symptomen in den großen Rubriken am häufigsten erscheinen. Kleine Mittel mit wenigen, aber prägnanten Symptomen fallen dabei unter den Tisch. Dies ist der Grund, warum aus der Gesamtheit der Symptome eine Auswahl getroffen werden muß. Dieses Konzentrat der wesentlichen Symptome ist der Inbegriff der Symptome. Er enthält alle charakteristischen Aussagen und Zeichen, die den Kranken und sein individuelles Kranksein beschreiben.

Auswahl und Wertung der Symptome

Allgemeines

Die Gesamtheit der Symptome gibt uns das Rohmaterial für die Mittelfindung. Aus diesem Rohmaterial wählen wir die wesentlichen Symptome (Inbegriff der Symptome). Der Spontanbericht des Patienten liefert uns durch seine frei fließenden Assoziationen oft ein Kauderwelsch von angelassenen diagnostischen Begriffen, von platten Allgemeinheiten und wertvollen individuellen Aussagen. Für die Arzneiwahl haben Zeichen und Symptome nur dann Wert, wenn sie genau bezeichnet sind. Optimum: vollständige Symptome. Auf dieser Basis können wir die Ähnlichkeit zwischen Krankheitsbild und Arzneibild finden. Soweit ist alles sonnenklar – aber der Teufel steckt im Detail. Und mit diesem müssen wir uns auseinandersetzen. Unsere Arbeitsweise läßt sich vergleichen mit der Suche nach Indizien – eine Aufgabe, die den Kriminalisten oft Kopfzerbrechen macht. Der Täter läßt sich nur selten ›in flagranti‹ ertappen. Die Spuren des Täters, die Begleitumstände der Tat, das Werkzeug – alles kann Wert haben. Die kriminalistische Arbeit bewegt sich stets zwischen dem Optimum (der Täter selbst) und einer minimalen Spur, die zum Indiz werden kann. In der alltäglichen homöopathischen Praxis

befinden wir uns bei der Mittelsuche in vergleichbarer Situation zwischen Optimum und Minimum. Manchmal sind die Situation eines Kranken, seine Zeichen und Symptome so deutlich, klar und vollständig – es ist eine Freude für den kundigen Arzt, die Übereinstimmung mit einem Arzneimittel zu sehen und seine prompte Wirkung beim Kranken zu erleben. Im anderen Falle: nichts läuft. Ein kleines Zeichen hier, ein bruchstückhaftes Symptom dort, widersprüchliche Modalitäten, unklarer Ätiologie, klinische Untersuchung o. B., Biographie leer. Zwischen diesen beiden Polen – Fülle und übereinstimmende Klarheit – bewegt sich unsere Suche nach dem passenden Heilmittel.

Das Wesentliche in einem Krankheitsfall

Die Frage nach dem Wesentlichen muß zuerst gestellt werden (vgl. S. 66). Bevor wir eine Auswahl nach Wertigkeit der Symptome treffen, müssen wir versuchen, den roten Faden in einer Krankengeschichte zu finden. Wir müssen die »Idee eines Krankheitsfalles« begreifen (*Eichelberger*).

Beispiel 1

Patientin: O. S., 35 Jahre alt, Hauptbeschwerde: Haarausfall.
Spontanbericht: Seit langem beim Hautarzt, habe dort schon homöopathische Mittel bekommen, sie zeigt es stolz vor: *Thallium* D 6. Ohne Effekt.
Gelenkter Bericht: Der Haarausfall besteht seit einem halben Jahr, die Haare gehen büschelweise aus, sie ist sehr schnell müde. – Damit ist noch nichts Wesentliches gesagt. Erst die indirekte Befragung ergibt die ›Idee‹ dieses Falles: Sie habe in diesem halben Jahr Sorgen und Kummer mit der Mutter gehabt.
Die Ätiologie ›Folge von Kummer und Sorgen‹ führt zu *Acidum phosphoricum*, das in sechs Wochen prompt bessert und auch die Müdigkeit behebt.
Kommentar: Die Ätiologie der Störung führt oft zum Wesentlichen.

Beispiel 2

Patient: A. Schl., 60 Jahre alt, mittelgroß, kräftig, breitschultrig. Hauptbeschwerde: Husten mit schwerem Atem.

Spontanbericht: Sehr kurzatmig, schlimmer beim Gehen, besonders Steigen; besser in der Ruhe, Husten im warmen Raum.

Gelenkter Bericht: Seit einem halben Jahr Auswurf, gelb-grau, Husten ist besser im Freien.

Indirekte Befragung: Schwitzen im Bett, gegen Morgen.

Untersuchung: Reichliche, feuchte RG an der Basis, heller Klopfschall, Cor. o. B., RR 160/90.

Diagnose: Emphysem-Bronchitis.

Therapie: Zunächst ohne Erfolg mit *Quebracho* D 2, dann *Calcium carbonicum* D 12.

Bei dritter Konsultation wurde im gelenkten Bericht nochmals nachgefragt, ob etwas Besonderes vor einem halben Jahr war, als die Bronchitis begann. Bisher war nichts zu erfragen, aber diesmal kam ihm die Erinnerung, daß er etwa einen Monat vorher wegen eines Ausschlages beim Hautarzt war. Er erhielt Einreibungen, das Jucken sei rasch besser geworden.

Nach diesem Hinweis *Sulfur* D 6, nach zehn Tagen war der Husten und die Atemnot schon wesentlich besser.

Kommentar: Das ›Wesentliche‹ war die Verschiebung von der Haut nach innen durch äußere Behandlung. Die Suche nach Unterdrückungsmechanismen bringt oft die richtige Spur zur Arznei, die von Grund auf heilt.

Beispiel 3

Patientin: U. E., 36 Jahre alt, pastös, dunkelblond. Hauptbeschwerde: Schmerzen beim Urinieren.

Spontanbericht: Seit einer Woche brennender Schmerz mit häufigem Harndrang, das Brennen wird spontan und stark geäußert.

Indirekte Befragung: Habe nasse Füße vor einer Woche gehabt, dabei gefroren.

Untersuchung: Eiweiß schwach positiv, Zucker negativ, UBG normal, Sediment Leuco +++, Schleim, Nitrit negativ, Bakterien positiv.

Therapie: Nach bewährter Indikation bei starkem Brennschmerz *Cantharis* C 6 3 x tgl. 5 Tropfen.

Epikrise: Rasche Besserung von Brennschmerz mit Harndrang.

Urin: Leuco + Bakt. negativ.

Nach 6 Wochen kommt Patientin wieder. Hauptbeschwerde jetzt: Schnupfen.

Spontanbericht: Seit 3 Tagen Schnupfen, damit habe sie häufig zu tun. Die Absonderung war erst wäßrig, dann eitrig. Kein Fieber, Nasenöffnung etwas gerötet, viel Niesen, im Freien besser.

Therapie: Nach kritischem Krankheitsbild *Allium cepa* D 6.

Nach 14 Tagen erscheint Patientin wieder: Der Schnupfen sei besser, hätte sich aber acht Tage lang hingezogen, das sei sie gewöhnt. Sie möchte jetzt zum Frauenarzt zur Untersuchung, sie habe Ausfluß. Überweisung.

Bericht: Polyp am Muttermund, Zyste linkes Ovar.

Therapievorschlag des Gynäkologen: Operation.

Patientin kommt nach Untersuchung wieder und will meinen Rat, ob Operation nicht zu vermeiden sei.

Erneute Fallaufnahme. Ergebnis: Deutliche sykotische Symptome (vgl. S. 173 f.). Das ›Wesentliche‹ war hier die zugrunde liegende konstitutionelle Schwäche. Die einzelnen Organmanifestationen waren nur die ›Spitzen des Eisberges‹ einer einheitlichen Diathese. Daraufhin Therapie: *Thuja* LM VI, dann LM XIV und LM XVIII.

Kommentar: Die Arzneiwahl für die einzelnen Krankheitsäußerungen basierte auf vordergründiger scheinbarer Ähnlichkeit. Dieses Beispiel wird bewußt gewählt. Es ist eine Beichte, wie man es nicht machen sollte, wie man am Wesentlichen vorbeigeht ohne Beachtung der Konstitution und Diathese.

Die Beispiele weisen uns darauf hin, daß die wesentlichen Symptome nur durch gute Fallaufnahme zu gewinnen sind. Sie zeigen aber auch, daß die Anamnese ein Prozeß ist, der von der Hauptbeschwerde des Patienten weiterführt zum ›Kern‹ der Störung. Dieser Prozeß muß manchmal mit Geduld (!) gegangen werden. Spontan geschilderte Phänomene sind immer wertvoll. Das ›Ausquetschen‹ des Patienten ist nicht nur taktlos, es führt oft auch in Sackgassen. Es ist manchmal besser, einen Krankheitsfall schrittweise aufzulösen, als das vermeintliche Optimum im ersten Ansturm zu erzwingen.

| Die Frage nach dem Wesentlichen eines Krankheitsfalles bestimmt die Auswahl der Symptome.

Die wesentlichen und die genau bezeichneten Symptome stellen den Inbegriff der Symptome dar. Bei der Auswahl fallen von vornherein die Symptome heraus, die nichts aussagen, weder über den Menschen noch über die Natur seiner krankhaften Störungen. Ohne Wert sind ganz allgemein gehaltene und eben angedeutete Aussagen, z. B. Müdigkeit, Unlust, Appetitlosigkeit, oder Diagnose-Etiketten wie vegetative Dystonie, Kreislaufstörungen. Wertvoll ist allein das, was die Arzneifindung fördert durch unterscheidende Merkmale. Je präziser eine Aussage ist, desto besser. Wir erinnern uns: Optimal ist das vollständige Symptom. Die Präzision der Aussage wird auch bestimmt durch die Art, wie sie der Patient äußert. Alle **spontan** und **energisch** geäußerten Symptome, alle Symptome, die schon lange bestehen und sich bis jetzt verstärken, verlangen mehr Beachtung. Dagegen: Erfragte und ältere Symptome, die sich bis heute eher abschwächen, haben geringere Bedeutung, es sei denn, daß sie Auskunft über Konstitution und Diathese geben. Alle Angaben des Patienten, die in gleicher oder ähnlicher Form in verschiedenen Organbereichen beschrieben werden, sind wertvoll.

Wir hörten schon im Kapitel ›Symptomatologie‹, daß alle Symptome und Zeichen, die den Rang von Allgemeinsymptomen haben, also den ganzen Menschen betreffen, mehr Gewicht haben als Lokalsymptome. Ich wiederhole aus dem Kapitel ›Symptomatologie‹ (S. 23): »In dieser durch Anamnese, Beobachtung und Untersuchung gewonnen Gesamtheit der Symptome ergibt sich bei der Auswertung eine Ordnung. Diese Ordnung entspricht dem hierarchischen Aufbau der Person. Seelisch-geistige Phänomene kommen vor körperlichen; alles, was den ganzen Menschen betrifft, rangiert vor lokalen Symptomen; das Individuelle wird höher bewertet als das, was für eine bestimmte Krankheit selbstverständlich dazugehört.« Dies ist die allgemeine Regel, die sich immer wieder bewährt, aber nicht routinemäßig anzuwenden ist. Freilich stehen die seelisch-geistigen Phänomene in der Wertigkeit obenan, aber ordnen und werten kann ich nur das, was die Fallaufnahme erbringt. Hier muß auf zwei Irrtümer hingewiesen werden: Erstens Überbewertung der Geist- und Gemütssymptome und zweitens: Es gibt keine negativen Symptome.

Beispiel

Im Beisein eines famulierenden Studenten, der den zweiten Homöopathiekurs schon absolviert hat, verordne ich *Graphites* bei einem Ekzem. Er sagt: »Warum *Graphites*? Der Patient ist weder faul, frostig, fett, noch gefräßig, wie ich es gelernt habe, er macht auch keinen trägen Eindruck.« Nein, das war er nicht, aber die Haut entsprach in ihrer Morphe recht genau dem *Graphit*-Bild: Schrunden und Schuppen, außerdem brennende Empfindungen auf der Haut, Wärme verschlimmert, besonders Bettwärme; die Lokalisation an Gelenkbeugen des Armes, hinter den Ohren, an den Lidrändern war typisch. Alle positiven Zeichen der *Graphit*-Wirkung waren vorhanden. Es fehlte allerdings die breite konstitutionelle Übereinstimmung, es fehlten auch die psychischen Symptome von *Graphites*. Die Potenzwahl muß darauf Rücksicht nehmen: Mit C 7 wurde das Ekzem rasch besser. Bei voller konstitutioneller Übereinstimmung und hinweisenden psychischen Symptomen hätte man C 30 oder eine LM-Potenz verordnen können.

| Nicht das, was im Gesamtbild fehlt, ist bedeutungsvoll. Die Arzneiwahl muß sich an das halten, was an Zeichen und Symptomen vorhanden ist.

Dies gilt für alle Bereiche – auch für Gemüts- und Geistessymptome. Wir finden fast immer nur Ausschnitte aus dem Arzneimittelbild. Die hohe Wertigkeit der Geist- und Gemütssymptome kommt besonders zu ihrem Recht, wenn die Stichwahl zwischen zwei oder drei Mitteln entscheiden muß.

Tabelle 3 Auswahlkriterien für die Arzneifindung

Präzision der Symptome

1. Charakteristische, auffallende und ungewöhnliche Symptome
2. Spontan und energisch geäußerte Symptome
3. Vollständige Symptome
4. Schon lange bestehende Symptome, die sich verstärken, besonders, wenn sie über Konstitution und Diathese orientieren
5. Neue Symptome, die sich verstärken

Stufenleiter der Wertigkeit

1. Ätiologie
2. Gemüts- und Geistessymptome
3. Ganzheitliche Symptome, Allgemeinsymptome
   - Sensationen und Modalitäten, die den ganzen Menschen betreffen
   - Sexualität, Menses
   - Gelüste, Verlangen und Abneigung von Nahrungsmitteln
   - Beschaffenheit der Ausscheidungen und Absonderungen
   - Schlaf und Träume
4. Organgebundene Symptome, Lokalsymptome mit Modalitäten und Begleitsymptomen

---

Beispiel

In einem chronischen Krankheitsfall schwankte ich zwischen *Arsen* und *Phosphor* – beide können in der Symptomatik und im Verhalten recht ähnlich erscheinen. Beim behutsamen Sprechen über Selbstmordgedanken sagt mir die Patientin, sie habe vor drei Jahren einen Versuch mit Schlaftabletten gemacht, da sie in einer ausweglosen Situation nachts nicht mehr weitergewußt habe. Erst hätte sie sich die Adern aufschneiden wollen, aber die Tabletten wären ihrem ästheti-

schen Empfinden besser erschienen.
Dieser Bericht entscheidet eindeutig für *Arsen* und gegen *Phosphor*: Selbstmord durch Gift oder mit einem Messer (SR II 954/955/956).

Wenn überzeugende psychische Symptome ein Mittel in die engste Wahl bringen, kann man im allgemeinen über Lokalsymptome, die nicht völlig stimmen, hinwegsehen. Die lokale Veränderung ist das Produkt der zentralen Störung der Lebenskraft.

Zusammenfassung

- Eine gute Fallaufnahme bringt oft eine Reihe von Zeichen und Symptomen, unter denen man wählen kann. Für die Arzneifindung sind alle präzisen Angaben wichtig. Das vollständige Symptom hat die größte Präzision. Spontan und bestimmt geäußerte Symptome haben Qualität, besonders wenn sie in letzter Zeit verstärkt auftreten. Ältere Symptome behalten ihre Wichtigkeit im biographischen und konstitutionellen Zusammenhang, wenn die jetzige Störung deutliche Verbindung zum konstitutionellen Terrain hat.
- Die Wertigkeit der Symptome entspricht der Hierarchie der Person: Die Teile wer-

den durch das Ganze erhalten und vom Seelisch-Geistigen gesteuert. Das Persönliche überstrahlt das Kollektive.
- Die Arzneifindung stützt sich im wesentlichen auf die Phänomene, die Ausdruck für die individuelle Reaktion des Kranken sind. Dies ist der Sinn des § 153 des Organon. **Ungewöhnlich** können in einem speziellen Fall auch einmal die Lokalsymptome sein. In einem anderen wird das Individuelle durch **sonderliche** Gemütssymptome geprägt. Ein dritter Fall kann **auffallende** Allgemeinsymptome haben. Es widerspricht der Forderung nach Individualisierung der Krankenbehandlung,

die Hierarchie der Symptome zur Routine abzuwerten.

- Präzision der Symptome und Standort in der Hierarchie der Person entscheiden gemeinsam über ihren Wert für die Arzneifindung.

Von einigen Autoren wird die Hierarchie der Symptome zu streng fixiert dargestellt. Dadurch besteht die Gefahr, daß Arzneimittel vernachlässigt werden, die zwar sehr präzise Einzelsymptome haben, aber nicht genügend bekannte Allgemeinsymptome mit hoher Rangstellung in der Hierarchie der Person. Diese ›kleinen‹ Mittel kommen dann zu kurz, wenn man sich ausschließlich an die zahlreichen Allgemeinsymptome der Polychreste hält (vielnützige Mittel mit großem Wirkungskreis, z. B. *Sulfur*).

Beispiel

Bei einer Patientin mit multipler Sklerose, die lange Zeit eine Remission ihrer Krankheit mit *Phosphor* erreicht hatte, kündigte sich ein neuer Schub an. Sie berichtet: Überempfindlichkeit gegen das leiseste Geräusch; im Oberschenkel ein Gefühl, als ob sich da etwas zusammenzieht und wieder losläßt, besonders wenn das Bein kalt geworden ist. Im »Kent« findet sich: Empfindlich gegen das geringste Geräusch (EK 20, KK I 28). Krampf, Kontraktion, Oberschenkel (EK 1012); spasmodisch (KK II 482). Dadurch Hinweis auf *Asarum europaeum*, das sich im Vergleich mit der Arzneimittellehre bestätigt. Es wird in der D 6 gegeben, nach zehn Tagen wesentlich besser. Bleibt in der Remission.

- An dem genannten Beispiel wird ersichtlich, daß wir die Qualität der Symptome von zwei Seiten beurteilen müssen: von ihrer Präzision und von ihrer Stellung in der personalen Wertigkeit. Hoher Rang in der Hierarchie mit bester Qualität und Präzision ist das Nonplusultra. Wer Schach spielt, weiß aber auch, daß ein kleines Bäuerlein in hervorragender Position viel entscheiden kann.
- Eine Arznei darf von der Wahl nicht ausgeschlossen werden, weil typische Gemüts- oder Allgemeinsymptome im Einzelfall fehlen oder noch nicht zu ermitteln sind. Es gibt keine negativen Symptome.
- Die Qualität eines Symptomes ist abhängig von seiner Präzision und seiner Rangstellung in der Hierarchie der Person.

Schwierige Arzneifindung

Wenige subjektive Symptome

Besonders viel Geduld verlangen die Patienten, die kaum ein vernünftiges individuelles Symptom zur Arzneiwahl bieten oder von denen keine verbale Aussage zu erhalten ist: Bewußtlose, geistig Behinderte, Kleinkinder[19a], maulfaule Optimisten, die meinen, der Doktor wisse schon alles. Auch Patienten mit Organleiden im Zustand der Dekompensation sind hier zu nennen.

Bei **Organleiden** charakterisieren die Symptome vorwiegend die pathologisch-anatomischen Veränderungen und die daraus ableitbaren Funktionsausfälle. Meist sind diese Patienten schon so vielseitig mit heroischer Therapie versorgt worden, daß die Unterschiede zwischen Arznei-Nebenwirkungen, Unterdrückungsphänomenen und Organschäden verwischt sind. Manchmal kann *Nux vomica* (Arzneischäden) oder *Sulfur* (Unterdrückung von Ausscheidungen) noch etwas zur Klärung bringen. Bei langer immunsuppressiver Therapie und Folgen von Unterdrückung des Fiebers mit völligem Reaktionsmangel ist manchmal noch Hilfe möglich. (Reaktionsmangel, Fehlen der Reaktion EK 1381, KK I 437; Folgen von Chininmißbrauch EK 1345, KK I 495, entspricht heute Folge von Fieberunterdrückung, Folge von Immunsuppression) Daneben kommen die bewährten organotropen Mittel in tiefer Potenzierung zu ihrem Recht. Damit sind zumindest palliative Wirkungen zu erzielen – echte Heilung ist selten. Trotzdem sollen wir immer Mut haben und nie den Patienten hoffnungslos seinem Schicksal überlassen. Wir sollten ihn allerdings auch nicht mit Lügen benebeln. Wahrheit mit Hoffnung gibt Kraft. Freilich braucht der Mensch mehr Hoffnung – der andere mehr Wahrheit. Auch hier gilt das homöopathische Prinzip: Individualisierung, keine Schablone.

Die **Maulfaulen** bringt man zum Reden durch Ausfüllenlassen eines Fragebogens. Abneigung gegen Reden, Zurückhaltung, Wortkargheit selbst kann schon zum Symptom werden (EK 53, KK I 76); Abneigung gegen Antworten (KK I 10, EK 7).

Die objektiven Zeichen haben besondere Bedeutung, wenn keine verbale Aussage möglich ist (Bewußtlose usw.). Dann kommt die große Stunde für die ›Augenmenschen‹, für die synthetisch Erfassenden. Alle Sinnesorgane müssen wach sein: sehen, riechen, tasten, spüren, objektive Zeichen gewinnen und mit den toxikologischen Daten der Arzneiwirkung vergleichen.

Beispiel

Bei einer Sportveranstaltung kollabiert ein 17jähriger nach einem 100-m-Lauf. Er liegt käsigweiß am Boden, kleiner, harter, fadenförmiger Puls. Gesicht eingefallen, Brechwürgen, kalter Schweiß, hat die Augen geschlossen. Helfer wollen ihn zudecken, der Patient schiebt die Decke weg. Bei dieser Situation sprechen allein die Zeichen: Kollaps, blasses Gesicht, kalter Schweiß, Übelkeit, Brechwürgen und geschlossene Augen, harter, fadenförmiger Puls, will nicht zugedeckt sein.

Als Kollapsmittel kommen *Veratrum album* und *Tabacum* in engere Wahl. Der harte, fadenförmige Puls, Abneigung gegen Zudecken, Übelkeit mit Verlangen, die Augen geschlossen zu halten, entscheiden für *Tabacum*. *Veratrum* hat schwachen Puls, will Wärme, hat mehr kalten Schweiß auf der Stirn.

Dem jungen Athleten geht es rasch besser nach einer Gabe *Tabacum* C 30 Glob. Ein Vereinsfreund sagt zu ihm: »Jetzt siehst du, laß die blöde Zigarette aus dem Rachen!« Diese Aussage eines Unwissenden ist eine gute Bestätigung der Arzneiwahl. Die Ätiologie dieses Kollapses, von der ich vorher nichts wissen konnte, war Nikotinkonsum vor der körperlichen Anstrengung.

[19a] Besonderheiten der Kinder-Anamnese vgl. *Hauptmann* (1990); *Imhäuser* (1970) und *Foubister* (1962).

Bei Säuglingen und Kleinkindern bauen wir die Arzneidiagnose oft auf den objektivierbaren Zeichen auf und verbinden sie mit der Symptomatologie, wie sie die Bezugspersonen (Mutter, Vater) übermitteln. Die arzneitypologischen und konstitutionellen Kennzeichen machen uns manchmal unabhängig von jeder verbalen Aussage.

Viele Symptome und Zeichen

Bei manchen Patienten, den Geschwätzigen, möchte man während des Spontanberichtes in den Schreckensruf aufbrechen: »Wehe, wenn sie losgelassen!« Es sprudelt nur so, es springt hin und her, dabei ist alles weich wie eine Qualle. Wenn man es fixieren möchte oder gar aufschreiben – schon vorbei und wieder weiter. Auswahl der Symptome? Welche? Wenn es nicht gelingt, die Vielfalt der Symptome in eine gewisse Ordnung zu bringen, kann man das auffallende Symptom, die Geschwätzigkeit, schon zur Arzneiwahl heranziehen. Die individuelle Art der Darstellung, die persönliche Form der Geschwätzigkeit gibt uns Hinweise auf das passende Mittel (EK 41; KK 156).[19b]

[19b] Studie zu dieser Thematik: *Gnaiger* (1974).

Variable Symptome

In anderen Fällen kann der Spontanbericht sehr verwirrend werden durch anscheinend widersprüchliche Aussagen: mal so, mal so, mal hier, mal dort. Das Variable wird fast zur Regel – dann kann man denken an *Ignatia*, *Pulsatilla*, auch *Sulfur* mit seiner breitgestreuten Symptomatik (Psora vgl. S. 153) und *Psorinum* können leicht verwirren, ebenso *Tuberculinum*. Die Toxinausscheidung über Haut, Schleimhaut, Darm, Niere führt zu wechselnden Symptomen.

Hier hilft das Ordnungsprinzip ›Konstitution und Diathese‹. Die konstitutionellen Schwächen müssen wir aufspüren. Die biographische Anamnese gibt uns die nötigen Hinweise. In der Biographie des chronisch Kranken erkennen wir typische Krankheitsprozesse, denen sich die vielfältige Symptomatik zuordnen läßt. Die Ordnung nach Konstitution und Diathese gibt der Vielfalt ein Gerüst. Das Auseinanderstrebende bekommt eine Richtung. Wir werden später über Konstitution und Diathese noch ausführlich sprechen.

Schon an dieser Stelle sei jedoch klargestellt, daß es wichtig ist, bei chronischen und immer wieder rezidivierenden Krankheiten den konstitutionellen Hintergrund der vielseitigen pathologischen, funktionellen und psychischen Symptome zu erkennen. Ein Herumbasteln an einzelnen Erscheinungen der Krankheit bleibt an der Peripherie, ist nur palliative Symptomkosmetik. Wir verfehlen die Heilung von Grund auf.

Vermeidbare Fehler

Nicht unberechtigt hat *Hahnemann* gefordert: »Macht's nach – aber macht es genau nach!« Es ist meine sicher gewonnene Erfahrung, die durch Nachprüfung, Beobachtung und im Gespräch mit anderen Kollegen erhärtet ist, daß die besten Ergebnisse und die sichersten Heilungen erreicht werden, wenn wir den Richtlinien zur Arzneifindung folgen, wie sie im »Organon« beschrieben sind.

Aus eigenen Fehlern (und wir machen immer wieder Fehler) und durch Lehrtätigkeit habe ich versucht zu lernen:

- Wo drohen die Riffe und Untiefen?
- Welche häufigen Fehler kann man vermeiden?

Verordnung nach der Diagnose

Homöopathie ist eine **phänomenologische** Methode. Die Arzneifindung muß sich an den beobachteten Phänomenen (Symptome und Zeichen) orientieren. Seit *Hippokrates* hat kein Arzt wieder so klar wie *Hahnemann* die Behandlung des Kranken nach den individuellen Phänomenen ausgerichtet. Wir müssen uns von den anerzogenen Denkschablonen der Erklärung der Krankheit lösen und uns freimachen zur **Beobachtung** des Kranken. Der Denkvorgang der Erklärung geht rückwärts und analytisch von B nach A. Er bleibt unikausal, er hat seine Berechtigung und Triumphe bei mechanischen Prozessen. Die Beobachtung der Phänomene umgreift das Ganze, umfaßt multikausale Prozesse der Natur. Komplexe Naturvorgänge sind unikausal nicht mehr zu begründen. Analytisches Denken versucht, Vielfältiges in einzelne erklärbare Linien aufzulösen. Die naturwissenschaftliche Medizin hat mit der Reduzierung krankhafter Prozesse auf **eine** ›Ursache‹ unbestreitbare Erfolge auf einzelnen Gebieten, z. B. in der Bekämpfung von Infekten. Auf vielen anderen Gebieten kommt sie an Grenzen und versteht noch nicht, daß dafür der Denkansatz falsch ist.

Diese Gedanken mußte ich vorausschicken, um den ersten vermeidbaren Fehler deutlich zu machen: Vernachlässigung der Phänomene, Hängenbleiben an der Diagnose als kollektiver und abstrakter Begriff. Daraus erklärt sich, daß manche homöopathischen Kollegen die organotropen Mittel bevorzugen. Von daher ist allein zu verstehen, daß viele Auch-Homöopathen sich nicht von den Komplexmitteln lösen. Die Komplexe haben noch eine so schöne ›Nabelschnur‹ zur gewohnten Diagnose, zum Kollektiven, zur Krankheitserklärung. Mit der Phänomenologie steht der Arzt in jedem Krankheitsfalle immer wieder vor der Entscheidung zu einem Einzelmittel, das den Symptomen **dieses** Kranken entspricht. Er entscheidet sich zur Krankenbeobachtung und für den einzelnen Kranken als Person. Er vertraut auf die sichere Führung durch die Gesamtheit der Symptome.

■ Fazit: Halte Dich an die Phänomene!

So sind zum Beispiel typische Phänomene von *Belladonna* rot, heiß, geschwollen, klopfende Empfindungen.

Diese Phänomene leiten die Arzneiwahl bei den in Tabelle 4 dargestellten diagnostisch abgrenzbaren Krankheitszuständen.

Ungenügende Krankheitserkenntnis

Halte Dich an die Phänomene – so lautet der letzte ›Schlachtruf‹. Ja, aber nicht blind. Einzelne Phänomene können täuschen, wenn sie nicht im Verband der Gesamtheit der Symptome betrachtet werden. Die Gesamtheit der Symptome umfaßt auch alle Tatbestände, die Auskunft geben über das Werden, über die Entwicklung einer Störung. Zum vollständigen Symptom gehört unbedingt die Ätiologie. Über die Gesamtheit der Symptome und die Ätiologie kommen wir zur Krankheitserkenntnis, die durch Untersuchung des Patienten bereichert wird. In dieser Ganzheit haben ein-

Tabelle 4 Phänomene von *Belladonna*

Name der Krankheit (Diagnose)	Erklärung der Krankheit (causa)	Beobachtung des Kranken (Phänomene)
akuter fieberhafter Infekt	Bakterien, Viren	Gesicht hochrot, heiß, schwitzt, will zugedeckt bleiben, klopfende Karotiden
Sonnenstich	Hyperämie der Hirnhäute	Gesicht hochrot, heiß, gestaute klopfende Temporalarterien, evtl. verwirrt, benommen, schreckhafte Halluzinationen, Pupillen erweitert
frischer Furunkel	Bakterien	an umschriebener Stelle hochrote Schwellung mit klopfendem Schmerz
Windeldermatitis bei Säuglingen	Pilze, Bakterien	hochrote glänzende Haut, gespannt, geschwollen

Tabelle 5 Therapie bei verschiedenen Ätiologien

Symptom	Ätiologie	Krankheitserkenntnis	Therapievorschlag
Stechender Schmerz im Nacken und Hinterkopf, besser in Ruhe und durch Wärme	Trauma der HWS	Wirbelblockade durch Schleudertrauma	Chiropraktik, *Rhus toxicodendron*
	Überanstrengung der Augen	Akkommodationsstörung	Brillenverordnung *Onosmodium, Ruta*
	Abkühlung im Nackenbereich	Okzipital-Neuralgie nach Haarwaschen	*Belladonna*
	rheumatisch? Verschleiß?	Spondylarthrose	Massage, *Cimicifuga, Lachnanthes*

zelne Phänomene erst ihren rechten Platz. Die Analytiker geraten leicht in Gefahr, wenn sie sich zu rasch auf einzelne Symptome stürzen und diese in Nachschlagewerken (Repertorien) aufspüren wollen. Ein Vorwurf, der manchem ›Kentianer‹ gemacht werden kann, der seinen Lehrer *Kent* nicht völlig verstanden hat und das Repertorisieren zum Selbstzweck abwertet. Das gleiche unvollständige Symptom kann bei Fehlen der Ätiologie zu völlig verschiedener Therapie führen und damit an der Simile-Findung vorbeileiten.

Tabelle 5 zeigt ein Beispiel, das aus verschiedenen Krankengeschichten synoptisch zusammengestellt ist.

Mangelnde Kenntnis der Arzneiprozesse

Wir schätzen oft die Bedeutung der Symptome in ihrer Entwicklung nicht richtig ein. Krankheit ist ein Prozeß von geringer Befindensstörung bis zum ausgebrannten (meist symptomarmen) Endzustand. Diesem gleichen Prozeß entsprechen die Arzneisymptome: von feiner Symptomatik mit sehr individueller Ausprägung über manifeste Organschäden bis zur grobtoxikologischen Zerstörung. Krankheit und Arzneiwirkung sind gleichlaufende dynamische Prozesse. Irgendwann in diesem zeitlichen und entwicklungsverschiedenen Verlauf eines Krankheitsprozesses beginnt unsere Behandlung, unsere Fallaufnahme. Die Arzneimittellehren zeichnen das gesamte Bild der Arzneiwirkung von der feintoxikologischen Anfangsphase über die reaktive Nachwirkung bis zum Endzustand, den wir aus der Toxikologie kennen. Wir können also nicht verlangen, daß bei der akuten, noch lokalen Störung das Gesamtbild der Arzneiwirkung als Vergleichsobjekt bei der Mittelfindung präsent ist. Wir werden jeweils nur den Teilausschnitt finden, der dem noch begrenzten Krankheitszustand entspricht. Wir dürfen ein Mittel nicht ausschließen, wenn im vorliegenden Krankheitsfall scheinbar Wesentliches fehlt: Es gibt keine negativen Symptome.

Beispiel

So genügt bei einem Hämatom zur Mittelwahl von *Arnica* die Ätiologie (Quetschung, Prellung), das Aussehen der traumatisierten Partie (rot, evtl. blau bis grün), die Empfindung (wie zerschlagen), die Modalitäten (schmerzhaft bei Berührung, durch feuchte Kälte). Das breite *Arnica*-Bild tritt erst bei einem typhusartigen Infekt oder bei einer Apoplexie auf.
Bei einer Apoplexie, die ein intrazerebrales Trauma darstellt, kann eine Reihe anderer *Arnica*-Symptome auftreten:
Kopf hochrot; Stupor, antwortet, wenn man ihn anspricht, fällt aber sogleich in seine Teilnahmslosigkeit zurück; will alleingelassen werden, schickt Pfleger und Arzt weg, da er keine Hilfe nötig habe; will nicht berührt werden; verwirrt, Schwindel beim Augenschließen; unwillkürliche Stuhlentleerung im Schlaf; schreckhafte Träume; dreht sich im Bett herum, findet in keiner Lage Ruhe, da das Bett zu hart erscheint.

Häufig haben wir nur den Anfang einer Arzneiwirkung in Erinnerung und vergessen den Endzustand.

Beispiel

Calcium carbonicum wenden wir fast nur als Mittel für das pastös-lymphatische Kleinkind an. *Calc. carb.* hat aber bei dem alternden Menschen ein reiches Spektrum von Zeichen: Sklerose, Hypertonie, Lithämie. Polypen, Myome. Oder wir halten zu fest an dem körperbaulichen Typ des dicklichen *Calcium-carbonicum*-Kindes und vergessen das dystrophische machantische Kind, bei dem allein der dicke, aufgetriebene Leib, die Kälteempfindlichkeit, saure Schweiße und Durchfälle, Milchunverträglichkeit, Angst vorm Alleingelassenwerden an Kalk erinnern.

»Lieblingsmittel«

Hahnemann rät uns schon bei der Fallaufnahme, daß wir unvoreingenommen und getreulich, also unbestechlich, die Symptome des Kranken aufnehmen sollen. Wenn wir das tun und trotzdem immer wieder auf unsere Freunde zurückkommen, so zeigt es uns, daß wir doch nicht genügend individualisieren. Man darf die Fallaufnahme nicht nach einem Lieblingsmittel ›dressieren‹. Was man nicht sehen will, sieht man nicht. Jeder ›Forscher‹ findet das, was er sucht.

Schematische Rangordnung der Symptome

Für die Arzneiwahl wird mit Recht die hohe Wertigkeit der Gemütssymptome herausgestellt. Dies stimmt für einen vollentwickelten Krankheitszustand, hat aber seine Grenzen bei lokalen Syndromen, die noch nicht lange bestehen.
Antimonium crudum hat eine große Heilkraft bei Dornwarzen der Fußsohle. Reizbarkeit und Neigung zu Ärger, weiße, dick belegte Zunge – wichtige Leitsymptome bei gastrischen Störungen – sind bei diesem noch auf die Haut lokalisierten Syndrom nicht zu erwarten.
Wir sehen fast in jedem Krankheitsfall stets nur einen Ausschnitt des gesamten Arzneimittelbildes. Wichtig ist, daß dieser Ausschnitt genau zur gewählten Arznei paßt.

Voreilige Verordnung

Wir sind alle oft zu eilig und halten uns an **einem** auffallenden Symptom fest. Dieses eine ›Goldkorn‹ wird dann zum Schlüsselsymptom frisiert und die ganze Fallaufnahme in die gewünschte Richtung umgebogen. Die Suche nach dem kurzen Weg wird leicht zur Sucht, mit Hilfe der bewährten Indikation rasch zum Ziel zu kommen. Wir arbeiten alle oft zu schnell nach vorgefaßten Denkschablonen: Beengungsgefühl am Hals – schon rutscht uns *Lachesis* in die Feder; besser bei Bewegung – ja? das ist *Rhus tox*; Schwindel beim Seitwärtsblicken – fertig, das ist *Conium*. Bei dieser Verordnungsweise sehe ich keinen Unterschied zur gewohnheitsmäßigen Verschreibung von Schmerztabletten gegen Kopfschmerz oder Komplexmittelverordnung nach dem Schema: Bei Husten nimm ›Husteline‹, bei Grippe ›Grippomax‹!

Bevorzugung der lokalen Symptome

Der Spontanbericht beginnt meist mit einer lokalen Beschwerde. Diese Hauptbeschwerde müssen wir voll annehmen. Die Suche nach der passenden Arznei soll aber dabei nicht stehenbleiben. Gefordert wird stets die Gesamtheit der Symptome. Es ist eine Seltenheit, daß ein einziges lokales Symptom das ganze Krankheitsgeschehen beherrscht. Wir müssen uns immer wieder bewußt sein, daß ein leidender Teil des Organismus nur ein Teil des Ganzen ist. »So innig hängen alle Teile des Organismus zusammen und bilden ein unteilbares Ganze in Gefühlen und Tätigkeiten.« (Org., § 189) Weiter: »Jede echte ärztliche Behandlung eines an äußeren Teilen des Körpers entstandenen Übels muß daher auf das Ganze, auf die Vernichtung und Heilung des Allgemeinleidens ... gerichtet sein, wenn sie zweckmäßig, sicher, hilfreich und gründlich sein soll.« (Org., § 190)

Von dort her versteht es sich von selbst, daß wir nicht wie »Spezialisten« ein lokales Symptom zur Grundlage unserer Therapie machen. Eine Mittelwahl, die sich nur auf ein pathognomonisches Lokalsymptom stützt, bewirkt keine bleibende Heilung.

Zusammenfassung

- Die Sicherheit der Arzneifindung ist abhängig von der Qualität der Fallaufnahme. Ohne gute Anamnese keine gute Therapie!
- Verschiedene Wege zur Arzneifindung sind möglich – entscheidend ist, daß der gesuchte Weg sicher und rasch zum Ziel führt. Verschiedene Wege ergeben sich aus dem Umfang der krankhaften Störung: kurze und lange Wege.
- In der Person des Arztes, seiner Arzneikenntnis und individuellen Begabung zu synthetischer Erfassung oder analytischer Aufarbeitung der Symptome liegen verschiedene Möglichkeiten zur freien Entscheidung.
- Klarheit und Fülle der Symptome ermöglichen synthetisches Erfassen – verschwommene und bruchstückhafte Symptome zwingen zu analytischer Arbeit.
- Vor jeder Auswertung der Phänome, die der Kranke offenbart, sollte der Arzt sich bemühen, die ›Natur der Störung‹ zu begreifen. Krankheitserkenntnis gibt sinnvolle Ordnung und Wertung der Symptome und Zeichen.
- Der homöopathische Arzt vermeidet Fehler, wenn er sich an *Hahnemanns* Mahnung hält: »Macht's nach – aber macht es genau nach!«
  ›Genau nachmachen‹ heißt: Die Arzneifindung muß sich am § 153 des Organon ausrichten: »... Bei dieser Aufsuchung eines homöopathisch spezifischen Heilmittels ... sind die auffallenderen, sonderlichen, ungewöhnlichen und eigenheitlichen (charakteristischen) Zeichen und Symptome des Krankheitsfalles besonders und fast einzig fest ins Auge zu fassen; denn vorzüglich diesen, müssen sehr ähnliche, in der Symptomenreihe der gesuchten Arznei entsprechen, wenn sie die passendste zur Heilung sein soll ...«

Arzneifindung mit einem Symptomenverzeichnis (Repertorium)

Die unübersehbare Zahl von Arznei-Symptomen zwingt zur Verwendung eines Symptomenverzeichnisses, um die Arzneifindung abzusichern.

Die Arzneiwahl durch analytischen Vergleich der Symptomenreihen des Kranken mit den Arznei-Symptomen unter Verwendung eines Repertoriums ist von *v. Boenninghausen* und *Kent* zu einer speziellen Technik ausgebaut worden (Repertorisation).

Diese Technik erfordert, aus der Vielfalt der Patienten-Symptome eine Auswahl zu treffen. Die gewählten Symptome bringt man in eine Rangordnung nach Präzision (Org., § 153, vollständige Symptome) und Wertigkeit (Psyche-Leib-Organ) und vergleicht damit die passenden Rubriken im Repertorium.

Zeitsparende Hilfsmittel können für die mechanische Schreibarbeit verwendet werden.

Bedeutung von Nachschlagewerken

Im vorhergehenden Kapitel sind verschiedene Wege zur Arzneifindung beschrieben worden. Es wurde darauf hingewiesen, daß die »langen Wege« Hilfsmittel benötigen: Repertorium und Arzneimittellehre. In jeder Wissenschaft, in jedem verantwortungsvollen Beruf ist es selbstverständlich, daß man nachliest und sich vergewissert, sobald man seinem Gedächtnis nicht absolut vertrauen kann. Eine Sofortentscheidung in der Arzneiwahl ist in einem unübersichtlichen Krankheitsfall oft nicht möglich. Je nach Temperament und Gedächtnis wird der eine Arzt sich rasch entscheiden können, wo der andere abwägt. Grundsätzlich habe ich Bedenken gegen die ›Schnellschuß-Homöopathie‹ – gute Schützen visieren das Ziel genau an. Das bekannte *Lenin*-Zitat kann karikiert werden: Selbstvertrauen ist gut – Selbstkontrolle besser.

Die korrekte Arzneifindung verlangt getreue Übereinstimmung der wesentlichen Symptome des Kranken mit den Arzneiprüfungs-Symptomen. Es ist bedauerlich, daß wir nur einen Kopf haben: Die Anzahl der Symptome, die wir von unseren Patienten hören, und die Anzahl der Prüfungssymptome sind für das beste Gedächtnis nicht faßbar. Mehr als den groben Umriß und den Grundcharakter der häufig gebrauchten Mittel mit ihren wesentlichen Leitsymptomen und Modalitäten kann keiner behalten. Wir brauchen uns deshalb wahrhaftig nicht zu schämen. Obschon *Hahnemann* eine profunde Kenntnis der Arzneiprüfungs-Symptome hatte, stellte er sich für seinen eigenen Bedarf ein »Symptomen-Lexikon« zusammen (*Künzli von Fimelsberg*, 1969). Seitdem hat sich die Zahl der geprüften Mittel von etwa 80 auf über 1000 erhöht Und was dem Meister recht war, ist für die Lehrlinge bitter nötig.

> Kein gewissenhafter homöopathischer Arzt kann heute ohne Symptomenverzeichnis arbeiten.

Schon aus zeitlichen Gründen kann man nicht ›blind‹ die Arzneimittellehren durchsuchen, um ein wichtiges Symptom zu finden. Hier hilft uns das Symptomen-Lexikon oder Repertorium.

Die Arzneimittellehre (Materia Medica) beschreibt die Zeichen und Symptome der Arznei. Das Symptomenverzeichnis listet die einzelnen Symptome auf und benennt die dazugehörigen Arzneimittel. Arzneimittellehre und Symptomenverzeichnis gehören zusammen – beide sind unentbehrliche Werkzeuge zur Arzneifindung.

Ich habe noch nie erlebt oder von anderen erfahren, daß ein Patient den Arzt für ›dumm‹ hält, wenn dieser auch in seinem Beisein ein Nachschlagewerk verwendet. Jeder Gewissenhafte wird nachschauen, wenn er im Einzelfall seinem Gedächtnis nicht völlig traut. Die Juristen vergleichen fast immer ihr Wissen mit entsprechenden Paragraphen oder einem Kommentarwerk. Nach aller Erfahrung ist man mißtrauisch, wenn jemand ›alles weiß‹. Freilich muß der Arzt in dringlichen Situationen handeln können, ohne daß er sich dreimal hinter den Ohren kratzt und würdig sein Symptomenverzeichnis aufschlägt. Besuchspraxis mit vorwiegend akuten Fällen kann meist mit dem gespeicherten Wissen erledigt werden. In der Sprechstunde ist von Fall zu Fall die Kontrolle durch ein Symptomenverzeichnis eine wichtige Rückversicherung gegen allen Schlendrian.

Die Komplexmittelverschreiber benötigen kein Symptomenverzeichnis – ihnen genügt das Anpeilen der Diagnose der Krankheit. Wer sich den Ehrennamen ›Homöopath‹ verdienen will, sollte sich um möglichst genaue Symptomen-Ähnlichkeit bemühen.

Die Ähnlichkeit muß nicht in wortgetreuer Gleichheit bestehen – der **Sinngehalt** der Aussage des Patienten muß mit der Empfindung des Arzneiprüfers übereinstimmen. Wenn man bedenkt, daß die Symptomatik der Materia Medica aus der Sprachwelt und Ausdrucksweise vieler Arzneiprüfer zusammengetragen wurde, so ist es nicht verwunderlich, daß jeder Prüfer seine subjektiven Empfindungen etwas anders ausdrückt: Die sprachliche Formulierung der Symptome ist ein Problem aller Symptomenverzeichnisse. Jede Rubrizierung vieler individueller Aussagen muß den Versuch wagen, den einheitlichen Sinn ähnlicher Ausdrücke zu benennen. Deshalb ist es wichtig, daß wir für jedes verbale Symptom auch eine Palette ähnlicher Formulierungen bereithalten, wenn der Ausdruck unseres Patienten nicht wortgetreu im Verzeichnis zu finden ist. So entspricht beispielsweise der Ausdruck ›Bandgefühl‹ den Formulierungen ›wie abgeschnürt‹, ›wie ein Gürtel‹ oder ›wie zu eng‹.

Die großen Repertorien haben hier den Vorteil, daß sie viele Querverweise auf Synonyma enthalten. Ich trage mir bei der Benutzung meines Verzeichnisses sofort noch zusätzliche Querverweise ein – diesen Rat möchte ich weitergeben, er erspart später viel Zeit. Jedes Verzeichnis hat um so größeren Wert, je vollständiger der Inhalt ist – eine Selbstverständlichkeit. Zum Vergleich: Ein Telefonbuch sollte alle Fernsprechnummern enthalten. Aus dieser Sicht ist der Wert der kleinen Repertorien begrenzt. Auf der anderen Seite: Je vollständiger und damit größer ein Symptomenverzeichnis ist desto unhandlicher wird es. Dieser Nachteil muß in Kauf genommen werden, er läßt sich durch täglichen Gebrauch ausgleichen. Bei kleineren Werken ist man frustriert, wenn das gewählte Symptom nicht zu finden ist.

Übersicht zu den einzelnen Symptomenverzeichnissen

Aus der großen Zahl von Repertorien habe ich einige zur genaueren Besprechung ausgewählt: vor allem diejenigen, die bei uns größere Bedeutung haben.

Clemens v. Boenninghausen, ein unmittelbarer Schüler *Hahnemanns,* ist der erste, der im Jahre 1846 ein umfassendes Repertorium veröffentlichte. Dieses Werk spielt eine Sonderrolle – nicht nur in historischer Sicht. Seine eigenständige Qualität hat einen Maßstab gesetzt, der für alle späteren Repertorien gültig bleibt. *Hahnemann* würdigt ihn in einer Fußnote zu § 153 des Organon: »Um Aufstellung der charakteristischen Symptome hat sich Herr Regierungsrat Freiherr *von Boenninghausen* durch sein Repertorium verdient gemacht …« Im nächsten Abschnitt komme ich auf die Bedeutung dieses Werkes zurück.

James Tyler Kent hat 1877 das bisher vollständigste, englischsprachige Repertorium zusammengestellt. Die erste deutsche Übersetzung von *Erbe*, 1937 im Hippokrates Verlag erschienen, hält sich genau an die Kapiteleinteilung des Originalwerkes. Dadurch ist sie für diejenigen, die mit dem englischen *Kent* schon gearbeitet haben, besonders geeignet. Sie hat den Vorteil, daß sie preisgünstig ist.

Georg v. Keller und *Jost Künzli v. Fimmelsberg* haben 1960 eine neue deutsche Übersetzung und Überarbeitung herausgegeben. Die Kapiteleinteilung entspricht nicht vollständig dem Original. Sie ist in drei Bände gegliedert. Die Übersetzer haben das Original kritisch geprüft, Fehler ausgemerzt, wichtige Querverweise der zahlreichen Synonyma und eine große Zahl von Symptomen des *Boenninghausen*-Repertoriums hinzugefügt.

Horst Barthel und *Will Klunker* haben 1970 für die Teilgebiete Gemüt und Geist, Sexualität, Menses, Schlaf das »Synthetische Repertorium« herausgegeben (dreisprachig: englisch, französisch, deutsch). Es ist für die ganzheitlichen Symptome das umfangreichste Verzeichnis, damit eine wichtige Ergänzung zu anderen Repertorien. Ein Nachteil mag sein, daß die alphabetische Reihenfolge dem englischen Wortlaut der Symptome folgt. Ein deutscher Index gleicht diese Schwierigkeit etwas aus.

Kleinere, empfehlenswerte Symptomenverzeichnisse stammen von *Karl Stauffer* (1951) und *Mathias Dorcsi* (1965).

Stauffer erarbeitet das »Symptomenverzeichnis nebst vergleichenden Zusätzen zur Homöopathischen Arzneimittellehre«; es ist leider nicht mehr neu aufgelegt, gelegentlich antiquarisch erhältlich.

Dorcsi schrieb das »Symptomenverzeichnis für die tägliche Praxis und zum vergleichenden Studium der homöopathischen Arzneimittellehre in personotroper Ordnung«.

Im Titel dieser beiden Verzeichnisse wird das besondere Anliegen dieser Werke schon angedeutet: Es soll Nachschlagewerk sein und gleichzeitig charakteristische Merkmale der gesuchten Arznei vermitteln. Damit geht es über den Zweck des reinen Symptomenverzeichnisses hinaus, die Information im einzelnen wird reichhaltiger, der Gesamtumfang aber geringer.

Das Werk von *Stauffer* ist alphabetisch geordnet. *Dorcsi* gliedert den Inhalt in Entsprechung zum »hierarchischen Aufbau der Person«. Zur Einführung sollte man sein Werk »Medizin der Person« lesen. Die Arzneifindung nach seiner Methode geht vom Ganzheitlichen der Person aus und ordnet die Krankheitsprozesse in ihrem Verlauf nach konstitutionellen Gesichtspunkten. Das klinische Syndrom oder deutliche Leitsymptome werden differenziert nach ihrer Zugehörigkeit zu diathetischen Belastungen. Das Verdienst von *Dorcsi* ist sein Bemühen um Integration der Homöopathie in die Gesamtmedizin unserer Zeit. Das »Symptomenverzeichnis« ist übersichtlich gegliedert, handlich, der Umgang reicht zur Orientierung aus.

Das Werk »Praktische Homöopathie« von *Henri Voisin* (1969) geht einen völlig eigenständigen Weg. Es verbindet teilweise den Inhalt eines Symptomenverzeichnisses mit einer nach klinischen Krankheitsbildern oder Syndromen geordneten Übersicht. Bei einzelnen größeren Syndromen wird ein Repertorium oder eine Übersichtstabelle angefügt. Einige Kollegen arbeiten in der Sprechstunde gern mit diesem Buch und sind voll des Lobes – andere kommen nicht zurecht. Ich verwende es, wenn die Fallaufnahme wenige subjektive Symptome bringt und alles wachsweich ist. Dann kann man, von der Hauptbeschwerde ausgehend, doch manches differenzieren, was sonst nur organotrop zu therapieren wäre.

Hugbald V. Müller (1980–86) hat auf übersichtlichen Tabellen die wichtigsten klinischen Syndrome dargestellt. Damit kann man eine Kurzrepertorisation über die wahlanzeigenden Symptome mit ihren entsprechenden Arzneimitteln durchführen.

Das Repertorium von *Kent*

Allgemeines

Wenn wir uns im folgenden besonders mit dem *Kent*-Repertorium in der deutschen Übersetzung beschäftigen, bedeutet dies nicht, daß ein abwertendes Urteil über die anderen Symptomenverzeichnisse gesprochen wird. Sie kennen meine Einstellung, daß jeder das Handwerkszeug nehmen soll, das seiner Veranlagung und Neigung entspricht. Aus dem vorhergehenden Kapitel ist – so hoffe ich – klar geworden, daß verschiedene Wege nicht nur möglich sind, sondern sich aus der jeweiligen Situation von Arzt und Patienten notwendig ergeben. Man darf aber aus seinem bevorzugten Handwerkszeug keine Weltanschauung machen oder anderen ihr Handwerkszeug verübeln. Es geht nicht an, daß man einen Kollegen, der den »*Kent*« benutzt, mit dem Klischee-Namen ›Kentianer‹ bezeichnet. Ich gestehe, daß ich nicht einmal sagen könnte, was ein ›Kentianer‹ ist. Wer ein Telefonbuch benutzt, wird dadurch nicht zu einem ›Telefonianer‹. Wer die Arzneifindung nach der Ähnlichkeitsregel betreibt, ist ein Homöopath – und diesen ›Ehrennamen‹ (wie *Hahnemann* sagt) müssen wir uns immer neu verdienen. Und dabei hilft uns ein möglichst vollständiges Symptomenverzeichnis. Es ist nur eine Hilfe, kein Glaubensbekenntnis.

Das *Kent*-Repertorium wird weltweit benutzt, die deutschen Übersetzungen haben sich bei uns gut durchgesetzt. Der Inhalt dieser beiden Übersetzungen ist nicht wesentlich unterschieden. Die Reihenfolge und Unterteilung der Kapitel weichen voneinander ab. Wie schon erwähnt (vgl. S. XIII) bezeichne ich die Übersetzung von *Erbe* (im Hippokrates Verlag) mit einem Kürzel EK; die von *Georg v. Keller* und *Jost Künzli v. Fimelsberg* besorgte Übertragung mit KK.

So bedeuten:

- EK 7: Seite 7 im *Erbe-Kent*.
- KK I 7: Seite 7 im ersten Band des *Keller-Künzli-Kent*.

Die Seitenzahlen sind im EK vom Anfang zum Ende fortlaufend; im KK beginnt jeder Band wieder mit der Seitenzahl 1.

Die **Überschriften** der Kapitel beschreiben meist den Inhalt deutlich. Man sollte aber wissen, daß das Kapitel ›Allgemeines‹ keine Zusammenfassung der ›Allgemeinsymptome‹ darstellt. Der deutsche Sprachgebrauch läßt hier Verwechslungen zu. Deshalb gebrauche ich lieber das Wort ›ganzheitliche Symptome‹ für die Symptome, die über den ganzen Menschen aussagen, also keine Lokal- oder Einzelsymptome sind. Im Kapitel ›Allgemeines‹ finden wir viele pathologische Begriffe – von Abmagerung bis Zwergwuchs –, auch die Arten der Pulsbeschaffenheit, Konvulsionen, Krampfadern, Lähmungen, Schwäche, Tumoren usw.

Das **Ordnungsprinzip** innerhalb der Kapitel entspricht der Logik: vom Ganzen zum Einzelnen, vom übergeordneten zum differenzierten Begriff, vom Allgemeinen zum Besonderen; in der leiblichen Ordnung von Kopf zu Fuß, von zentral nach distal, am Kopf von hinten nach vorn. Innerhalb der Rubriken wird stets nach dem gleichen Grundmuster geordnet. Zuerst kommt eine umfassende Rubrik, die alle zu diesem Symptom gehörenden Mittel aufzählt. Dann erfolgt die Differenzierung:

1. Zeit des Auftretens oder der Verschlimmerung einer Sensation
2. Begleitumstände (Modalitäten) in alphabetischer Reihenfolge
3. Ort – von kranial nach kaudal, von proximal nach distal
4. Art der Sensation in alphabetischer Folge
5. ›Erstreckt sich‹ – es wird die Richtung der Ausstrahlung von Sensationen oder Schmerzen angegeben (im KK in kursiver Schrift).

Dieses Muster sollte man sich einprägen – es wiederholt sich stets; einmal begriffen, erleichtert es das Suchen.

Wenn aus dem Text nach dem Symptom nichts anderes ersichtlich ist, bedeutet es stets Verschlechterung, bei einer Zeitangabe tritt zu dieser Zeit das Symptom auf oder verschlechtert sich. Im Kapitel ›Schlaf‹, Rubrik ›Lage‹ (EK 1228; KK I 378) werden die für ein Mittel typischen Haltungen im Schlaf beschrieben – es bedeuet also keine Verschlechterung durch diese Lage.

Ganzheitliche Symptome (Allgemein-Symptome)

Die Arzneiwahl entspricht *Hahnemanns* Auffassung einer dauerhaften Heilung: zum Zentrum der Lebenskraft zur Peripherie. Wenn die zentrale Regulation der Lebensprozesse durch homöopathische Arznei in Ordnung kommt, wird auch die lokale Erkrankung ausheilen können, falls die organische Läsion nicht zu weit fortgeschritten ist. Deshalb haben die ganzheitlichen Phänomene (seelisch-geistige und leibliche Allgemeinsymptome und ihre Modalitäten) wesentliche Bedeutung. Es ist ein Nachteil des Originales, daß diese Symptome – auch im EK – getrennt am Anfang (Gemüt, Schwindel) und am Ende stehen (Schlaf, Frost, Fieber, Schweiß, Allgemeines). Im KK enthält der erste und der Anfang des zweiten Bandes die meisten ganzheitlichen Symptome ›Ablehnung und Verlangen bestimmter Nahrung‹ sowie ›Durst‹ in **beiden** Übersetzungen im Kapitel ›Magen‹ stehen, obschon sie keine lokale Angelegenheit sind.

Der bedeutungsvolle Bereich der Sexualität hat den Rang von Allgemein-Symptomen – in beiden Übersetzungen in den Kapiteln ›Männliche und weibliche Geschlechtsorgane‹ zu finden.

Im englisch-sprachigen Original lautet das letzte Kapitel ›Generalities‹ – im EK als ›Allgemeines‹ bezeichnet. Ich hatte schon darauf hingewiesen, daß dieser Ausdruck im deutschen Sprachgebrauch mehrdeutig ist. Im KK ist dieses umfassende Kapitel geteilt worden:

- Allgemeines: Aufgeführt ist eine Reihe klinischer Begriffe von ›Abmagerung‹ bis ›Zwergwuchs‹, Abszesse, Chorea, Zyanose, Hitzewallungen, Konvulsionen, Pulsbeschaffenheit, Tumoren, Verletzungen, Zittern, auch die Mittel der sykotischen und der syphilitischen Konstitution.

- Empfindungen: Gemeint sind die, die den ganzen Organismus betreffen oder den Rang von Allgemeinsymptomen bekommen.
  Hier findet man auch die Mittel für frostige Patienten unter Lebenswärme, Mangel an (EK 1357; KK I 462).

- Modalitäten: Gemeint sind die, die den ganzen Menschen betreffen, z.B. Essen, Trinken, Menses, Wärme, Kälte, Wetter, Bewegung, Ruhe, Liegen, Schweiß im allgemeinen, Koitus, Stuhlgang.
  In dieser Rubrik stehen auch einige klinische Begriffe:
  Reisekrankheit (siehe Fahren), Kinderkrankheiten, Frauenkrankheiten, Klimakterium, Impffolgen, Säuglingskrankheiten, Seekrankheit, Zahnung der Kinder.

Organgebundene Symptome (Lokal-Symptome)

Sie sind bis ins letzte Detail ausgeführt. Findet man trotzdem etwas Differenziertes nicht, kann man die übergeordnete Rubrik verwenden oder nach Synonyma forschen. Die Reihenfolge geht immer vom Allgemeinen zum Speziellen, von oben nach unten[20], beim Kopf vom Hinterkopf zur Stirn. In jeder Rubrik wiederholt sich das Schema: Seitenbeziehung, Zeit des Auftretens, Begleitumstände, Modalitäten, Ort, Art der Sensationen, und (im KK in Kursivschrift) ›erstreckt sich zu‹: Die Richtung der Ausstrahlung einer Sensation (Mißempfindung, Schmerz, Taubheit u.a.) wird angegeben.
In diesen differenzierten Schmerzrubriken findet man manchmal fast mühelos ein vollständiges Symptom, das zum Schlüsselsymptom werden kann.

Beispiel

Ein Patient sagt, daß er im Nacken einen brennenden Schmerz hat, der bis in den Hinterkopf geht. Während des Schlafes stört er nicht. Ätiologie unbekannt.

[20] Ausnahme: Im EK wird bei Rückenschmerz die alphabetische Reihenfolge gewählt.

Repertorisation: Brennende Schmerzen Nacken (EK 915; KK Cervicalregion II 348). Erstreckt sich zum Hinterkopf (EK 915; KK II 349). Schlaf bessert (EK 915; KK II 348).

Ergebnis der Repertorisation: *Calcium carbonicum* geht als einziges Mittel durch alle Rubriken. Vergleich mit der Arzneimittellehre und der Erfolg bestätigen die Richtigkeit der Arzneiwahl. ▬

Gradeinteilung

Nach jedem einzelnen Symptom folgt die Liste der Mittel in drei verschiedenen **Drucktypen**, die den Wert angeben:
- Normaldruck   = 1. Grad = weniger Wert
- Kursivdruck   = 2. Grad = mittlerer Wert
- Fettdruck   = 3. Grad = höchster Wert

Diese Gradeinteilung ist von *Kent* vorgenommen worden nach der Bedeutung für die Arzneiwahl.

Die Bezeichnungen nach 1., 2., 3. Grad gehen in der Literatur (z.B. *Kent* und *Künzli*) durcheinander. Bei *Kent* ist der 1. der höchste Grad, bei *Künzli* ist der 3. Grad der höchste. Für die Punktauswertung der Repertorisation, die ich für sehr umstritten halte, rate ich zur *Künzli*-Benennung: der 3. Grad ist der höchste und wird mit 3 Punkten bewertet.

Die Punktauswertung widerspricht im Grunde der homöopathischen Arzneidifferenzierung nach der Qualität der Symptome. Wenn in einer Fallaufnahme aber keine hochwertigen Symptome vorhanden sind, kann das Zusammentragen von ›mittelprächtigen‹ Symptomen und ihre Zählung doch noch Hinweise auf das gesuchte Mittel geben.

Man muß diese Gradeinteilung nicht starr übernehmen. In den meisten Fällen kann man der Zuordnung nach *Kent* folgen. Die oft bewährten Leitsymptome einer Arznei sind fast immer mit dem 3. Grad ausgezeichnet. Die polaren Wechsel- oder auch Endwirkungen einer Arznei erscheinen dann meist im 2. oder 1. Grad.

So hat *Jod* als Leitsymptom Heißhunger – es erscheint im 3. Grad (EK 487; KK III 421), es kann aber auch Appetitlosigkeit auftreten, wir finden es unter ›Appetit fehlt‹ im 2. Grad (EK 486; KK III 420).

Im allgemeinen gilt für die Gradeinteilung folgende Wertskala:
- 3. Grad = fast bei jedem Prüfer aufgetreten und klinisch oft bestätigt
- 2. Grad = bei Arzneiprüfungen seltener beobachtet, aber klinisch bestätigt
- 1. Grad = nur bei sehr wenigen Prüfern beobachtet, noch nicht sicher bestätigt

Ergänzungen zum Kentschen Repertorium

Ensinger hat mit seinem »Leitfaden zum Kentschen Repertorium« (1975) einen Anfang gemacht, manches Verstreute zu ordnen und das Finden in der deutschen Übersetzung von *Keller/Künzli* zu erleichtern.

Wecker (1982) hat für die *Erb*sche Übersetzung des »Kent« entsprechende Hinweise zur Arzneifindung zusammengestellt.

Flury (1979) baut mit seinem Karten-Repertorium eine Brücke zwischen der betonten Generalisierung der Symptome bei *v. Boenninghausen* und der weitgehenden Differenzierung *Kents*. Wer den Wert der ganzheitlichen Symptome des Leibes und Gemütes kennenlernen will, findet hier viel Anregung.

Die Anzahl der Querverweise könnte im »*Kent*« erweitert werden. *Eichelberger* (1979) gibt in seinen Rundbriefen Hinweise auf Synonyma und sinnverwandte Ausdrücke. Man sollte sich diese in sein eigenes Repertorium eintragen. Vergessen Sie nicht meinen Rat:

| Sofort beim Gebrauch selbstgefundene Querverweise einschreiben!

Leers (1973) hat seltene Symptome gesammelt, die nicht im »*Kent*« stehen.

Arzneiwahl durch Vergleich von Symptomen-Reihen (Repertorisation)

Allgemeines

Im Kapitel »Verschiedene Wege zur Arzneifindung« (S. 65 ff.) wurde darauf hingewiesen, daß zwei Methoden der Arzneifindung möglich sind:

- Synthetisches Erfassen des Krankheitsbildes und Vergleich mit dem gesamten Arzneimittelbild.
- Analytische Wertung der einzelnen Symptome des Kranken und Vergleich mit ähnlichen Arzneiprüfungssymptomen.

Die erste, ganzheitliche Methode hat Vorteile für Ärzte mit synthetischer Begabung und sehr guter Arzneimittelkenntnis. Sie ist nur anwendbar, wenn das Material der Fallaufnahme eigenheitliche, charakteristische Symptome enthält, die ein bestimmtes Arzneimittelbild sicher erkennen lassen.

Der zweite Weg ist von Vorteil bei bruchstückhaftem, unübersichtlichem Material der Fallaufnahme, da hier nur durch exakten Vergleich der Symptomen-Reihe die Arznei gefunden werden kann. Ärzte mit analytischer Begabung bevorzugen diese Methode. Sie bringt auch noch gute Erkenntnisse bei bescheidener Arzneimittelkenntnis.

Das Repertorium kann für beide Wege verwendet werden: zum Nachschlagen einzelner gut differenzierter Symptome oder zum Vergleich einer Symptomenreihe, die wir aus der Fallaufnahme ausgewählt haben. Wenn bei sonst klarer Arzneimitteldiagnose ein Symptom zweifelhaft ist, können wir rasch nachprüfen, ob es zu der gewählten Arznei paßt. Oder wir erfahren, welche Arznei in Frage kommt, wenn der Patient uns ein auffallendes Symptom mitteilt, von dem wir noch nie gehört haben.

Beispiel

Ich erinnere mich an meine ersten homöopathischen Lehrlingsjahre, als eine Mutter berichtet, ihre vierjährige Tochter könne nie auf dem Klo im Sitzen Stuhl machen. Wenn sie ihr die Windel wickelt, stellt sich das Fräulein Tochter in eine Ecke und drückt kräftig – schon Erfolg. Stuhlgang nur im Stehen! Nach langem Suchen im englischen »Kent« – wir hatten damals noch keine Übersetzung – fand ich dieses Symptom (S. 608). EK 636, KK III 617: Schwergehender Stuhl, im Stehen geht der Stuhl leichter – allein *Causticum*, 3wertig.

Dieses Schlüsselerlebnis hat mich vom Wert eines Symptomenverzeichnisses recht überzeugt und mir gleichzeitig die Bedeutung von Schlüsselsymptomen gezeigt. Für Schlüsselsymptome, vollständige Symptome, präzise Allgemeinsymptome benötigen wir keine lange Liste, da wir bei diesen ausgefeilten Symptomen in der entsprechenden Rubrik meist nur wenige Mittel finden. Diese lassen sich oft ohne großen Zeitaufwand in der Sprechstunde durch Vergleich mit der Arzneimittellehre und gezielter Nachfrage beim Patienten unterscheiden und die Arzneiwahl absichern.

Anders ist die Situation bei einem schwer überschaubaren Krankheitsfall mit einer Reihe von unvollständigen Symptomen. Viele dieser Symptome erscheinen uns zwar wertvoll – aber keines ist allein in der Lage, uns sicheren Hinweis auf ein Arzneimittel zu geben. Für jedes dieser unvollständigen Symptome finden wir im Repertorium eine Rubrik mit mehreren Mitteln. Welches dieser Mittel ist nun das eine, das wir suchen?

Jedes dieser Symptome ist für sich allein nur ein Mosaikstein des ganzen Arzneimittelbildes. Aus vielen Mosaiksteinen entwickelt sich Schritt für Schritt das ganze Bild, bis es deutlich erkennbar ist. Durch die Aneinanderreihung der Symptome ergibt sich aus der Gruppierung vieler Teile das Ganze. Was ein unvollständiges Symptom nicht leisten kann, wird durch die Zusammenfügung einer Symptomenreihe möglich: die Bestimmung des ähnlichen, des heilenden Mittels. Zusammenfügen von Symptomenreihen und Vergleichen im Repertorium heißt ›Repertorisation‹.

Methoden

***Hahnemanns* Methode.** In der Vorerinnerung zu Band II »Reine Arzneimittellehre« gibt *Hahnemann* an zwei Beispielen einen kleinen Einblick in seine Werkstatt, der nicht nur historisch interessant ist: Er zeigt auch schon das Wesentliche der vergleichenden Arzneiwahl mit Symptomenreihen.

»W-e, ein schwächlicher, blasser Mann von 42 Jahren, dessen stete Beschäftigung am Schreibtische war, klagte mir den 27. Dez. 1815: er sey schon 5 Tage krank.
1. Den ersten Abend ward es ihm, ohne sichtbare Veranlassung, übel und drehend, mit vielem Aufstohsen,
2. die Nacht drauf (um 2 Uhr) saures Erbrechen,
3. die drauf folgenden Nächte heftiges Aufstohsen,
4. auch heute übles Aufstohsen von stinkendem und säuerlichem Geschmacke,
5. es war ihm, als wenn die Speisen roh und unverdaut im Magen wären,
6. im Kopfe sey es ihm so weit und hohl und finster, und wie empfindlich darin,
7. das kleinste Geräusch sey ihm empfindlich gewesen,
8. er ist milder, sanfter, duldender Gemüthsart.

Hier ist zu bemerken:
Zu 1. Dahs einige Arzneien Schwindel mit Uebelkeit verursachen, so wie auch *Pulsatille*, welches seinen Schwindel auch Abends macht, was nur noch von sehr wenigen anderen beobachtet worden.
Zu 2. Erbrechen sauren oder sauerriechenden Schleims erregen *Stechapfel* und *Krähenaugen*, aber so viel man weihs, nicht in der Nacht. *Baldrian* und *Kockelsamen* machen in der Nacht Er-

brechen, aber kein saures. Blohs *Eisen* macht Erbrechen in der Nacht, und kann auch saures Erbrechen hervorbringen, aber nicht die übrigen hier zu berücksichtigenden Symptome.
Pulsatille aber macht nicht nur abendliches saures Erbrechen und nächtliches Erbrechen überhaupt, sondern auch die übrigen von Eisen nicht zu erwartenden Beschwerden dieses Falles.
Zu 3. Das nächtliche Aufstohsen ist der *Pulsatille* eigen.
Zu 4. Das stinkende, faulige und das säuerliche Aufstohsen ist ebenfalls der *Pulsatille* eigen.
Zu 5. Die Empfindung von Unverdaulichkeit der Speisen im Magen bewirken wenige Arzneien, und keine so vollständig und auffallend, als *Pulsatille*.
Zu 6. *Auhser Ignazsamen*, welcher jedoch unsere übrigen Beschwerden nicht erregen kann, macht denselben Zustand *Pulsatille*.
Zu 7. *Pulsatille* erregt dergleichen, so wie sie auch eine Ueberempfindlichkeit der anderen Sinnorgane zuwege bringt, z.B. des Gesichts. Und obgleich die Unleidlichkeit des Geräusches auch bei *Krähenaugen, Ignazbohne* und *Sturmhut* zu finden ist, so sind diese doch nicht gegen die andern Zufälle homöopathisch und besitzen am wenigsten das Symptom.
Zu 8. Des milden Gemüthszustandes, welchen, nach dem Vorbericht zu *Pulsatille*, diese letztere Pflanze ausgezeichnet verlangt.
Dieser Kranke konnte also durch nichts leichter, gewisser und dauerhafter geheilt werden als durch die hier homöopathische *Pulsatille*, die er dann auch sogleich, aber seiner Schwächlichkeit und Angegriffenheit wegen nur in einer sehr verkleinerten Gabe, d.i. einen halben Tropfen des Quadrillionstels eines starken Tropfens *Pulsatille*, erhielt. Diehs geschah gegen Abend.
Den folgenden Tag war er frei von allen Beschwerden, seine Verdauung war hergestellt und so blieb er frei und gut, wie ich nach einer Woche von ihm hörte.
Die Erforschung eines so kleinen Krankheitsfalles und die Wahl des homöopathischen Mittels dafür ist sehr bald verrichtet von dem, welcher nur einige Uebung darin und die Symptome der Arznei theils im Gedächtnisse hat, theils sie leicht zu finden weihs; aber es schriftlich mit allen Gründen und Gegengründen aufzustellen (welches vom Geiste in einigen Augenblicken überschaut

wird), macht, wie man sieht, ermüdende Weitläufigkeit.

Zum Behufe eigner Behandlung braucht man nur zu jedem einzelnen Symptome alle die Arzneien mit einem Paar Buchstaben (z. B. *Ferr. Chin. Rheum. Puls.*) zu notiren, welche dergleichen Symptome ziemlich genau selbst erzeugen, und sich im Sinne zu merken, unter welchen, auf die Wahl Einfluhs habenden Bedingungen, und so bei jedem der übrigen Symptome, von welcher Arznei jedes erregt wird, um dann aus dieser Liste abzunehmen, welches Arzneimittel unter den übrigen die meisten der vorhandenen Beschwerden homöopathisch decken kann, vorzüglich die sonderlichsten und charakteristischsten – und diehs ist das gesuchte Heilmittel.«

Die Arzneifindung durch Vergleich der Symptomenreihen setzt also voraus, daß der Arzt »die Symptome teils im Gedächtnis hat, teils sie leicht zu finden weiß«.

An diesem Drehpunkt zur Arzneifindung hat die Arbeit der Schüler *Hahnemanns* angesetzt. Es müssen Wege gezeigt werden, damit ›leichtes Finden« praktisch durchführbar wird. Aus der allgemeinen Beschreibung einzelner Symptomenverzeichnisse wurde schon deutlich, daß verschiedene Wege möglich sind. Jeder Homöopath hat dadurch die Freiheit, seinen Weg zum ›leichten Finden‹ der Symptome zu gehen.

Von Boenninghausen, der Erfinder der Repertorisationstechnik.

Die besondere Bedeutung des Repertoriums von *v. Boenninghausen* wurde schon erwähnt. Seine Methode der Symptomenauswahl für die Arzneifindung muß noch genauer besprochen werden.

V. Boenninghausen hat mit seinem Repertorium in gewissenhafter Kleinarbeit die einzelnen Arznei-Symptome zusammengetragen, aber weit über diese Fleißarbeit hinaus geht seine geistige Leistung: Er ist nicht im Detail erstickt. Er führt das Werk seines Lehrers folgerichtig weiter: Die Anwendung der Simile-Regel wird durch ihn auch für schwer überschaubare Krankheitsfälle praktisch durchführbar.

Er hat klar begriffen, daß eine umfassende Fallaufnahme mit der Vielzahl von Symptomen nur zu bewältigen ist durch sinnvolle Ordnung und Wertung der Symptome.

> Es ist unmöglich, jedes kleine unvollständige Symptom mit der Arzneimittellehre zu vergleichen. Das Ganze kommt vor den Teilen!

Deshalb favorisiert er die Symptome, die eine charakteristische Aussage über die Empfindungen und Modalitäten des ganzen Menschen möglich machen. Die leiblichen und seelisch-geistigen Allgemeinsymptome bestimmen die Arzneiwahl. Damit verwirklicht er für die Arzneifindung, was *Hahnemann* ausspricht:

»So innig hängen alle Teile des Organismus zusammen und bilden ein unteilbares Ganze in Gefühlen und Tätigkeit« (Org., § 189). »Jede echte ärztliche Behandlung eines an äußeren Teilen des Körpers entstandenen Übels muß daher auf das Ganze, auf die Vernichtung und Heilung des allgemeinen Leidens … gerichtet sein, wenn sie zweckmäßig, sicher, hilfreich und gründlich sein soll.« (Org., § 190)

Von Boenninghausen faßt mehrere Einzelsymptome zusammen zu einem Allgemeinsymptom, wenn diese gleichgeartet sind nach Modalität und Empfindung.

Beispiel

Eine Patientin klagt, daß sie schon längere Zeit stechende Schmerzen am Kniegelenk hat beim Gehen. Fango-Packungen hätten es eher verschlimmert. Weiterhin hat sie seit ein paar Tagen Husten mit stechenden Schmerzen am Brustkorb, besonders beim tiefen Atmen. Husten wird schlimmer, wenn sie in ein warmes Zimmer kommt. Schließlich empfindet sie bei der Periode im rechten Eierstock ein Stechen, wenn sie die Treppe rasch läuft.

Bei allen drei Lokalisationen tritt die gleiche Empfindung auf: Stechender Schmerz; außerdem die gleiche Modalität: schlechter durch Bewegung (Gehen, Tiefatmen, Treppenlaufen), schlechter durch Wärme (Packungen, warmes Zimmer).

Diese drei Einzelsymptome sind zu einem wertvollen Allgemeinsymptom geworden, dadurch im Symptomenverzeichnis rasch zu finden und auch leicht zu erkennen: *Bryonia*.

Durch Ordnung, Wertung und Generalisierung konzentriert er die Totalität der Symptome (die Menge!) zum Inbegriff der Symptome, zur Qualität. Er hat die Anweisung *Hahnemanns*, die eigenheitlichen charakteristischen Zeichen und Symptome besonders zu bewerten, aus dem Unverbindlichen und Theoretischen eines Lehrsatzes in das praktische Tun übertragen.

Damit wurde er Begründer einer wissenschaftlichen, klaren und nachvollziehbaren Technik der Arzneiwahl. *Von Boenninghausen* gibt uns den Schlüssel zum sinnvollen Gebrauch des Repertoriums.

> Man darf nie der Sklave des Details werden und sich in der Vielfalt der Einzelsymptomatik verlieren.

Der Gebrauch eines Repertoriums sollte nicht zur Karikatur ausarten, wo nur noch stundenlang geblättert und gesucht wird, wo das Jagen nach einzelnen ausgefallenen Symptomen zum Selbstzweck wird. Ein Repertorium ist Hilfsmittel und muß es bleiben. Es ändert nichts an den Grundlagen der Arzneiwahl. Es unterstützt lediglich das Gedächtnis und gibt Möglichkeiten, die Fülle der Arzneiprüfungs-Symptome für die Arzneiwahl in einem Einzelfall einzusetzen. Selbst hervorragende Kenner der Materia Medica sind immer wieder erstaunt, wie reich unsere Arzneimittellehre ist. Die wirklichen Könner bleiben demütig und erkennen an, daß unser Gedächtnis die Hilfe eines Symptomenverzeichnisses braucht. Und man wundert sich immer wieder, wie unsere Arzneimittelbilder im Laufe der Jahre holzschnittartig zu Schwarzweiß-Bildern verengt wurden und so in der Erinnerung haften bleiben. Ich erinnere nur an die Klischee-Vorstellung des blauäugigen, blonden, sanften, weinerlichen *Pulsatilla*-Weibchens – aber daß dieses milde Mittel in vielen Bereichen brennende Schmerzen hat, wird oft vergessen. Das Symptomenverzeichnis als Inhaltsverzeichnis einer umfassenden Materia Medica lehrt uns eine Menge Symptomatik, die solche Klischees überwinden. Durch das Hin- und Hervergleichen von Symptomenverzeichnis und Arzneimittellehre lernen wir die volle Wirklichkeit der Arznei kennen – und kommen zu besseren Ergebnissen unserer Therapie.

Kent – **Meister im Detail.** *Kent* hat das einmalige Verdienst, daß er uns die Fülle der Arzneimittellehre in seinem Repertorium zugänglich gemacht hat. Er baut auf den Fundamenten *v. Boenninghausens* weiter. Das Besondere am Werk von *Kent* ist seine Neigung zum Detail. Damit werden auch Arzneisymptome in ihrem ursprünglichen Zusammenhang erfaßt. So beschreibt er beispielsweise unter der Rubrik Husten: »Kind muß hochgenommen werden, wird blau im Gesicht und kann nicht ausatmen: *Mephitis*.« (EK 792; KK III 368)

Die exakte Einzelsymptomatik hat sein besonderes Interesse. Überspitzt kann man den Unterschied formulieren: *v. Boenninghausen* generalisiert – *Kent* differenziert.

Im Kontrast klingen diese beiden Begriffe, als würden sie sich ausschließen. In der praktischen Arbeit des Repertorisierens benötigen wir beides, das Einzelne und das Allgemeine.

Bei *Hahnemann* finden wir den entscheidenden Hinweis für die Arzneiwahl: »Die auffallenderen, sonderlichen, ungewöhnlichen und eigenheitlichen (charakteristischen) Zeichen und Symptome des Krankheitsfalles besonders und fast einzig fest ins Auge zu fassen.« (Org., § 153)

Hahnemanns Formulierungen sind fast immer sehr genau. Leider liest man zu rasch darüber hinweg. Der § 153 des Organon, Angelpunkt der Arzneifindung, besteht in der Aufzählung der wesentlichen Symptome aus zwei Teilen: auf der einen Seite die auffallenden, sonderlichen, ungewöhnlichen, zum anderen die eigenheitlichen, charakteristischen Zeichen und Symptome. Zwischen diesen beiden Bereichen setzt *Hahnemann* in der Aufzählung ein »und«. Bevor ich dieses »und« nicht begriffen hatte, stolperte ich über die verschiedenen Ratschläge zur Auswahl der Symptome und wurde unsicher. Die Empfehlungen zur Repertorisationstechnik reichen im Extrem von der minutiösen Ausarbeitung der Einzelsymptomatik (auffallend, sonderlich) bis zur fast ausschließlichen Verwertung der Allgemeinsymptome (eigenheitlich, charakteristisch). Einige Autoren raten ab von der Verwendung der Symptome, die aus dem Bereich der Hauptbeschwerde kommen, und stützen sich besonders auf die Allgemeinsymptome.

Das ausgleichende »und« in §153 verbindet die Extreme der Nachfolger von *Hahnemann* und rät, beides zu verwenden: die partikularen sonderlichen und die generellen charakteristischen Symptome.

Arbeitsgänge der Repertorisation

Vor jeder Therapie steht die Diagnose. Vor jeder Arzneifindung steht die gute Fallaufnahme. Je unübersichtlicher der Krankheitsfall desto gründlicher die Fallaufnahme!

Zur Repertorisation ist schriftliche Dokumentation der Fallaufnahme erforderlich. Die Gesamtheit der Symptome muß vorliegen (vgl. Kapitel ›Fallaufnahme‹). Dieses ›Rohmaterial‹ aus diagnostischen Begriffen, Zeichen, Symptomen, biographischen Daten wird nun gesichtet und geordnet. Dieser Ordnungsprozeß hat das Ziel, aus der Gesamtheit der Symptome den *Inbegriff* der Symptome zu bilden, aus dem Vielfältigen das Wesentliche auszusondern. Jetzt kommt die entscheidende Frage:

■ Welche Symptome soll man verwenden?

Diese Frage geht nach zwei Richtungen und fordert eine Antwort von der negativen und der positiven Seite.

Es ist wohl aus dem Bisherigen schon deutlich geworden, daß alle unbestimmten und selbstverständlichen Symptome nicht in die Auswahl kommen. Mäßige Spieler wählt man nicht in die Nationalmannschaft:

»Die allgemeineren und unbestimmten: Eßlustmangel, Kopfweh, Mattigkeit, unruhiger Schlaf, Unbehaglichkeit usw. verdienen in dieser Allgemeinheit und wenn sie nicht näher bezeichnet sind, wenig Aufmerksamkeit, da man so etwas Allgemeines fast bei jeder Krankheit und jeder Arznei sieht.« (Org., §153)

Auswahl

Alles Individuelle gehört zum Inbegriff – aber nicht alle Kleinigkeiten.

Schon aus praktischen Gründen kann man nach umfassender Fallaufnahme nicht jedes Symptom verwenden, im Symptomenverzeichnis suchen und die zugehörigen Mittel aufzeichnen. Wir würden Stunde um Stunde schreiben, suchen, schreiben, suchen – und am Ende käme doch nichts Vernünftiges für die Therapie heraus. Diese Methode wäre in etwa vergleichbar, wenn jemand, der einen Apfelbaum beschreiben soll, jeden einzelnen Apfel nach Größe, Farbe, Form, Fleckenbildung, Madenbefall und sonstigen Einzelheiten minutiös darstellt, dann die Zweige und jedes Blättchen wieder detailliert untersucht. Das Charakteristische dieses Baumes und der Inbegriff seiner Merkmale (Wurzeln, Stamm, Krone) würde in der ungeordneten Beschreibung der Kleinigkeiten völlig untergehen.

Das scheinbar Paradoxe will uns oft nicht in den Sinn: Erst sammeln wir mit Akribie die Gesamtheit der Symptome, dann werfen wir vieles wieder hinaus. Die Paradoxie ist scheinbar, da wir bei der Fallaufnahme noch nicht entscheiden können, welche Gruppe von Symptomen zum Indiz für die gesuchte Arznei wird. Der Archäologe verzeichnet bei Ausgrabungen auch erst Stein für Stein, bis er erkennt, daß diese wirr umherliegenden Steine beispielsweise die Reste einer Mauer bilden. Mit diesem Erkennen geht der einzelne Stein in der Benennung ›Mauer‹ auf.

Von der positiven Seite kann man die Frage nach der Auswahl der Symptome so beantworten:

Wähle die Symptome, die den ganzen Menschen charakterisieren, aber auch diejenigen, die in diesem hier konkret vorliegenden Krankheitsfall auffallend, sonderlich, ungewöhnlich sind.

Das Material der Fallaufnahme entscheidet im Einzelfall, wo die deutlicheren Symptome zu finden sind. Die Vielfalt der Krankheitsprozesse zwingt zur Differenzierung bei der Auswahl der Symptome. Eine vorgefertigte Schablone entspricht nicht der Wirklichkeit. Manchmal schildert uns der Patient ein oder zwei sonderliche Symptome recht präzis, vielleicht sogar als vollständiges Symptom mit Ätiologie, Ort, Art, Modalität und begleitende Sensationen. In anderen, besonders langdauernden Krankheitszuständen sind die Einzelsymptome oft Bruchstücke oder nur patho-

gnomonische Symptome und alles recht all-
täglich. Im Ausgleich dazu finden wir aber dabei oft sehr charakteristische Symptome in
der ganzheitlichen leib-seelischen Verfassung
des Patienten.

Bei einer dritten Gruppe von Patienten fällt
uns als »Erkennungszeichen der Arznei« (*v.
Keller*) ein ungewöhnliches oder sogar para-
doxes Symptom auf; eine deutlich beschrie-
bene Sensation (›als ob das Herz stehen blie-
be‹); eine auffallende Modalität (›alles
schlechter bei Bewegung‹); eine unerwartete
psychische Reaktion (›zornig durch Trost‹)
oder ein sonderlicher Ort der Beschwerde
(›Kopfschmerz unter dem Orbita-Dach‹). Jedes
dieser Erkennungszeichen kann uns ganz
dicht an die gesuchte Arznei heranführen.

Optimal ist eine Fallaufnahme, wenn im Einzelnen **und** Ganzen wertvolle Symptome zur
Auswahl ermittelt werden. Wenn dieses optimale Ergebnis nicht erreichbar ist, muß man
sich begnügen mit dem Bereich, der präzise
Symptome liefert. Möglichkeit zur Auswahl
setzt natürlich immer ein gewisses Angebot
voraus.

Zur Repertorisation verwendet man eine Auswahl von Symptomen. Unbestimmtes und
Selbstverständliches, aber auch unbedeuten-
de Kleinigkeiten, die weder den Patienten
noch ein Arzneimittel charakterisieren, werden ausgeschieden. Aus der Gesamtheit wird
der Inbegriff der Symptome gebildet.

> Zum Inbegriff der Symptome gehört: Was
> den ganzen Menschen charakterisiert, seine
> Eigenheit im Seelisch-Geistigen und ganz-
> heitlichen Leiblichen (Allgemein-Sym-
> ptome);
> organbezogene und lokale Symptome in
> ihrer individuellen Ausprägung, wenn sie
> präzise geäußert werden, auffallend und
> sonderlich sind (individuelles Lokal-Sym-
> ptom):

Das Material der Fallaufnahme entscheidet im
konkreten Einzelfall, ob das Schwergewicht
mehr auf den ganzheitlichen charakteristischen oder auf den partikularen sonderlichen
Symptomen liegt. Eine starre Festlegung auf
ein Schema entspricht nicht der Vielfalt der
Krankheitsprozesse. An den folgenden Bei-

spielen wird deutlich, daß sowohl die Hauptbeschwerde in ihrer individuellen Ausprägung
die Arzneifindung möglich macht, während in
anderen Fällen die charakteristischen ganzheitlichen Symptome führen. Das Optimum
kann erreicht werden, wenn qualitativ hochwertige Symptome aus beiden Bereichen zur
Auswahl vorhanden sind.

Nach der Auswahl der Symptome aus der gesamten Fallaufnahme kommt der zweite
Schritt: Ordnung und Wertung der Symptome.

Ordnung und Wertung

Die ausgewählten Symptome ordnet man am
sichersten nach ihrer Zugehörigkeit. Auf der
einen Seite die ganzheitlichen Symptome von
Leib und Seele, zum anderen die partikularen
Symptome (Lokal-Symptome). Dabei sollte
man sich bemühen, aus verschiedenen Bruch-
stücken, die in der Fallaufnahme oft verstreut
sein können, ein vollständiges Symptom zu
bauen (Ätiologie, Ort, Art, Modalität, Begleitsymptome).

Die Wertung der Symptome richtet sich nach
der Qualität der Aussage: nach ihrer Präzision,
Vollständigkeit und nach der Rangordnung
der Person in der Reihenfolge Gemüt – Intellekt – Leib – Organ.

Die drei Arbeitsgänge Auswahl, Ordnung, Wertung kann man nach einiger Erfahrung in der
Repertorisationstechnik zusammenfassen:

1. Unterstreichen Sie in der Dokumentation
   Ihrer Fallaufnahme (oder im Fragebogen)
   zuerst alle wesentlichen ganzheitlichen
   Symptome (Allgemein-Symptome von Leib
   und Seele) mit einem roten Farbstift.
2. Dann kommt der blaue Farbstift zum Unterstreichen der wesentlichen und genau
   beschriebenen Lokal-Symptome; seien Sie
   dabei immer auf der Lauer, wenigstens ein
   vollständigs Symptom mit Begleitsymptom
   zu finden.

Damit haben Sie die Auswahl, Ordnung und
Wertung erfaßt. Die unterstrichenen Symptome zeigen durch ihre Markierung, daß sie
›dabei‹ sind und wo sie hingehören. Nach dem
Unterstreichen der gewählten und geordneten

Symptome sollte man nochmals überprüfen, ob die Wahl der Selbstkritik standhält.

Diese Selbstkritik ist dringend geboten. Zum Vergleich: Der Ansatz einer mathematischen Aufgabe muß absolut korrekt sein, wenn eine richtige Lösung herauskommen soll. Auswahl und Ordnung der Symptome müssen mit der Wirklichkeit des Kranken in voller Übereinstimmung sein, wenn die Arzneiwahl das Simile treffen soll. Die ganzheitlichen Symptome, die in der Stufenleiter der Wertigkeit obenanstehen, müssen auch beim Patienten bemerkenswert und deutlich sein. Sie müssen sich in der Fallaufnahme förmlich aufdrängen. Die seelisch-geistigen Symptome beispielsweise sind in vielen Fallaufnahmen recht wenig präzise. Erst wenn man den Patienten eine Zeitlang kennt, wird sein Wesen deutlicher. Erst wenn er Vertrauen zum Arzt gewonnen hat, wird er von seinen Tiefen sprechen. Begabung und Schulung vieler Ärzte sind leider nicht so einmalig gut, daß sie hinter ›Fassaden‹ schauen. Nicht jeder Patient ist ein seelischer Exhibitionist und entblößt ungefragt sein Inneres. *Von Boenninghausen* war bescheidener als *Kent*. Er verwendet die Gemütssymptome am Ende seiner Symptomenreihen als Bestätigung oder zum Ausschluß seiner gewählten Arznei und empfahl, die psychischen Symptome in der Arzneimittellehre nachzulesen und genau zu vergleichen. *Von Boenninghausen* steht damit im Einklang mit *Hahnemann*. In den Beispielen seiner Arzneifindung bringt er die Gemütssymptome zur Bestätigung der Arzneiwahl am Schluß seiner Symptomenreihe (vgl. S. 98).

Rangordnung der Symptome

Die Auswahlkriterien für die Arzneifindung wurden schon im Kapitel ›Arzneifindung‹ (S. 81, Tab. 3) behandelt. Aufgrund ihrer Bedeutung soll hier das Wesentliche wiederholt werden.

Für die Repertorisation ist es unerläßlich, eine Reihenfolge der Symptome für jeden Einzelfall festzulegen. Hierfür gelten allgemeine Regeln, die der besonderen Situation des Einzelfalles angepaßt werden müssen.

Die Qualität eines Symptoms ist von zwei Faktoren abhängig: Es soll präzise sein und in der Stufenleiter der personalen Wertigkeit einen hohen Rang haben. Von beiden Gesichtspunkten aus muß man die Symptome gleichsam transparent anschauen, um ihre Qualität beurteilen zu können. Formelhaft könnte man es so ausdrücken: Präzision × Rang = Qualität. Drei Kombinationen sind denkbar:

- Ein ranghohes Symptom, z. B. ein Gemütssymptom, das aber undeutlich und unvollständig ist, vielleicht sich in der letzten Zeit sogar abschwächt, hat wegen seiner geringen Präzision auch weniger Qualität, als ihm sonst zustehen würde.
- Hohe Qualität hat ein auffallendes und vollständiges Lokalsymptom mit ungewöhnlichen Begleitsymptomen, das der Patient spontan äußert und intensiv erlebt, weil es schon lange besteht und sich noch verstärkt. Hier überspielt eine deutliche Präzision die an sich niedere Rangordnung eines Lokalsymptomes.
- Die Kombination von Präzision und hoher personaler Wertigkeit ergibt die beste Qualität und damit fast eine mathematische Sicherheit, daß die Heilung gelingt.

Beispiel

Eine große, kräftige, aber mollige dunkelblonde Patientin klagt als Hauptbeschwerde über eine starke Akne. Das lokale Geschehen gibt keine Differenzierung, es ist eine Akne wie viele Aknen. Der spontane und gelenkte Bericht ergibt auch keine Differenzierung. Als sie aber merkt, daß ich mich bei der indirekten Befragung für ›sie selbst‹ interessiere, sagt sie ganz spontan: »Komisch, mich ärgert schon lange, daß ich abends im Dunkeln Angst kriege, wenn ich mit dem Auto fahre, da ich meine, daß mir jemand über die Schulter schaut, als wenn da jemand wäre.« Auf weiteres Befragen gibt sie an: Menses öfter zu früh, schwitzt schnell bei körperlicher Anstrengung, bei Sport; am Meer fühlt sie sich sehr wohl, auch die Akne war im Sommer dort wesentlich besser.

(Zur Auswertung dieses Fallbeispieles vgl. die Tabellen 6 und 7.)

Tabelle 6 Auswertung des Fallbeispieles

Symptome	Merkmale der Präzision	Rang	Qualität
Jemand schaut über die Schulter	Auffallend, sonderlich, genau beschrieben, intensiv erlebt und geäußert, besteht schon lange	Gemütssymptom, Illusion	sehr hoch
»Als ob da jemand wäre«	Sehr sonderlich	Als-ob-Symptom Ätiologie ihrer Angst	sehr hoch
Am Meer fühlt sie sich sehr wohl	Intensiv geäußert und deutlich erlebt; besteht schon lange	Allgemein-Symptom	wertvoll
Menses: Intervall kurz	Nicht sehr genau, da keine auffallende Abweichung in der Dauer oder Beschaffenheit der Menses besteht	Leibliches Allgemein-Symptom	gut
Akne	In dieser typischen Form wenig Präzision; Akne besser am Meer ist nicht sehr auffallend, da die meisten Aknen im Sommer und in frischer Luft auch besser werden	Hauptbeschwerde: lokales pathognomisches Zeichen ohne Differenzierung	bescheiden
Schwitzt schnell bei Anstrengungen	Bei korpulenten Menschen nicht auffallend	Leibliches Allgemein-Symptom	bescheiden
Angst im Dunkeln, Angst abends	Nicht ungewöhnlich, haben viele Menschen. In der beschriebenen Form ist es keine existentielle Angst. Sie beschreibt es selbst eher als komisch und ärgert sich darüber	Gemütssymptom mit Modalität	mäßig

In Tabelle 7 habe ich die Symptome schon nach der Reihenfolge ihrer Qualität geordnet. Dabei wird dem Anfänger auffallen, daß die Hauptbeschwerde, die diagnostisch abgrenzbare Krankheit ›Akne‹, erst relativ weit am Ende der Liste erscheint; daß das hochwertige geistige Symptom Angst zuletzt kommt, weil in diesem Falle die Angst nicht sehr ausgeprägt war.

Bromum führt in 5 Spalten, besonders in den Spalten mit der höchsten Qualität. Vergleich mit der Arzneimittellehre (z. B. *Boericke*, 1972) bestätigte die Ähnlichkeit mit dem ganzen Menschen und der Hauptbeschwerde. Bei Akne verzeichnet *Kent* leider nicht *Brom*. Dagegen ist es bei Pickel und Furunkel enthalten. Aus der Toxikologie ist die *Brom*-Akne aber gut bekannt. *Voisin* (1969) gibt *Brom*. als Hauptmittel an für Akne bei korpulenten

Menschen – eine Bestätigung für die typologische Übereinstimmung unserer Patientin.

Die Arzneifindung muß vom Ganzen ausgehen. Die Heilung geht auch vom Zentrum nach außen. Es hat keinen heilenden Wert, auf Lokalsymptome und Lokalmodalitäten eine Arzneifindung aufzubauen, die nicht im Einklang mit dem Ganzen steht. Damit erreichen wir stets nur vorübergehende palliative Effekte. Heilung geht von innen, wahlanzeigende Symptome für eine Arznei müssen dieser inneren Störung der Lebenskraft entsprechen. Die Störung der Lebenskraft repräsentiert sich oft deutlich in den ganzheitlichen Symptomen. Wenn diese Symptome Qualität haben, stehen sie an erster Stelle.

▌Ordnen Sie alle Symptome in der Reihenfolge ihrer Qualität.

Tabelle 7   Repertorisationsbogen zum Fallbeispiel

Jemand schaut über die Schulter (Personen, jemand ist hinter ihm)	Am Meer fühlt sie sich sehr wohl (Seeluft bessert)	Menses, Intervall zu kurz, zu früh	Akne	Pickel-Gesicht	Schweiß bei geringster Anstrengung	Furcht vor Dunkelheit
EK 87, KK I, 133	EK 1366 nur Med., KK I, 511	EK 725, KK III, 764	EK 363, KK II, 94	EK 367 (keine Benennung) KK II, 185	EK 1287, KK II, 69	EK 29, KK I, 42
Anacard.		Anacard.				
Brom.	Brom.	Brom.	Brom. nicht benannt	Brom.	Brom.	Brom.
Calc.		Calc.				
Casc. Cench. Crot. C.						
Lach.		Lach.				
Med.	Med.					
Ruta		Ruta				
Staph.		Staph.				
Sil.	Natr. m.	Sil.				

Die Präzision und Intensität der Aussage wird in der persönlich aufgenommenen Anamnese deutlicher sein als im Fragebogen. Nach diesen Vorbehalten gegenüber Rang und Wertigkeit können Sie die Symptome etwa in dieser **Reihenfolge** aufstellen:

1. Vollständige Symptome, die die Bedingung § 153 erfüllen
2. Bemerkenswerte psychische Symptome, möglichst mit Modalität
3. Deutliche ganzheitlich leibliche Symptome (Allgemein-Symptome und Modalitäten)
4. Überzeugende ätiologische Symptome
5. Ungewöhnliche Begleitsymptome
6. Sonderliche auffallende Lokalsymptome.

Dokumentation

Nach der Reihenfolge der Qualität stellt man eine Liste der gewählten Symptome auf. Ich nehme dafür einen Din A 4-Bogen quer. Oder man verwendet vorgedruckte Repertorisationsbögen, z.B. von *Vögeli*. Wenn man Zeit sparen will, empfiehlt sich die Lochkartei von *Leers*.

Der eben besprochene Krankheitsfall dient als Beispiel, um ein Gespür für die Qualität von Symptomen zu entwickeln, denn Repertorisation ist alles andere als mechanisches Vergleichen von beliebig vielen Symptomen. Es setzt immer wieder bei jedem einzelnen Fall ein Abwägen der Symptomatik nach ihrer Qualität voraus.

Beim Suchen muß man systematisch vorgehen, um nicht unnötig Zeit zu vergeuden, und folgende Überlegungen anstellen:

1. Wo gehört dieses Symptom hin? Wo finde ich es? Ist es eine Empfindung; eine Modalität, die den ganzen Menschen betrifft; ist es ein psychisches oder leibliches Allgemeinsymptom? Oder ist das gesuchte eine Teilsymptomatik – ist die Empfindung, der Schmerz mit der Ortsangabe verbunden? Ist die Art oder die Zeit der Sensation deutlich (z.B. morgens beim Erwachen)?
2. Ist das Symptom nur ein Bruchstück oder fast vollständig?

Aus diesen beiden Überlegungen folgt, ob man das Suchen mit einer großen Hauptrubrik beginnen muß oder ob man hoffen kann, eine kleine, aber präzise Unterrubrik zu finden. Der Vorteil des *Kent*-Repertoriums liegt in beiden Möglichkeiten, an die man sich je nach Ergebnis der Fallaufnahme anpassen kann. Mehrere große, aber wenig bestimmte Rubriken oder eine kleine, aber sehr präzise Rubrik können im Endergebnis das gleiche leisten.

Die Auswahl über große Rubriken führt zu großen Mitteln (Polychresten) und schließt manchmal wenig geprüfte kleine Mittel aus. Dies ist sicher ein Nachteil der Repertorisation mit vorwiegend großen Rubriken. Bei der Wahl einer kleinen Unterrubrik dagegen muß man sich vergewissern, daß der Inbegriff der Symptome, daß der ganze Mensch dazu paßt. Beiden Gefahren muß man aus dem Wege gehen durch Kontrolle mit der Arzneimittellehre. Der Vergleich mit einer großen Arzneimittellehre (z.B. *Hering, Allen*)[21] zeigt ja oft, daß die kleinen Mittel in den kleinen Arzneimittellehren noch kleiner werden und oft nur noch ein organotropes Schattendasein fristen. Deshalb ist es wichtig, daß die Übereinstimmung gerade bei kleinen Mitteln nachgeprüft werden muß in der Arzneimittellehre, da wir die Polychreste meist besser kennen.

> Repertorisation ist möglich von ›oben her‹ mit großen Allgemeinrubriken oder ›von unten her‹ mit sehr differenzierten, aber ausgeprägten Einzelsymptomen.

Beim Vergleich mit dem Symptomenverzeichnis sucht man den Ausdruck, der dem Sinn der Patientenaussage am genauesten entspricht.

---

[21] Die 12bändige Enzyklopädie von *Timothy F. Allen* (1976) und die 9bändige Ausgabe von *C. Hering* (1974) bringen eine Fülle von Symptomatik, die alle bis dahin geprüften Mittel enthalten. Wenn man sich entscheiden soll für eines dieser großen Werke, rate ich zu *Hering*. Es ist übersichtlicher im Druck, und Bewährtes ist besser hervorgehoben. Beide sind aus Indien preisgünstig zu beziehen, allerdings in Englisch.

Beispiel

Sagt ein Patient: »Ich träume mit offenen Augen«, so entspricht dieser Ausdruck am besten ›Träumen beim Wachsein‹ (KK I 402), ›im wachen Zustand‹ (EK 1246).

Viele Patienten geben an, daß sie ihren Schmerz empfinden, »als ob es klopft«, z.B. bei Kopfschmerz. Diesem Ausdruck entspricht am ehesten ›pulsierender‹ (EK 145; KK I 334) oder ›hämmernder‹ Schmerz (EK 139; KK I 330), je nach Intensität der Klopfempfindung.

Die Symptomenliste wird übersichtlich, wenn die gleichen Mittel in die gleiche Zeile geschrieben und mit einem Querstrich verbunden werden (vgl. S. 105).
Je nach Gradeinteilung bezeichnet man am einfachsten durch Unterstreichung:
- Zweimal unterstreichen = 3. = höchster Grad
- Einmal unterstreichen = 2. = mittlerer Grad
- Nicht unterstreichen = 1. = schwacher Grad

Damit gewinnt man ein deutliches Bild und kann aus der Liste sofort entnehmen, welche Mittel dominieren.
Die passende Rubrik muß exakt der Patientenaussage gleichen:
›Verlangen nach frischer Luft‹ (EK 1366; KK I 510) heißt, daß der Patient direkte Sehnsucht nach frischer Luft hat, ohne frische Luft kann er nicht leben. ›In frischer Luft besser‹ (EK 1366; KK I 510) bedeutet, daß seine Beschwerden besser werden. ›Bewegung verschlechtert‹ (EK 1343; KK I 493) und ›Abneigung gegen Bewegung‹ (EK 1343; KK I 494) müssen unterschieden werden, denn das erstere ist eine körperlich empfundene Zunahme der Beschwerden durch Bewegung. Die Abneigung gegen Bewegung drückt mehr eine psychische Motivation aus.
Auf der anderen Seite sind beispielsweise ›Furcht‹ und Angst in unserem Sprachgebrauch verwandte Ausdrücke. Nicht jeder ist Germanist, der diese Begriffe säuberlich trennen kann.
Verwenden Sie deshalb beide Ausdrücke und schauen Sie nach, in welcher Rubrik die passende Verbindung zu Ihrem Patienten besteht: Wenn jemand erzählt, daß er abends vor dem Schlafengehen erst unters Bett

schaut, ob da jemand ist, entspricht das am besten ›Furcht vor Räubern‹ (EK 31; KK I 45). ›Angst im Dunkeln‹ (EK 4; KK I 5) und ›Angst im Bett‹ (EK 4; KK I 5) sind verwandt – je nach Lage verbindet man alle drei oder entscheidet sich für eine passende Rubrik.
Diese wenigen Beispiele sollen zum Nachdenken und zum Sprechen mit dem Patienten anregen. Oft ist man überrascht, wie genau der Kranke seine Empfindungen schildert, wenn er erst spürt, daß man sich für ihn selbst interessiert.

Eliminationssymptome

Wenn die Fallaufnahme gute Allgemeinsymptome gebracht hat, die im Symptomenverzeichnis gute Rubriken mit vielen Mitteln ergeben, verwendet man vorgeschaltete Eliminationssymptome, um die Schreibarbeit abzukürzen. Dieser Vorschlag stammt von *Margaret Tyler* und *Sir John Weir*.

Beispiel

Ein Patient klagt, daß er seit einem Vierteljahr morgens völlig verwirrt ist. Er vergleicht diesen Zustand mit »Zwei Viertel Wein zuviel«. Nach Rückfrage wegen der etwas unbestimmten Zeitangabe »morgens« sagt er, daß dieser Zustand den ganzen Morgen andauere, so bis zehn Uhr. Es sei kein Unterschied, ob er im Bett bleibe oder aufstehe. Nur nach dem Frühstück wäre es eine Weile schlechter (vgl. Tabelle 8).

Für diese Situation kommen folgende Rubriken in Frage: Verwirrung morgens (EK 38; KK I 116), wie betrunken (EK 39; I 116), wie nach einem Rausch (EK 39; I 117), Essen verschlechtert (EK 40; KK I 117).
Das Herausschreiben aller aufgezeichneten Mittel dieser Symptome ist eine zeitraubende Arbeit. Schon die erste Rubrik ›Verwirrung morgens‹ hat 103 Mittel. Die Schreibarbeit läßt sich in diesem Fall wesentlich abkürzen: Die Fallaufnahme ergab, daß der Patient **sehr frostig** ist, daß er sich leicht erkältet, daß er kalte Luft nicht verträgt. Das gesuchte Arzneimittel muß demnach ein ›kaltes Mittel‹ sein.

Tabelle 8 Vorschalten der Eliminationssymptome

Mangel an Lebenswärme	Trösten <	Verwirrung morgens	wie betrunken	Rausch	Essen verschlechtert
EK 1357; KK I 462 nur 3wertige Mittel	EK 73; KK I 108	EK 38; KK I 116	EK 39; KK I 116	EK 39; KK I 117	EK 40; KK I 117
Aran.					
Ars.	Ars.	Ars.			
Bar. c.					
Calc. ars.					
Calc.	Calc.	Calc.			Calc.
Calc. ph.	Calc. ph.				
Camph.					
Carb. an.					
Caustic.					
Cistus					
Crot. c.					
Dulc.					
Ferr.					
Graph.					
Helo.					
Hep.					
Kal. ars.					
Kal. bi.					
Kal. c.	Kal. c.	Kal. c.		Kal. c.	
Kal. ph.					
Led.					
Mag. ph.					
Nit. acid	Nit. acid.				
Nux v.	Nux v.	Nux v.	Nux v.	Nux v.	Nux v.
Phosph.					
Phosph. acid.					
Psor.					
Pyrog.					
Rhus t.					
Sil.					

In der Rubrik ›Mangel an Körperwärme‹ (EK 1357), ›Lebenswärme‹ (KK I 462–463) sind diese ›Eisheiligen‹ versammelt. Das ›Kalte‹ ist bei diesen Menschen eine durchgehende charakteristische Eigenheit. Deshalb kann man alle Mittel ausschließen, **eliminieren**, die nicht diese Frostigkeit haben.

Für solche Fälle habe ich die Rubrik ›Mangel an Lebenswärme‹ auf einen Kartonstreifen aufgezeichnet. Diesen Streifen lege ich als Anfang vor die Symptomenliste und nehme aus den folgenden gewählten Rubriken von vornherein nur die kalten Mittel, eliminiere also damit die warmen Mittel.

Die Schreibarbeit verringert sich fast um die Hälfte, wenn Sie nur die dreiwertigen Mittel nehmen, und das können Sie hier, wenn die Frostigkeit sehr ausgeprägt ist. Damit haben Sie schon von vornherein eine Menge Mittel ausgeschieden und sehr viel Zeit gespart.

Im Gegensatz zu den ›Eisheiligen‹ finden Sie aber auch die ›Backöfen‹, also hitzige Menschen mit Überschuß an Wärme. Sie berichten: »Mir ist es immer zu warm; den Sommer mag ich gar nicht.« An der Kleidung kann man diese Patienten oft erkennen, selbst im grimmigen Winter kommen sie leicht bekleidet. Eine Patientin erzählt z. B. von ihrem Mann: »Er sitzt auch im Winter am Morgen im Schlafanzug im ungeheizten Wohnzimmer, liest in aller Seelenruhe die Zeitung und läßt sich gar nicht stören, wenn ich die Fenster zum Lüften des Raumes öffne. Lange Unterhosen seien etwas für Memmen. Er braucht keinen Hut und keinen Wintermantel. Er fährt nie in den Urlaub nach Italien oder Spanien, er sei doch kein Neger. Letztes Jahr mußte ich mit ihm zum Nordkap.«

Aus diesen Schilderungen werden leibhaftige Menschen erkennbar. Für den Zweck der Mittelfindung, speziell für die Verwendung der Eliminationssymptome, müssen wir diesen lebendigen Gesamteindruck in Begriffe des Repertoriums einmünden lassen:
Wärme verschlechtert (EK 1413; KK I 526); warme Luft verschlechtert (EK 1413; KK I 527); Kleidung, Umhüllung verschlechtert (EK 1413; KK I 527); Zimmer: warmes Zimmer verschlechtert (EK 1413; KK I 527); Wetter: feuchtwarmes Wetter verschlechtert (EK 1413; KK I 527).

Diese Symptome lassen sich als Vorspann zur Repertorisation verwenden, um von vornherein die kalten Mittel und damit große Rubriken auszusondern. Für diesen Zweck verwende ich, wie in dem Kapitel bei den ›Frostigen‹ angegeben, einen Kartonstreifen mit den Mitteln, welche im ganzen vorwiegend durch Wärme verschlechtert werden (EK 1413; KK I 526). Bei der Aussage »Wärme verschlechtert« muß man vorsichtiger differenzieren als bei den frostigen Patienten. In dieser Gruppe gibt es Patienten, die sich besonders bei feuchtwarmem Wetter sehr unwohl fühlen; anderen behagt warme Kleidung nicht; manchmal ist es besonders der Aufenthalt in warmen Räumen, der Beschwerden verursacht. In den obigen Rubriken ist auf diese Unterschiede hingewiesen.

> Als Eliminationssymptome sind diese Eigenheiten nur verwendbar, wenn sie wirklich stark betont vom Patienten geäußert werden.

Beachten sollte man auch, daß einige Patienten wegen Kälte wie auch gegen Wärme empfindlich sind. So ist beispielsweise *Mercurius* in akuten Krankheiten eher heiß und wird durch Hitze verschlimmert, bei langdauernden Leiden stärker durch Kälte ungünstig beeinflußt. Temperaturextreme vertragen schlecht *Mercurius, Cinnabaris, Ipecacuanha, Natrium carbonicum*. Durch eine Rückfrage muß man sich vergewissern, daß ein Patient, der sagt, er wäre sehr frostig, vielleicht gerade an seine jetzige frostige Situation denkt und die Gegenphase vergißt. *Jodum* ist im allgemeinen ein heißes Mittel, aber sehr abgemagerte *Jod*-Patienten können in der Endphase auch frostig werden. Ähnlich reagiert auch *Sulfur*. Junge Sulfuriker sind eher hitzig – im Alter frostig.

Neben der Warm-Kalt-Reaktion kann man das Verhalten gegenüber **Trost** als vorgeschaltetes Eliminations-Symptom verwenden. Die meisten Menschen reagieren günstig auf Trost, helfenden Zuspruch oder Anteilnahme an ihren Sorgen – wenn es nicht ungeschickt oder plump erfolgt. Einige dagegen lehnen Trösten ab (Trost verschlechtert, EK 73; KK I 108), manche reagieren mit Zorn (Ärger, EK 9; Zorn, wenn getröstet, KK I 151). Dies sind so auffällige Symptome, daß man mit diesem ›Trost-Test‹ viele Mittel ausschließen oder bestätigen kann, z. B. *Phosphor* Besserung durch Trost, *Arsen* lehnt ab. Im »Kent« ist unter dem Stichwort ›Trost bessert‹ nur *Pulsatilla* vermerkt. Die ist zu knapp. Alle Mittel, die nicht Trost ablehnen, haben die ›normale‹ Besserung durch Trost. Bei *Pulsatilla* ist besonders auffällig, wie rasch Trost bessern kann: eben noch Tränen, schon wieder Sonnenschein. Bei dem Patienten im vorangehenden Beispiel hatte ich das Glück, daß die Fallaufnahme neben der ausgeprägten Frostigkeit auch deutliche Ablehnung von Trost zeigte. Er sagte wörtlich: »Was soll Trösten bringen, dieses dumme Getue nervt mich!«

Wie gering die Schreibarbeit wird, zeigt Tabelle 8. Die erste Spalte ist mit dem Kartonstreifen, auf dem die kalten Mittel stehen, schon fertig. In der Spalte ›Trost verschlechtert‹ erscheinen dann nur noch die kalten Mittel. In der dritten Spalte ›Verwirrung morgens‹ sind dann von 103 Mitteln nur noch vier übrig. Alle anderen sind durch die Vorschaltung dieser beiden Eliminationssymptome ausgeschieden.

Abgleich mit der Arzneimittellehre

Die letzte Instanz ist die Arzneimittellehre. Das Repertorium hat uns in seiner Funktion als Inhaltsverzeichnis der Materia Medica die Spur auf ein Arzneimittel gewiesen.

> Das analytische Vergleichen einzelner Symptome mündet am Ende wieder in das synthetische Überschauen des ganzen Arzneimittelbildes.

Hier muß es sich erweisen, ob der Kranke als einmalige Person dem gefundenen Arzneimittel wirklich ähnlich ist, ob es zu ihm im ganzen paßt. Wenn dieser Vergleich keine innere Entsprechung zwischen Patient und seinem Heilmittel ergibt, war unsere Analyse der Fallaufnahme falsch. Entsprechend den Anregungen durch *Georg v. Keller, K. H. Gypser* sollte man dabei möglichst die wesentlichen Patientensymptome mit dem Wortlaut oder Sinngehalt der entsprechenden Arzneiprüfungssymptome vergleichen. Dabei sind oft behilflich:

Hahnemann: Reine Arzneimittellehre, Chronische Krankheiten Bd. 1;
Allen, Tomothy F.: The Encyclopedia of Pure Materia Medica;
Hering, Constantin: The Guiding Symptoms of our Materia Medica;
Georg v. Keller: Symptomensammlung homöopathischer Arzneimittel (1979).

Zeitsparende Hilfsmittel

Repertoriumsarbeit braucht Zeit. Das Niederschreiben der Arzneilisten ist umständlich. *Boger* war nach meinem Wissen der erste, der durch vorgefertigte Karten die Schreibarbeit sparen wollte. Die Grundmethode entspricht dem Lochkarten- oder Hollerith-System, das früher in Großbüros zur Datenverarbeitung gebraucht wurde. Zusammengehöriges hat an der gleichen Stelle eine Lochung oder am Rande eine Einkerbung. *Leers* (1979) hat eine sehr gute Lochkartei herausgebracht, die sich im deutschen Sprachraum bewährt.

Der Zeitgewinn der Karten-Repertorisation zeigt sich bei Verwendung großer Rubriken, d. h. bei Symptomen mit vielen entsprechenden Mitteln. Kleine ausgefallene Symptome mit zwei oder drei Mitteln hat man rasch herausgeschrieben. Aus dieser Situation ergibt sich, daß für die Lochkarten-Repertorisation große Allgemeinrubriken im Vordergrund stehen. Damit kann man die Arzneiwahl auf eine kleine Zahl von Polychresten eingrenzen. Aus dieser Gruppe verwandter Mittel wird die feinere Differenzierung mit kleinen sonderlichen Symptomen und Modalitäten möglich. Für chronische Krankheitsfälle mit deutlichen Allgemeinsymptomen ist diese Methode hervorragend. Akute Zustände mit auffallenden, hochwertigen Lokalsymptomen und Modalitäten kann man in der gleichen Zeit mit einem herkömmlichen Symptomenverzeichnis lösen. Die Lochkartei von *Leers* basiert im wesentlichen auf dem Repertorium von *Kent*. Daraus ergibt sich, daß sich im Zusammenspiel von Lochkartei und *Kent*-Repertorium die besten Möglichkeiten eröffnen. *Leers* vergrößert durch Nachlieferungen ständig die Zahl der gelochten Symptomkarten, so daß diese Methode eine Erweiterung zur bisherigen Repertorisationsarbeit geworden ist. Dafür muß man dem Autor danken, daß zwei sich widersprechende Ziele erreicht werden können: Zeit sparen und Qualität verbessern. Der neueste ›Hit‹ ist Repertorisation mit einem Computer – der Preis ist nicht gerade klein. Wenn man dagegen bedenkt, wieviel unsinniges Gerät zu welchen Preisen in neueröffneten Praxen heute installiert wird, so ist für uns das beste Handwerkszeug auch noch recht. Die Zukunft wird es erweisen müssen, ob diese Methode eine gute Lösung bringt. Wir dürfen uns nur nicht von der Faszination der Geschwindigkeit verleiten lassen. Da es bei der homöopathischen Arzneiwahl um einen Vergleich von Qualitäten geht, bringt jedes zählende, quantitative Verfahren oft mehr Schaden als Nutzen. Der beste Computer kann nicht mehr Informationen herausgeben, als an Geist eingespeichert wurde.

Dazu gibt *Georg v. Keller* eine wesentliche Anregung an die Software-Hersteller: »Die größte Erleichterung für die Praxisarbeit aber wäre die, daß man mit der Erwähnung eines Arzneimittelnamens gleichzeitig den ungekürzten Wortlaut der Symptome ablesen kann.« (*Keller*, 1990)
Damit wäre der Einwand behoben, daß wir alle sehr rasch willige Sklaven des Handwerkszeuges werden. Wer beherrscht wen?
Der falsche Ansatz einer mathematischen Gleichung macht das Ergebnis nicht richtiger, ob so oder so ausgerechnet wird. Und das gilt für jede Methode der Arzneifindung, auch für die Repertorisation und die Verwendung der Computer-Technik. Gefordert wird stets waches, anpassungsfähiges Bewußtsein, handwerkliches Können, Einfühlen in die persönliche Situation des Kranken und Liebe zu guter homöopathischer Arbeit.

Zusammenfassung

- Ohne Benutzung von Nachschlagewerken ist sichere differenzierte Arzneiwahl nach der Ähnlichkeitsregel nicht immer möglich. Der Umfang des geforderten Wissens überschreitet die Fassungskraft auch des besten Gedächtnisses. Arzneimittellehre und Symptomenverzeichnis sind **gemeinsam** wesentliche Hilfen.
- *Hahnemann* hat »zum raschen Finden« der Symptome ein »Symptomen-Lexikon« für den eigenen Bedarf geschrieben. *Von Boenninghausen* hat die Arbeit seines Lehrers weitergeführt und das erste umfangreiche Symptomenverzeichnis herausgegeben. Er ist über diese Fleißarbeit hinaus der Begründer einer Technik von ganzheitlichen Symptomen des Patienten mit den im Symptomenverzeichnis (Repertorium) niedergelegten Symptomen der Arzneiwirkung das Simile auswählt. Auf dem Fundament dieser Repertorisationstechnik haben Nachfolger, vor allem *Kent*, weitergearbeitet. Er hat zur Generalisierung der Symptome vor allem die feinere Differenzierung der Lokalsymptome beigetragen.

Das Repertorium von *Kent* hat sich weltweit durchgesetzt.
- Die erste deutsche Übersetzung von *Erbe* hält sich im Aufbau streng an das englische Original. Die spätere Übertragung (*v. Keller, Künzli v. Fimelsberg*) weicht in einigen Kapiteln ab, sie ist überarbeitet und erweitert. Repertorisationstechnik setzt eine gute Fallaufnahme und schriftliche Dokumentation der Symptomatik voraus. Durch Werten und Ordnen der Symptome wird der Umfang der Gesamtheit der Symptome auf eine kleine Zahl von wesentlichen Symptomen begrenzt: Inbegriff der Symptome. Diese qualitativ hochwertigen Symptome werden im Repertorium gesucht und in die zugehörigen Arzneimittellisten eingetragen. Meist dominieren in diesen Vergleichsreihen zwei oder drei Mittel. Diese vergleicht man in der Arzneimittellehre, und danach wird entschieden, welches Mittel dem kranken Menschen im ganzen entspricht:
Die analytische Arzneifindung über Symptomenreihen wird durch synthetisches

Vergleichen mit dem Arzneimittelbild am Schluß kontrolliert.

- Die zeitraubende Schreibarbeit kann vereinfacht werden durch Verwendung vorgefertigter Lochkarten (*Bogner, Leers*). Repertorisationstechnik ist ein Hilfsmittel, kein Selbstzweck!

Diese Technik muß sich den individuellen Bedürfnissen des Arztes und der Situation des Kranken anpassen. Die Arzneifindung kann im Einzelfall durch Kombination mehrerer großer Rubriken des Repertoriums mit wertvollen ganzheitlichen Symptomen durchgeführt werden. In anderen Fällen mit sehr genau beschriebenen und differenzierten Einzelsymptomen mag versucht werden, ein vollständiges Symptom zusammenzustellen, das als Schlüsselsymptom direkt zur heilenden Arznei führt.

Wichtig bleibt für beide Wege, daß wir die Qualität eines Symptomes beurteilen aus dem Zusammenspiel von Präzision der Aussage und Rang in der Hierarchie der Person.

- Der Weg vom Ganzen zum Einzelnen oder vom Einzelnen zum Ganzen findet seine Bestätigung im Vergleich zur Arzneimittellehre. Verordnungen, die sich allein auf eine Einzelsymptomatik beziehen, sind nur palliative Hilfen. Der Wert der Repertorisation zeigt sich gerade in der Möglichkeit, Lokal- und Allgemeinsymptome auf einen Nenner zu bringen. Die gefundene Arznei muß dem kranken Menschen in seinen ganzheitlichen Reaktionen entsprechen.
- Repertorisation ist eine technische Hilfe und erweitert die Möglichkeiten der korrekten Arzneifindung. **Sie darf nie den Blick auf den Menschen verstellen.**
- Insbesondere für die Repertorisation mit Hilfe des Computers ist zu beherzigen: **Zeitgewinn darf keinen Qualitätsverlust erzeugen!**
- Wenn es gelingt, die Fülle der Information leichter zugänglich zu machen und besonders die Arzneiprüfungssymptome im vollständigen Wortlaut verfügbar zu halten, so wäre das ein wesentlicher Fortschritt.

Die Arzneigabe

Die Wahl des richtigen Arzneimittels ist Voraussetzung zum Heilerfolg.

Die Abstimmung der Potenzierungsstufe und die Dosis der Arzneigabe soll der jeweiligen Reaktionslage des Kranken entsprechen. Sie ist aber auch abhängig von der Attraktivität der unpotenzierten Arznei.

Die Dosis, d. h. die ›Menge‹ der Arznei, muß sich den Gesetzen der Reiztherapie anpassen: Je reizbarer desto weniger; je träger desto mehr.

Im Bereiche des Feinstofflichen wird die Dosis nicht nach Milligramm gemessen, sondern nach der umstimmenden Energie, die eine beobachtbare Reaktion auslöst. Die beobachtete Reaktion des Kranken gibt auch den Hinweis, ob und wann eine Arzneigabe wiederholt werden soll.

Auf kurzen oder langen Wegen ist die Wahl der angepaßten, der homöopathischen Arznei getroffen worden. Der Vergleich der gefundenen Arznei mit dem ganzheitlichen Verhalten des Patienten bestätigt, daß diese Arznei wirklich paßt. Nun kommen die letzten Entscheidungen bei der Verordnung der gewählten Arznei:

1. Welche Potenz?
2. Welche Dosis?
3. Wie oft und wann wiederholen?

Die intensiven Forschungen *Hahnemanns* bewegen sich unablässig um die Probleme der Arznei. Er übernimmt im Anfang die Arzneiform seiner Zeit, prüft und vergleicht die Arzneiwirkung in ihrer Abhängigkeit von Zubereitung, Dosis, Häufigkeit der Arzneigaben und ihre unterschiedlichen Aktionen und Reaktionen. Wenige Jahre vor seinem Tod findet er die Herstellungsmethode, die seinem Ziel nahe kommt: die LM-(Q-)Potenzen sind in bezug auf Dosis, Wirkungsdauer, Möglichkeit der öfteren Wiederholung und milde Reaktion harmonisch abgestimmt.

Richtlinien der Arzneigabe

Welche Potenz?

Hahnemann begann seine Forschungen mit unpotenzierter Arznei – und heilte schon homöopathisch. Die Ähnlichkeit zwischen Arzneimittelbild und individuellem Krankheitsbild ist die entscheidende Voraussetzung – die Abstimmung der geeigneten Potenzform und Potenzstufe im Verhältnis zur Reaktionsbereitschaft des Patienten ist wichtig, aber kein Glaubensbekenntnis. Sie folgt vorurteilsfreien Beobachtungen und Tatsachen der Erfahrung vieler Ärztegenerationen.

Herstellung der LM-(Q-)Potenzen

Sie kennen schon verschiedene Potenzierungsformen: Die D- und C-Potenzen wurden schon ausführlich besprochen (vgl. S. 20 ff.), auf die LM-(Q-)Potenzen habe ich kurz hingewiesen (S. 20). Die Herstellung dieser Potenzierungsform sollten Sie genau kennen, damit Sie sich selbst entscheiden können zwischen diesen drei Verfahren.

Ich beschreibe die Herstellungsmethode der LM-(Q-)Potenzen erst jetzt, da ich nicht erwarten konnte, daß Anfänger die ›Raffinesse‹ der letzten Stufe von *Hahnemanns* Arzneiherstellungen aufnehmen. Damit ist ein »neues, vervollkommtes Verfahren« (Org., §246, Fußnote 1) entwickelt worden, um bei chronischen Krankheiten eine Arznei mit milden Erstreaktionen zu haben, die bei längerem Behandlungsbedarf eine gute Anpassung an die Sensibilität der einzelnen Kranken und fortlaufende Höherpotenzierung möglich macht.

Die Anweisungen zur Herstellung und Anwendung dieser neuen Potenzen sind in die 6. Auflage des »Organon« bei der Überarbeitung der 5. Auflage für den geplanten Neudruck handschriftlich eingetragen worden: Sie stehen dadurch verstreut und in mehreren Fußnoten in den §§ 246–249 und 270–272. In Band 1 der »Chronischen Krankheiten« (S. 182)

wird die Herstellung der ersten drei Zentesimalpotenzen beschrieben, die das Ausgangsmaterial für die LM-(Q-)Potenzen ergeben.

Die Herstellung der LM-(Q-)Potenzen erfolgt nach *Hahnemann* in drei unterschiedlichen Arbeitsgängen: Dabei ist charakteristisch, daß trockene und feuchte aufeinander folgen:

1. 1 Gran (= 0,06 Gramm) der Arzneisubstanz (Minerale, Metalle, trockene Pflanzenteile) oder 1 Tropfen Quecksilber, Petroleum u. ä. mit 100 Gran Milchzucker verreiben. Dies ergibt eine Verreibung (Trituration) C1.

   Entsprechend weiter verreiben nach dem Modus der Zentesimalpotenzen (eins zu hundert) bis C3

   Hahnemann legt besonderen Wert darauf, daß die drei ersten Potenz-Stufen C1 bis C3 nach Möglichkeit als **Verreibungen** angefertigt werden. Das HAB I erlaubt auch Verschüttelungen. [22]

2. Von dieser C3-Potenz 1 Gran in 500 Tropfen eines Gemisches von 1 Teil Branntwein und 4 Teilen destilliertes Wasser **lösen**.

   Von dieser Lösung gibt man 1 Tropfen in eine neue Flasche und fügt 100 Tropfen »guten Weingeist« hinzu und verschüttelt 100mal. Mit einigen Tropfen dieser Verschüttelung werden nun kleine Rohrzuckerkügelchen getränkt. Dann diese befeuchteten Globuli auf Fließpapier trocknen, in einer Flasche verwahren und mit ›Q 1‹ signieren.

   Für jede weitere Potenzstufe 1 Globulus der Vorstufe nehmen, mit 1 Tropfen destilliertem Wasser zur besseren Löslichkeit benetzen, und mit 100 Tropfen »guten Weingeistes« in einem verkorkten Fläschchen 100mal schütteln. Mit dieser Lösung (1 Tropfen) wieder neue Globuli befeuchten, trocknen, verwahren und signieren mit Q II, im gleichen Verfahren bis LM (Q) XXX weitergehen.

[22] Vgl. hierzu die Diskussion über dieses Problem zwischen *Barthel* und *Schöpfer* in AHZ 2/1990.

3. Für die Therapie muß man folgendes beachten:

Das besondere Charakteristikum dieser Herstellung ist der Wechsel von trocken zu feucht. So sollte man die Globuli **nicht trocken** einnehmen – sondern gelöst! Dafür gibt es die im folgenden dargestellten Möglichkeiten.

Nach §248 des Organon (mit Fußnote 1) werden ein oder zwei trockene Globuli, die nach der oben genannten Regel mit Arzneilösung präpariert wurden, in einem »Pulvertütchen mit ein paar Gran Milchzucker« zerquetscht. Dieses Arzneipulver wird in eine 100 Milliliter große Flasche gefüllt und mit 7 bis 8 Eßlöffeln **Wasser** gelöst und stark geschüttelt. Unmittelbar vor der Arzneieinnahme wird die Flasche jedesmal wieder geschüttelt.

Je nach Reizbarkeit des Kranken oder seinem Krankheitszustand werden Art und Häufigkeit der einzelnen Gaben modifiziert: von alle paar Minuten über Stunden zu täglich oder jeden zweiten Tag. Für extrem reizbare, hyperergische Patienten wird 1 Kaffeelöffel der **wäßrigen Auflösung** im Trinkglas in ein zweites Trinkglas eingerührt und davon 1 Eierlöffel gegeben.

Mit diesem Abschnitt beende ich *Hahnemanns* originale Anweisungen für die Herstellung und Anwendung der LM-(Q-)Potenzen.

Für die Patienten in unserer technisierten Welt erscheint es sicherer und einfacher, wenn die Globuli schon vom Pharmazeut bis zur gebrauchsfertigen, in Wasser-Alkohol-Mischung gelösten Form hergestellt werden. Der Therapeut erspart sich lange Erklärungen oder Mitgabe von Gebrauchsanweisungen, die vielleicht nicht immer korrekt ausgeführt werden. Beachten muß man: *Hahnemann* löst in 100 ml großen Flaschen und gibt die Arznei kaffeelöffelweise. Die heutigen Hersteller lösen in 10 ml und geben jeweils 1–5 Tropfen.

Das HAB I enthält folgende Herstellungsanweisung:

»Vorschrift 17: LM-Potenzen

Zur Herstellung flüssiger LM-Potenzen wird 1 Streukügelchen der gewünschten Potenzstufe in 10,0 ml Ethanol 15 Prozent gelöst. Die Lösung bildet die gleiche Potenzstufe wie das darin gelöste Streukügelchen.«

Vier Richtlinien zur Potenzwahl

Die Beobachtungen der Toxikologen bestätigen, daß eine im Verhältnis zur Letaldosis dieses Stoffes relativ große Giftmenge zerstörende Gewebeveränderungen erzeugt; eine Vergiftung, die in kleineren Dosen über längere Zeit erfolgt, bewirkt Funktionsstörungen; die Arzneiprüfung an Gesunden mit potenzierten Arzneien (vgl. Org., §128) produziert Änderungen des Befindens und psychische Symptome.

Aus den Protokollen der Arzneiprüfungen hat vor allem *Voisin* (1960) ermittelt, nach welcher Zeit und mit welchen Potenzen bestimmte Reaktionen bei den Prüfern auftreten. Er bestätigt die gleiche Reihenfolge: Tiefe Potenzen haben Beziehungen zum Organ, mittlere zur Funktion, höhere zur Psyche.

Aus diesen Abstufungen kann die **erste Richtlinie** für die Potenzwahl abgeleitet werden:

- organischer Befund: tiefe Potenzen
- funktionelle Störungen: mittlere Potenzen
- psychische Symptome: hohe Potenzen

Die **zweite Richtlinie** erfahren wir von der arzneilichen Qualität der noch nicht potenzierten Wirkstoffe. *Aurum* zum Beispiel trägt mancher als prothetisches Material im Mund. Hat das arzneiliche Wirkungen? Gold oder ähnliche unlösliche Stoffe werden erst durch die Potenzierung zur Arznei. Die arzneiliche Wirkung beginnt von der Stufe der kolloidalen Löslichkeit, etwa bei D 8. Dies wäre für Gold die tiefste Potenz, von der eine Wirkung erwartet werden kann (Bio-Verfügbarkeit). Die Ausdrücke ›hoch‹ – ›mittel‹ – ›tief‹ haben nur relativen Wert. Sie beziehen ihren Maßstab von ihrer Wirkung auf erkrankte Organismen. Arzneipflanzen mit starken toxischen Alkaloiden wirken in tiefer Potenzierung noch zu aggressiv, z. B. *Aconitum* mit Alkaloid Aconitin (Letaldosis für den Menschen 4–6 mg). Die heilende, umstimmende Phase beginnt erst im mittleren Potenzbereich, etwa ab D 12. Quecksilber als *Mercurius solubilis* wirkt noch bis D 6 toxisch auf die Darm- und Mundflora.

So ist zu erklären, daß *Mercurius* in tiefer Potenzierung bakteriostatische Effekte auf der Oberfläche der Tonsillen machen kann und bei ungenügender Homöopathizität Unterdrückung der Immunvorgänge bewirkt.

Das Gift der Buschmeisterschlange (*Lachesis muta*) enthält u.a. hämolytische Fermente. Tiefe Potenzen können bei entsprechender Disposition Blutungen provozieren – bei D 8 habe ich schon Nasenbluten beobachtet. Die heilende Potenz sollte oberhalb dieser Stufe verwendet werden. Homöopathie ist auch in der Potenzwahl ›Maßschneiderei‹.

Daraus ergibt sich:

- Arzneistoffe, die in unbearbeitetem, unpotenziertem Zustand geringe arzneiliche Kraft haben, zeigen ihre Wirkung meist erst von der Stufe ihrer kolloidalen Löslichkeit (etwa ab D 8).
- Stark toxische Arzneistoffe entfalten ihre umstimmende Wirkung erst oberhalb ihrer noch aggressiven Zone (etwa ab D 12).

Die **dritte Richtlinie** leitet sich ab von der Beobachtung sehr unterschiedlicher Reaktionsfähigkeit einzelner Menschen. Das Phänomen der allergischen oder hyperergischen Reaktionen auf minimale Reize gibt uns Hinweise auf überschießende Reizverarbeitung mancher Patienten. Die individuelle Sensibilität ist bei vegetativ Stigmatisierten wesentlich größer als bei Menschen mit gutem Gleichgewicht ihrer sympathikotonen oder parasympathikotonen Steuerung. Eine erste Information der vegetativen Labilität gibt uns die Beobachtung des Pupillenspieles. Voraussetzung ist natürlich, daß keine neurologische oder lokale Augenerkrankung oder ein Brechungsfehler das Bild fälschen. Starke Schwankungen der Pupillengröße, auch extreme Weite oder Enge der Pupillen ohne adäquate Lichtimpulse zeigen die unausgewogene Reaktion von Vagus und Sympathikus.

In gleiche Richtung weisen roter oder weißer Dermographismus, marmorierte Haut, fleckige Röte der Wangen oder im Halsgebiet bei psychischen Belastungen. Diese Patienten reagieren z.B. auf Potenzen von C 30 oder auf LM-(Q-)Potenzen sehr gut. Höchste C- oder D-Potenzen sollte man nur in minimaler Dosis geben.

Die dritte Richtlinie lautet:

- Träge vegetative Reaktion: tiefe Potenzen
- Gleichgewicht von Vagus und Sympathikus: mittlere Potenzen
- Hypergische, allergische Reaktion und vegetative Disharmonie: hohe Potenzen

Das **vierte Kriterium** der Potenzwahl berücksichtigt die Vitalität des Patienten und die Übereinstimmung von Patient und Arzneibild. Die Erfahrung zeigt, daß die Reaktionsmöglichkeit in der Endphase einer Krankheit erschöpft ist. Eine sehr hohe Potenz, etwa über C 200 hinaus, überfordert die Kräfte dieser Patienten. Im Stadium der Vita minima reichen die Lebenskräfte gerade noch für kurze Zeit. Das mühsam erhaltene Gleichgewicht der Regulation bricht zusammen durch den Zwang zur Reizbeantwortung. Wenn dagegen bei guter Vitalität des Patienten die Fallaufnahme eine sehr breite Ähnlichkeit der psychischen und konstitutionellen Symptome bringt, kann man getrost eine sehr hohe Potenz einsetzen. Gute Vitalität und gutes Simile ergeben erstaunliche Heilungen mit sehr hohen Potenzen. Wenn man sich der Arzneidiagnose nicht ganz sicher ist, soll man bescheidener bei tiefen oder mittleren Potenzen bleiben – und beobachten, ob nicht etwas Besseres zu finden ist.

Zusammenfassung

- Die Potenzwahl kommt rangmäßig nach der richtigen Wahl des Arzneimittels. Für den nachhaltigen und ›sanften‹ Heilerfolg ist die angepaßte Potenz wichtig.
- Die Begriffe ›tiefere‹, ›mittlere‹, ›hohe Potenz‹ beschreiben keine absoluten Größen. Der Maßstab wird gesetzt durch die Reaktionsfähigkeit der erkrankten Organismen. Homöopathie als besondere Form der Regulationstherapie verlangt individuelle Abstimmung der Art und Stärke des Reizes: Organische Läsionen fordern tiefe Potenzen, Funktionsstörungen mittlere und vorwiegend psychische Symptome hohe Potenzen.
- Die ›biologische Verfügbarkeit‹ eines Arzneistoffes ist abhängig von der Aufberei-

tung. Die homöopathischen Arzneizubereitungen durch Potenzierung »sind Erweckungen der verborgen gelegenen arzneilichen Eigenschaften«. Für Arzneistoffe, die im rohen Zustande unarzneilich sind, beginnt die tiefste Potenz mit der kolloidalen Löslichkeit (etwa D 8). Stark toxische Substanzen sollten nicht in niedriger Potenzstufe angewendet werden. Die homöopathisch umstimmende Potenz beginnt erst jenseits der phytotherapeutisch und allopathisch benutzten Wirkphase – oft erst bei D 12.

- Von der Beobachtung sehr unterschiedlicher Reaktionsfähigkeit kranker Menschen lernt der homöopathische Arzt, daß er sich mit seiner Potenzwahl anpassen muß. Neigung zu überschießender Reaktion verlangt hohe und milde Potenzen (LM-[Q-]Potenzen), die Trägen benötigen den ›Holzhammer‹.
Patienten in desolater Verfassung sollen keine Höchstpotenzen erhalten (oberhalb C 200).
- Je umfassender das Krankheitsbild mit dem Arzneimittelbild übereinstimmt, also auch den breiten konstitutionellen und psychischen Bereich deckt, desto höher kann die Potenzierungsstufe gewählt werden.

Welche Dosis?

Hahnemann verweist in seinem Beispiel zur Arzneifindung (vgl. S. 98) auf angemessene Potenzstufen und Dosis. Die kräftige Patientin im ersten Beispiel erhielt von ihm einen Tropfen der Urtinktur, der schwächere Mann des zweiten Beispiels $^1/_2$ Tropfen der potenzierten Arznei.
Die Frage nach der rechten Dosis wird auch von Lehrenden sehr unterschiedlich beantwortet.
Die Begründung lautet meist: Die homöopathische Arznei wirkt auf den kranken Menschen wie eine Information, die dem Organismus ein regulierendes Signal gibt. Auf die Größe oder Menge komme es kaum an. Dieses Signal ist bildlich vergleichbar mit einer Ampel an der Straßenkreuzung: Wichtig ist dabei nur, daß der Autofahrer die Ampel sehen kann und die Bedeutung von Rot kennt. Dieses Modell ist didaktisch hervorragend in unserer Zeit, die (fast) nur Materie und Energie anerkennt, aber die gestaltende und wirkende Kraft in die Medizin noch nicht aufgenommen hat: die Information. »Zu einem funktionsfähigen System gehören Materie + Energie + Information.« (*Rost*, 1990)
Die Potenzstufen bis zur Loschmidtschen Zahl (etwa D 23) geben zumindest theoretisch auch die Reduzierung der Stoffmenge, also der Dosis an. Oberhalb dieser Grenze ist die Arzneipotenzierung nach unserem heutigen Wissen eine energetische Frage, eine Sache der Information in einem organismischen System oder ein Strukturproblem (*Resch/Gutmann*, 1987). Da diese Probleme bisher nicht überzeugend geklärt werden konnten, wollen wir bei *Hahnemann* nachforschen und seine kritisch geprüften Beobachtungen mit unseren Erfahrungen vergleichen. Dabei bemühen wir uns, möglichst fern von Spekulationen, aber dicht bei den wahrnehmbaren Phänomenen zu bleiben.
Aus den sehr vielen Beispielen wähle ich nur einige aus: Im Organon (§§ 128, 129) berichtet *Hahnemann* von seinen Arzneiprüfungen mit Hochpotenzen (C 30). Er gibt 4–6 Kügelchen mehrere Tage lang. »Wenn nur schwache Wirkungen von einer solchen Gabe zum Vorschein kommen, so kann man täglich etliche Kügelchen mehr nehmen.« Da die Reaktionsfähigkeit im Anfang einer solchen Prüfung nicht bekannt ist, »so ist es sehr räthlich ... zuerst mit einer kleinen Arzneigabe den Anfang zu machen, und wo es angemessen und erforderlich, von Tage zu Tage zu einer höheren und höheren Gabe zu steigen.«
Ganz entsprechend verfährt er auch bei der Behandlung: »Die Gabe der anhaltend dienlichen Arznei wird allmälig erhöht ...« (Org., § 280) »Die ersten kleinsten Gaben müssen dann ... allmälig erhöht werden, doch weit weniger und langsamer bei Kranken, an denen man eine beträchtliche Erregbarkeit wahrnimmt ..., bei Unempfänglicheren« ... kann man »schneller mit den Gaben steigen ...« (§ 281) Wenn »die ersten Gaben schon

eine sogenannte homöopathische Verschlimmerung hervorbrächten, ... so wäre dies ein sicheres Zeichen, daß die Gaben allzu groß waren.« (§ 282)

Die Beobachtung an hypersensiblen Patienten zeigt, daß man bei diesen Menschen durch Reduzierung der Dosis einer Hochpotenz überschießende Erstreaktionen mildern kann. Das Problem der angepaßten Dosis ist meines Wissens nicht oft bearbeitet worden. Man findet kaum etwas in der Literatur, außer im »Organon«. Deshalb kann ich hier nur das darlegen, was ich selbst beobachtet habe:

- 1 Globulus einer Hochpotenz ist für die meisten Säuglinge, schwächliche Kleinkinder, alte Menschen in reduziertem Allgemeinzustand ausreichend.

  1 Tropfen einer Hochpotenz ist für psychisch Kranke ausreichend, besonders in der Erregungsphase. Dagegen brauchen sie in der Depression oft 5–8 Tropfen. Je näher die manische Gegenphase kommt, desto weniger geben.

Beispiel

Bei einem schizophrenen Patienten erlebte ich, daß er nach 5 Tropfen Phosphor LM XVII-I, einmal in der Woche gegeben, angstvolle Unruhe bekam. Nach der Reduzierung der Dosis auf 1 Tropfen der gleichen Potenz trat diese Erstreaktion nicht mehr auf. Um diese Beobachtung zu sichern, gab ich ihm probeweise 5 Tropen einer Leerarznei. Diesmal trat keine Unruhe auf.

- Hyperergische Patienten mit weiten Pupillen, lebhaftem Pupillenspiel und erregter Gestik kommen mit geringen Dosen aus: 1 Globulus oder 1 Tropfen. Hyperergische, allergische Patienten mit engen Pupillen und verkrampfter Mimik reagieren am sanftesten auf mittlere Mengen von LM-(Q-)Potenzen, zweimal täglich etwa 3 Tropfen.
- Bei chronischen Krankheiten bewähren sich Kuren mit dem konstitutionellen Mittel in steigenden Potenzreihen (vgl. Org., § 246).

Beispiel

Patient: Lymphatisches Kind im guten Allgemeinzustand mit deutlicher *Calcium-carbonicum-*Symptomatik.

Es erhält zunächst 6mal täglich je 1 Tabl. *Calcium carbonicum* C 6 – dann nach 2 Tagen Abstand 1 Tabl. C 7 – nach 3 Tagen 1 Tabl. C 9 – nach 4 Tagen 1 Tabl. C 12 – nach 1 Woche 1 Tabl. C 30 – nach 10 Tagen 1 Tabl. C 100 – nach 1 Monat 1 Tabl. C 200 – nach 6 Wochen 1 Tabl. C 1000 – nach 3–4 Monaten 1 Tabl. C 10000.

Die Zeitabstände kann man selbstverständlich je nach Reaktion verlängern, verkürzen oder die Kur schon auf einer tieferen Stufe beenden. Das Ganze sollte nur ein Vorschlag sein, keine absolute Richtlinie.

Wie oft und wann wiederholen?

Es muß nochmals darauf hingewiesen werden: Homöopathie ist Regulationstherapie. Bei einer Substitutionstherapie wird bis zum Ausgleich des Defizites Arznei gegeben. Kompensationstherapie muß fortgesetzt werden, bis das dekompensierte Organ im Ausgleich ist und mit Erhaltungsdosen aufrechterhalten werden kann. Dagegen: Regulationstherapie setzt **einen** Reiz zur Auslösung einer Reaktion. Es ist widersinnig, neue Reize zu setzen, solange die erstrebte Reaktion anhält.

Für die homöopathische arzneiliche Therapie heißt das:

> Gib die Arznei, bis der Organismus reagiert. Warte ab und beobachte, wie die Reaktion abläuft. Wiederhole die Arznei erst wieder, wenn der Prozeß der Heilung rückläufig wird oder stillsteht.

Im § 246 des Organon rät *Hahnemann*: »Jede, in der Kur merklich fortschreitende und auffallend zunehmende Besserung ist ein Zustand, der, solange er anhält, jede Wiederholung irgend eines Arzneigebrauchs durchgängig ausschließt, weil alles Gute, was die genommene Arznei auszurichten fortfährt, hier einer Vollendung zueilt.«

Das Wichtigste für den Erfolg unserer Therapie ist, daß wir **warten** und **beobachten**. Geduld und Schauen sind unersetzbare Tugenden, die unsere hastige Zeit kaum mehr kennt. Wir sollten wieder lernen, daß Säen und Ernten ihre Zeit haben. Vieles wird verdorben durch ungeduldiges Zuviel und Zuoft.

Es gibt keine Schablone, wie lange man warten soll. Jeder Mensch, jeder Krankheitszustand, jede Arznei und jede Potenzstufe haben ihre eigene Gesetzlichkeit.

Im allgemeinen gilt:

- Tiefe D-Potenzen kann man häufiger wiederholen.
- Hohe C-Potenzen haben Wirkungen über Wochen und Monate.
- LM-(Q-)Potenzen sind flexibel: man kann täglich geben, man kann auch warten.
- In steigenden Potenzreihen kann die gleiche Arznei in immer vergrößerten Abständen über längere Zeit gegeben werden.

Die Arzneireaktion

Die Beobachtung der Reaktionen unserer Patienten nach der Arzneigabe ist für den homöopathischen Arzt eine fast kriminalistisch spannende Aufgabe.

Bevor man diese Beobachtungen verallgemeinert, muß man mit Selbstkritik diese immer wieder beobachteten, fast gesetzmäßigen Reaktionen abgrenzen gegen die häufigen ›Wirkungen‹ von Plazebo-Arznei. Der beste Beweis für die Wirkung einer Arznei ist nicht allein ihr Heileffekt – auch Plazebo lindert Schmerzen.

Aber die **gerichtete** Wirkung der homöopathischen Heilmittel mit verstärkter Erstreaktion (sog. Erstverschlimmerung) vor der Heilphase, die Auslösung von Nebensymptomen, die in das Arzneimittelbild passen, und der gesetzmäßige Heilverlauf grenzen von Plazebo-Effekten ab.

Der neueste Stil in der Argumentation gegen alle Heilverfahren, die noch nicht in die Denkkategorie der Lehrmedizin passen, bedient sich der Plazebo-Wirkung. Man kann den Erfolg nicht mehr abstreiten – ergo ist es ein Plazebo-Erfolg. So einfach ist das! Gerade deshalb: Beobachten Sie die Arznei-Reaktionen Ihrer Kranken, dann unterscheiden Sie die ungerichteten Plazebo-Wirkungen, der auch wir vieles verdanken, vom gesetzmäßigen Verlauf einer spezifischen Arzneiwirkung.

Der gesetzmäßige Verlauf der Heilung chronischer Krankheiten ist von *Hering* in Anlehnung an die Beobachtungen *Hahnemanns* formuliert worden: Die beste Heilwirkung der Arznei tritt ein, wenn zuerst das seelische Befinden besser wird und dann erst die körperliche Beschwerde weicht; wenn eine Verschiebung der Symptomatik von oben nach unten erfolgt (z. B. von den Armen zu den Füßen) oder von innen nach außen (vom Organleiden zur Haut); wenn der zeitliche Ablauf des Krankwerdens sich wie ein Film rückwärts abspult, was zuletzt entstanden ist, wird zuerst besser.

Beobachtung der Reaktionen fördert die Selbstkritik.

Die experimentelle Arzneiprüfung am Gesunden ist das Fundament der Arzneianwendung. Beobachtung der Reaktionen des Kranken nach der Arzneigabe gibt Möglichkeiten zur Kontrolle unserer Arbeit. Die Reaktionen des Kranken bestätigen oder widerlegen im Einzelfall die Wahl der Arznei, der Potenz, der angemessenen Dosis. Wir begnügen uns nicht mit der unkontrollierten Antwort des Patienten: »Es geht besser« oder »Es geht schlechter, seit ich die Arznei genommen habe.« Ein depressiver Mensch mit einer Arthrose sagt vielleicht: »Mein Knie ist besser, ich kann leichter laufen.« Dabei ist er aber genau so traurig wie bisher. Ist **diese** Reaktion schon alles, ist die Besserung eines Symptomes schon Heilung? Echte Wissenschaft beginnt dort, wo wir unser Tun auch in Frage stellen können. Eigenes Tun – als Aktion – wird kontrolliert durch die Reaktionen, die unserem Tun folgen. Beobachtung der Reaktionen ist Wissenschaft, die ›Wissen schafft‹ und Erfahrung bildet. Von unseren Fehlern sollten wir vor allem lernen.

Beim Studium des »Organon« haben mich *Hahnemanns* gründliche Beobachtungen immer wieder beeindruckt, wie selbstkritisch er die Reaktionen nach Arzneigaben kontrolliert. Kindliche Naivität und optimistischer Glaube seiner Zeitgenossen an die unfehlbare Richtigkeit ihrer Therapie waren ja gerade der Anlaß zu seiner Forschung. Wir finden auch heute noch oft eine dogmatische ›Sicherheit‹, wenn z. B. tierexperimentelle Forschungsergebnisse zu rasch auf die Behandlung kranker Menschen übertragen werden. Wenn man der Homöopathie etwas vorwerfen will – Mangel an gewissenhafter Beobachtung der Arzneiwirkung hat sie nicht.

Die homöopathische Erstreaktion

Definition. Nach der Arzneigabe antwortet der Organismus oft mit einer Reaktion, die meistens als ›homöopathische Erstverschlimmerung‹ benannt wird. Dieser Name verursacht Unbehagen: Wir sollen heilen und nicht verschlimmern! Deshalb mein Vorschlag: Benennen Sie diese Reaktion als ›Erstreaktion‹. Die Bade-Ärzte bezeichnen die oft beobachtete Erstverschlimmerung ganz neutral als ›Bade-‹ oder ›Kur-Reaktion‹. Nach *Hahnemanns* Auffassung erfolgt Heilung einer natürlichen Krankheit durch die Reaktion der Lebenskraft auf die Aktion der umstimmenden Arznei. Die Arznei induziert die heilende Nachwirkung durch Anregung der Lebenskraft (vgl. Org., § 64).

Wegen der »Angemessenheit« und »Kleinigkeit der Gabe« einer homöopathischen Arznei entsteht »gleich nach der Einnahme eine Art kleiner Verschlimmerung ... sie ist aber in der Tat nichts anderes, als eine, das ursprüngliche Übel etwas an Stärke übersteigende höchst ähnliche Arzneikrankheit« (Org., § 157). »Diese kleine homöopathische Verschlimmerung« ist ein gutes Zeichen bei akuten Krankheiten (Org., § 158). Sie zeigt, daß die Arzneiwahl richtig war. Tritt sie zu stark auf, war die Potenz oder die Dosis nicht angemessen, d.h. der Sensibilität des Patienten in diesem Einzelfall nicht entsprechend. Diese »reizbaren und feinfühlenden Kranken« (Org., § 156) versorgt man aufgrund dieser Erfahrung bei Wiederholung der Arznei mit der mildesten Form der Arzneibereitungen, am besten mit LM-(Q-) Potenzen. Bei chronischen Krankheiten darf diese Erstreaktion nicht auftreten, wenn die Potenzwahl richtig war und bei Wiederholung der gleichen Arznei die Dynamisierung geändert wird (durch Verschüttelung in Wasser, Org., § 248 Fußnote 1).

Dauer und Stärke von Erstreaktion und Nachwirkung. Bei **Schwerkranken**, besonders bei Störungen im Immunsystem, Allergosen, Malignomen, multipler Sklerose, sollte man die mildeste Arzneiform, d.h. LM-(Q-)Potenzen anwenden; mit wenig Tropfen beginnen und langsam steigern mit der Tropfenzahl (von 1–5 gtt) und der Potenz, z.B. von LM (Q) I–LM (Q) XIV dil.

Sehr hohe C-Potenzen können schaden; der Organismus antwortet mit erschöpfenden Erstreaktionen (Kreislaufkollaps, Paresen).

Akute Krankheiten, bei sonst gesunden, jungen Patienten, reagieren oft optimal. Erstreaktion zeigt sich in kurzer Temperatursteigerung, vermehrter Ausscheidung über Haut, Schleimhaut (Schweiß, Durchfall, Urin) und Schlaf.

Wenn der Verlauf wider Erwarten anders ist, sollte man prüfen und vielleicht einige Fehler abstellen: Arzneiwahl nicht korrekt; Potenz zu tief (z.B. D 4) und nicht weiter potenziert. Bei akuten Krankheiten ist es immer günstig, die Arznei nur einmal pur zu geben und dann in Wasser weiter zu verkleppern. Zu prüfen ist auch, ob eine Komplikation vorliegt: Diagnose kritisch kontrollieren!

Subakute Krankheiten werden besser, aber Besserung hält nicht an: Das Arzneimittel wirkt nur palliativ, entspricht nicht dem Inbegriff der Symptome; Arzneigabe zu tief und zu kurze Zeit verordnet, Potenzen nicht gewechselt.

Abhilfe: Die Potenzen in der Reihe steigern oder die gleiche Potenz weiter verkleppern; Diagnose nochmals kontrollieren, Hindernisse suchen (Patient ist nicht konsequent im Verhalten, Diät usw.).

Tritt nur eine kurze Besserung auf und wird dann wieder schlechter: Mittel paßt nicht, aber prüfen, ob die Verschlechterung auf Symptome der gegebenen Arznei hinweist (zuviel genommen?); oder es sind noch nicht erkannte Gewebeveränderungen vorhanden (Malignome, Zirrhose, larvierte Depression).

Der Patient reagiert mit **überschießender** und **lange anhaltender Erstreaktion** auf alle Arzneien in allen Potenzen: Hier handelt es sich um übersensitive Patienten, besonders solche, die schon lange in immer wechselnden homöopathischen Behandlungen mit vielen Arzneien, auch Komplexmitteln, vorbehandelt wurden. Sie sind ideale Arzneiprüfer, aber kaum heilbar!

Vorschlag: Die überschießende Reagibilität kann man verbessern durch *Teucrium marum* C6 (D 12) dil.; 1 Tr. in einer halben Tasse Wasser verkleppern, davon 1 Eierlöffel morgens nüchtern einnehmen; diese Methode weiter fortführen, jeden Tag aber 1 Tr. mehr bis zu 8 Tr.

Nebensymptome der Arznei

Sie können auftreten, wenn die gewählte Arznei dem Krankheitszustand nicht völlig entspricht und der Patient eine sehr feine Sensibilität besitzt.

Beispiel

Ein Patient kommt mit einer schmerzhaften Entzündung im Bereich des Daumengrundgelenkes, die plötzlich in der vergangenen Nacht aufgetreten ist. Diese Partie ist rot, heiß, geschwollen; Bewegung, Erschütterung und Abkühlung der Hand verstärken die Schmerzen. Ein typisches *Belladonna*-Bild!
Arzneigabe: 5 Globuli *Belladonna* C 200, trocken auf die Zunge als einmalige Gabe.
Klinische Vermutungsdiagnose: Gicht. Sie wird am nächsten Tag durch Harnsäure-Erhöhung im Blut bestätigt.
Schmerz und Entzündung sind innerhalb 24 Stunden verschwunden. Am dritten Tag klagt der Patient über brummendes Ohrengeräusch rechts, das im Takt des Pulsschlages klopft und besonders im Sitzen bemerkt wird. Beim Gehen ist es deutlich besser.
Die Kontrolle in der »Reine(n) Arzneimittellehre« (Bd. 1) von *Hahnemann* zeigt, daß dieses Symptom (Symptom 340) zu *Belladonna* gehört. Ohne weitere Therapie verschwindet das Geräusch nach fünf Tagen.
Kommentar: Die Arzneidosis war bei diesem empfindsamen Patienten zu groß, 1 Globulus hätte gereicht. Weiterhin entsprach *Belladonna* dem örtlichen Befund recht gut, aber nicht dem ganzen Menschen. Die Potenz war zu hoch, eine C 30 wäre besser gewesen.
Das Auftreten von Nebensymptomen ist für den Patienten zwar lästig, aber ohne nachteilige Wirkungen.

Der gut beobachtende Behandler lernt daraus eine Menge Symptomatik und bekommt Erfahrung im Umgang mit der Arznei. Die Realität der Arzneiprüfung und die Wirksamkeit der hohen Potenzstufen wird bestätigt, denn wo nichts ist, kann ein so deutlich entsprechendes Symptom auch nicht auftreten. Plazebo-Effekte bringen fast nie gezielte Symptome hervor, sie werden diffus und unbestimmt beschrieben. Die präzis beobachtete Modalität ›schlimmer im Sitzen‹ und ›besser beim Gehen‹ paßt genau zum Prüfungssymptom von *Belladonna*.

Was bedeutet die Zunahme der Beschwerden?

Verstärkte Beschwerden können im Beginn oder im Laufe einer Kur auftreten, Patient und Arzt werden dadurch verunsichert. Ohne klare Kenntnis und Wissen um den (fast) gesetzmäßigen Ablauf einer Heilung kann der Behandler keine Selbstsicherheit haben, noch dem Patienten Sicherheit geben.

Verstärkte Beschwerden nach Arzneianwendung muß man beurteilen nach **Ort** und **Richtung** – wo sie auftreten und wohin sie sich verlagern. Der Weg zur sicheren Heilung geht von innen nach außen. Umkehr dieser Richtung ist für den kritischen Beobachter ein Alarmsignal! Dagegen kann man gelassen abwarten, wenn die Reaktionen sich nach außen wenden: verstärkte Sekretionen der Schleimhaut, Zunahme von Schweiß, Hautausschläge.

Die folgenden, in Tabelle 9 enthaltenen Beispiele zeigen Äußerungen zur Verstärkung von Symptomen. Jede der drei Reaktionen kann aber verschieden kommentiert werden.

Das Ganze ist wichtiger als einzelne Teile; die Angst eines Menschen bedeutungsvoller als sein Knie; die Verschiebung der Krankheitsprozesse (Unterdrückung) von außen nach innen wirkt lebensbedrohlich.

Das erste Beispiel zeigt die günstige Richtung von innen nach außen – also keine Sorge über die kurzfristige Verschlimmerung eines Teiles! Die beiden anderen Reaktionen zwingen zur neuen Fallaufnahme und zur Fehlersuche: Wo liegt **mein** Versehen? Habe ich die Gesamtheit der Symptome nicht korrekt ausgewählt? Hat der Patient etwas Wesentliches ungenau oder unrichtig beschrieben? Wurde aus Unkenntnis oder Scham vieles verschwiegen?

Das beste Antidot bei ungünstiger Reaktion des Patienten ist die besser gewählte Arznei. Mit der besser gewählten Arznei ging das dritte Beispiel in obiger Tabelle so weiter: »Ich glaube, ich habe eine Allergie auf Ihr neues Mittel bekommen, meine Haut ist ganz entzündet.« Aber er berichtet spontan nichts mehr von seinen Herzbeschwerden, Herztöne sind rein, keine Geräusche. Auf vorsichtiges Fragen nach seinen Herzbeschwerden erinnert er sich wieder: »Ach so – das ist ganz friedlich!«

Tabelle 9 Bedeutung verstärkter Beschwerden

Reaktion nach Arzneigabe	Beurteilung
»Mein Knie schmerzt stärker als früher, aber der Schlaf ist viel besser.«	Lokale Symptome werden stärker, aber im ganzen fühlt sich der Patient besser.
»Ich habe wieder mehr Angst vor der Zukunft. Ja – Laufen geht besser.«	Das Befinden des ganzen Menschen verschlechtert sich, die Besserung im lokalen Bereich hat keinen bleibenden Wert.
»Meine Knie schwellen ab, jetzt habe ich aber Herzschmerzen.«	Beschwerden wandern von äußeren Teilen zu lebenswichtigen Organen.

Bewertung neuer Symptome

Neue Symptome treten bei längerer Behandlung vor allem von chronischen Krankheiten in verschiedener Form auf und sind
- Symptome der Grundkrankheit, die sich weiter entwickelt,
- Symptome aus der Biographie des Kranken.
- Symptome der angewendeten Arznei.

Beispiel 1

Eine Patientin ist in Behandlung wegen rezidivierender Schleimhautprozesse – mal sind die Tonsillen, mal die Kieferhöhlen, mal die Bronchien befallen. Die Therapie der örtlichen Störungen ist scheinbar erfolgreich, sie heilen rasch ab, aber das Spektrum wechselt. Das konstitutionelle Mittel war nicht sicher zu finden, bis die Mutter der Patientin in Behandlung kam und die biographische Anamnese ergänzt werden konnte. Sie habe ihrer Tochter aus ›Scham‹ verschwiegen, daß sie selbst und ihr Mann drei Jahre vor der Geburt ihres Kindes eine Tuberkulose gehabt hätten, die folgenlos ausgeheilt sei. Die immer wieder neu auftretenden Symptome waren also keine durch die Therapie bedingten Verschiebungen, sondern Ursache war die tuberkulinische Belastung. Nach *Tuberculinum Denys* (plötzliche Schleimhautreaktion, dick, blühendes Aussehen) traten keine neuen Symptome auf.

Beispiel 2

Ein 22jähriger Patient ist sehr ungehalten, daß während der erfolgreichen Behandlung seiner chronisch rezidivierenden Bronchitis (mit *Hepar sulfuris*) ein nässendes Ekzem auftritt. Er versteht mich nicht, als ich ihm erklären will, warum das ein gutes Zeichen ist und daß er bald ganz gesund werden kann. Er habe noch nie etwas mit der Haut gehabt. Seine heftige Art der ›Diskussion‹ bestätigt die Arzneiwahl von *Hepar sulfuris*. Er läßt sich aber dazu bewegen, mir die Einwilligung zu geben, jetzt sofort mit seiner Mutter in seinem Beisein zu telefonieren. Die 400 km weit entfernt lebende Mutter bestätigt, daß er bis zu

seinem fünften Lebensjahr immer wieder eitrige Hautentzündungen gehabt hätte. Nach ihrer Beschreibung war es ein superinfiziertes Ekzem oder eine rezidivierende Impetigo. Eine ›gute Behandlung‹ habe es dann rasch weggebracht. Er habe aber später im Winter immer gehustet. Mit dieser ›Aufklärung‹ durch die Mutter ist der Patient zu beruhigen, und wir sind froh, daß die Therapie die Richtung von jetzigen Symptomen zu früheren und von innen nach außen und damit zur Heilung geht.

Beispiel 3

Ein Rheuma-Patient bringt und das letzte Beispiel für die gute heilsame Richtung einer Therapie: Von oben nach unten soll die Arznei wirken. Er sagt mit Selbstironie: »Vor der Behandlung konnte ich nichts festhalten mit den Händen. Wenn das so weitergeht, kann ich bald nicht mehr laufen, so schmerzen die Füße.« Seine rheumatischen Schmerzen waren oben wesentlich besser geworden. Als neues Symptom trat ein brennender Schmerz mit deutlicher Verschlechterung in den Zehengrundgelenken und im Mittelfuß auf. In der Bettwärme war es deutlich schlimmer. Er hatte *Sulfur* in steigenden Potenzen erhalten. Er konnte bald wieder gut laufen.

Für die dritte Möglichkeit, daß neue Symptome auftreten, verweise ich auf das Beispiel der Nebensymptome (S. 125) und auf die Patientin, die nach zu langer *Brom*medikation stechende Schmerzen am Zeigefinger bekam (S. 14).
Wenn neue Symptome auftreten, sollte man immer auch daran denken, daß das ›neue Symptom‹ ein Arzneiprüfungssymptom bei einem sensiblen Patienten sein kann. Anders als bei allopathischer Arznei mit ihren bedenklichen Nebenwirkungen sind bei homöopathischen Nebensymptome harmlos und klingen rasch von selbst ab.

Richtungen des Heilungsverlaufes (Heringsches Gesetz)

Die im vorhergehenden Text erwähnten Richtungen des Heilungsverlaufes sind von *Constantin Hering* formuliert worden. Wir nennen sie in Dankbarkeit zu diesem großen Meister der Homöopathie **Heringsches Gesetz**.

Hering beobachtete, daß sichere und dauerhafte Wiederherstellung der Grundkrankheit erwartet werden kann, wenn die Auslöschung der Symptome in folgenden Richtungen verläuft:

- von innen nach außen
- von oben nach unten
- von jetzt zu früher

Wenn diese Richtungen eingehalten werden, kann man in Ruhe abwarten und eine gute Heilung vorhersagen. Wir müssen aber alarmiert werden, wenn Symptome in der falschen Reihenfolge verschwinden, besonders wenn der Prozeß von außen nach innen geht.

Dann müssen wir eingreifen. Das sicherste Antidot ist die besser gewählte Arznei. Sie kehrt die gefahrvolle Richtung um. Alle antipsorischen Mittel haben in ihrer Pathogenese die Wirkung von innen nach außen – ein bemerkenswerter Beitrag *Herings* zu *Hahnemanns* Gedanken über die Entstehung und Heilung der chronischen Krankheiten.

Kent (1976) bringt in seinen Vorlesungen über das »Organon« ein Fülle weiterer Beobachtungen. Es lohnt sich, dieses Buch durchzuarbeiten. Mir kam es mehr darauf an, die besonders wichtigen Reaktionen des Patienten herauszuarbeiten. Beobachten Sie Ihren Patienten, ob die Arzneiwirkung in dem Heringschen Gesetz entsprechende Richtung einschlägt. Einklang gibt Hoffnung und Heilung, Widerspruch zu diesem Gesetz verlangt bessere Therapie.

Besondere Krank-heitsformen und ihre Behandlung

Spezielle Untersuchungstechniken haben die Medizin in viele Sonderfächer geteilt. Das ›Objekt‹, dem diese Untersuchungen nutzen sollen, ist aber unteilbar geblieben: ein ganzer Mensch. Dem unteilbaren, kranken Menschen begegnet die Homöopathie mit einer Arznei, die über die Gesamtheit der Symptome auf die personale Ganzheit ausgerichtet ist.

Örtliche Erkrankungen haben eine innere Veranlassung (Ausnahme: die von außen erlittene Verletzung).

Hauterkrankungen sind keine Lokal-Übel. Sie sind das äußere Spiegelbild und sollten nicht von außen unterdrückt, sondern von innen geheilt werden.

Für die Behandlung der Geistes- und Gemütskrankheiten hat *Hahnemann* wichtige Richtlinien aufgestellt und hat als einer der ersten Ärzte der Neuzeit Geisteskranke menschenwürdig gepflegt und behandelt. Er grenzt schon recht genau die endogenen von den reaktiven Psychosen ab. Die so modern gewordene psychosomatische Verflechtung ist Grundlage der homöopathischen Behandlung seit Anbeginn.

Bei der Behandlung von Neurosen kann die verbale psychotherapeutische durch arzneiliche homöopathische Therapie erfolgreicher werden (*Ledermann*, 1966; *Schmeer*, 1968,1969).

Alles Besondere ist nur ein Teil des Ganzen!

Julius Cäsar konnte sagen: »Gallia est divisa in partes tres«. Ein Medizinhistoriker müßte für unsere Zeit feststellen: »Medicina est divisa in partes x« – eine genaue Zahl läßt sich nicht angeben, die Teilung ist noch nicht beendet. Neue Spezialisten etablieren sich, frühere Sonderfächer haben schon Spezialisten und ›Unterspezialisten‹ geboren.

Das Wort ›Individuum‹ ist nur noch für den Gesunden reserviert. Der Mensch ist aber unteilbar geblieben, wie er war, auch als kranker Mensch. In dieser Situation besteht für den homöopathischen Arzt und seine Patienten die tröstliche Gewißheit, daß die Behandlung stets auf den unteilbaren ganzen Menschen ausgerichtet wird:

»Jede echt ärztliche Behandlung ... muß daher auf das Ganze, auf die Vernichtung und Heilung des allgemeinen Leidens, mittels innerer Heilmittel gerichtet sein, wenn sie zweckmäßig, sicher, hilfreich und gründlich sein soll.« (Org., § 190)

Es »ist schon bei geringem Nachdenken einleuchtend, daß kein ... äußeres Übel ohne innere Ursachen ... entstehen und auf seiner Stelle beharren oder wohl gar sich verschlimmern kann ... ja dessen Emporkommen läßt sich, ohne vom ganzen Leben dazu veranlaßt zu sein, nicht einmal denken, so innig hängen alle Teile des Organismus zusammen und bilden ein unteilbares Ganze in Gefühlen und Tätigkeit ...«. (Org., § 189)

Lokale Krankheitsäußerungen

Diese sollte man aus den oben genannten Gründen nicht generell spezifisch behandeln wollen. Die Diagnose einer Organerkrankung darf die Arzneiwahl nicht auf einige organotrope Mittel einengen. Die homöopathische Fallaufnahme bemüht sich um die Gesamtheit der Symptome und wählt die Arznei danach aus:

»Durch diese bloß innerlich gegebene Arznei wird dann der gemeinsame Krankheitszustand des Körpers, mit dem Lokalübel zugleich aufgehoben und … zugleich geheilt, zum Beweis, daß das Lokalleiden einzig und allein von einer Krankheit des übrigen Körpers abhing und nur als ein untrennbarer Teil des Ganzen, als eines der größten und auffal-lendsten Symptome der Gesamtkrankheit anzusehen war.« (Org., § 193)

Nach dieser grundsätzlichen Vorklärung und Abgrenzung bleiben einige ›lokale Übel‹ übrig, die diesen Namen verdienen. Die **von außen** kommende Verletzung eines Teiles kann neben chirurgischer, orthopädischer oder sonstiger spezieller mechanischer Versorgung auch arzneiliche Hilfe verlangen. Hier hat die Homöopathie eine Reihe bewährter Mittel anzubieten, die den Schaden, das physische Trauma, rasch beheben können (Verletzungen EK 1412, KK I 453; Verbrennungen EK 1412; KK I 452; Wunden EK 1415, KK I 454; *Köhler*, Lehrbuch der Homöopathie, Bd. 2, 4. Auflage, S. 446–448).

Hauterkrankungen

Sie sind kein ›Lokalübel‹. Trotzdem wird in aller Welt und seit altersher am Ort eifrig ›geschmiert und gesalbt‹. Wenn der Schwamm in der Hauswand steckt, das Gemäuer feucht ist, die Decke Regenringe zeigt, ist der Anstreicher und Maler sicher nicht der richtige Mann. Sollte man nicht doch besser den Dachdecker holen oder das Fundament trockenlegen? Sei es, wie es sei – es wird weiter gesalbt und angestrichen. Um die innere Ursache der äußerlich sichtbaren Störung kümmert man sich therapeutisch selten. Dabei ist es doch offensichtlich, daß auf feuchten Wiesen Binsen und Riedgräser wachsen. »Das Terrain ist alles.« (*Claude Bernard*)

Hauterkrankungen und konstitutionelle Belastung

Die biblische Geschichte von der Heilung der Aussätzigen spricht deutlich aus, daß nicht das Handauflegen, der äußere Vorgang, die Heilung bringt. Heil kommt von innen: »Dein Glaube hat dir geholfen!« Die innere Wandlung läßt den Aussatz verschwinden.

Diese Wandlung kann durch eine Arznei angeregt werden, die das konstitutionelle Terrain zu ändern vermag. Tiefwirkende homöopathische Konstitutionsmittel sind die besten Helfer für unsere Hautpatienten.

Innen und Außen entsprechen sich: Die Haut ist auch ein Ausscheidungsorgan, das die konstitutionelle Belastung ›entlastet‹. Wenn wir diesen Gedanken zu Ende denken, daß eine Hautkrankheit auch eine Entlastungsfunktion haben kann, werden wir uns nicht leichtfertig an der äußeren Unterdrückung dieser heilsamen Krankheit beteiligen. »Diese bisher so allgewöhnliche, äußere, verderbliche Behandlung, ist die allgemeinste Quelle aller der unzähligen, benannten und unbenannten, chronischen Leiden geworden, worüber die Menschheit so allgemein seufzet.« (Org., §203)

Außen und Innen entsprechen sich: Die besondere Art der Haut-Effloreszenz, die Morphe der erkrankten Haut, ist ein Erkennungszeichen der inneren Krankheit, ein wichtiges Symptom in der Gesamtheit der Symptome. Es gibt also kein Spezifikum gegen **das** Ekzem, gegen **die** Warzen, gegen **das** Ulkus. Viele Arzneimittelbilder haben charakteristische Hautsymptome, an denen sie erkennbar sind.

Die verschiedenen Formen der chronischen Krankheiten, die *Hahnemann* in drei Gruppen zusammengefaßt hat, haben als Lokal-Symptom typische Hauterscheinungen, die er zur Benennung verwendet: Krätzkrankheit, Feigwarzenkrankheit, Schankerkrankheit. Der späteren ausführlichen Darstellung über die »Chronischen Krankheiten« will ich hier nur einige Gedanken vorausschicken: *Sulfur* produziert einen Hautausschlag, der mit starkem Jucken und Brennen verbunden ist. *Sulfur* ist das Hauptmittel gegen die erste Form der chronischen Krankheiten, gegen die Psora. *Thuja* hat Beziehungen zu Warzen, Kondylomen und gutartigen Tumoren der Haut. Es ist besonders bei sykotischen Krankheitsformen angezeigt. *Mercur* ist das Hauptmittel gegen die syphilisartigen chronischen Erkrankungen. Die Hautausschläge von *Mercur* können recht verschieden aussehen: Von der Dermatitis über eitrige Geschwüre bis zur Ulzeration. In Analogie dazu ist die Vielgestaltigkeit typisch für syphilitische Hauterscheinungen, besonders bei der Lues II, so daß man die Lues als den »Affen der Dermatologie« bezeichnet hat: Sie äfft alles nach.

Die Dermatologie ist eine Wissenschaft, die auch heute noch mehr Formen **beschreibt** als erklärt. Dadurch kommt sie unserem phänomenologischen Denken und analogischen Vergleichen bildhafter Erscheinungen sehr nahe. Von der Toxikologie und der Anwendung bei Kranken – weniger durch die Arzneiprüfung am Gesunden – wissen wir, welche morphogischen Veränderungen zu einer bestimmten Arznei gehören. Damit wird die Morphe der Haut zu einem wichtigen Symptom der Arzneifindung, auf das man sich verlassen kann. Die Hautsymptome haben eine andere Rangordnung für die Arzneiwahl, als sonst pathognomonischen oder lokalen Symptomen zugestanden wird.

Vielleicht kann man die besondere Rolle der Haut damit erklären, daß während der embryonalen Entwicklung von äußeren Keimblatt Nervensystem und Haut gebildet werden. Die Haut ist Nerven- und Sinnesorgan. Symptome dieser Organe haben in der Wertigkeit der Person hohen Rang.

Psychische Störungen und Hautphänomene

Wie eng Psyche und Haut verbunden sind, wird schon im sprachlichen Zusammenhang deutlich: »Wie fühlen Sie sich in Ihrer Haut?« »Das geht mir unter die Haut«; »Ich könnte aus der Haut fahren«. Möglich ist auch die Aussage: »Komme mir nicht zu nahe; ich bin unangenehm berührt.«

Beobachten Sie, wie eng der Kontakt zwischen Mutter und Kind ist oder wie gestört das Verhältnis auch sein kann. Berühren und Streicheln der Haut des Kindes, Wärmen und Nähren schaffen die Gemeinschaft und bilden das Urvertrauen und psychische Gesundheit für das ganze Leben. Auf der Grenzfläche der Haut wird der Kontakt zur Welt ›gefühlt‹ und das Ich ›begriffen‹ – kein Wunder, daß die Haut den Gesundheitszustand und die Seelenlage widerspiegelt, ›wie es innen aussieht‹.

Mit einem Wort formuliert der Arzt und Dichter *Peter Bamm* die »vielfältige« und »umfassende« Funktion der Haut: das »Seelenleder«. Wer sich für diese psychischen Zusammenhänge interessiert, sei auf ein kürzlich erschienenes Buch verwiesen: »Das Haut-Ich« von *Didier Anzieu* (1992). Ich habe daraus manche neue Anregung erfahren und bin darin bestätigt worden, daß die auf der Haut sichtbaren Zeichen der Krankheit und die anamnestisch erfahrbaren Symptome gemeinsam den Inbegriff der Symptome darstellen, daß die Morphe der Hautkrankheiten in der Hierarchie der Symptome und damit bei der Arzneiwahl oft sehr hoch eingestuft werden kann. *Anzieu* schreibt: »Die Tiefe der Hautschädigung ist proportional zur Tiefe der psychischen Störung.«

Zusammenfassung

- Hauterkrankungen sind nicht als Lokalübel von außen zu unterdrücken; die inneren Ursachen sind mit der individuellen Arznei zu behandeln! Die Haut ist Ausscheidungsorgan und entlastet das innere Übel.
- Die meisten Hauterkrankungen sind Zeichen der konstitutionellen Belastung, wie *Hahnemann* in seiner Beschreibung der »Chronischen Krankheiten« dargestellt hat. Damit weisen sie auf die Art der inneren Krankheit.
- Die Arznei ist nach der Gesamtheit der Symptome zu wählen und die Morphe der Haut als ein wichtiges individuelles Symptom zu verwenden. Die Haut ist Nerven- und Sinnesorgan.
- Nur bei parasitären Hauterkrankungen ist die Morphe der Haut oft auch pathognomonisches Symptom. Trotzdem dürfen wir über dem Parasiten nicht das Terrain vernachlässigen. Die individuelle Reaktion der Hat auf den parasitären Befall gibt Hinweise auf das passende Mittel. Nicht bei jedem haftet der ubiquitäre Fußpilz!

Gemüts- und Geisteskrankheiten

Daß ein Mensch einen Schnupfen, eine lebensbedrohende Infektion oder ein körperliches Siechtum bekommen kann, leuchtet jedermann ein. Aber daß ein Mensch wahnsinnig wird, ein tobender und rasender ›Narr‹ oder ein verzweifelter Selbstmörder, ein sich selbst und seine Familie zerstörender Neurotiker – hier versagt der ›gesunde Menschenverstand‹ seine Möglichkeit zur Einsicht. Unsere ›aufgeklärte‹ Zeit hält diese Menschen zwar nicht mehr in Ketten, doch sie sind uns fern. Der fast protzige Krankenhaus-Neubau-Boom mit Überschußkapazitäten an Betten ist an unseren Psychiatrischen Landeskrankenhäusern fast völlig vorbeigegangen. Ist das nur ein äußeres Zeichen? Auch in der Homöotherapie unserer Zeit wird dieses Gebiet nicht genügend beachtet. *Hahnemann* und seine Schüler haben sehr oft Geisteskranke behandelt. Zeugnis legen das »Organon« und das ausgezeichnete Buch von *Jahr* (1855) ab: »Allgemeine und spezielle Therapie der Geisteskrankheiten und Seelenstörungen nach homöopathischen Grundsätzen.«

Qualvoll war das Leben der Geisteskrankheiten zu *Hahnemanns* Zeiten. Statt zu heilen, »begnügen sich diese Grausamen, jene bedauernswürdigsten aller Menschen durch die heftigsten Schläge und andere qualvolle Martern zu peinigen«. (Fußnote zu § 228 des Organon) Auf diesem Hintergrund muß man die ärztliche Tat *Hahnemanns* sehen, als er 1792 den wahnsinnigen *Klockenbring* bei sich aufnimmt, seine ganze Zeit unter schweren äußeren Bedingungen nur diesem Kranken widmet, ihn versorgt und verpflegt wie einen kranken Menschen, ohne Ketten, ohne Gummizelle, ohne Elektroschock! Seine ›Psychopharmaka‹ sind Pflanzenextrakte. Er hat zu dieser Zeit noch nicht die Potenzierung der Arznei, noch nicht die Ergebnisse der Arzneimittelprüfungen – er hat nur den Willen zum Heilen. Als Arzt tritt er zu einem kranken Menschen. Alle Welt preist *Pinel* als den ersten, der 1791 gefordert hat, auch Geisteskranke menschenwürdig zu halten. Von *Hahnemann* spricht kein Lehrbuch der Psychiatrie. Es ist unwahrscheinlich, daß er die Veröffentlichung von *Pinel* kannte. In der wirren Zeit der französischen Revolution bestand zwischen Frankreich und Deutschland kaum eine geistige Verbindung. Die Frage der Priorität des Gedankens ist unbedeutend: *Hahnemann* hat als erster etwas getan, er hat die Ketten und Stricke gelöst, in denen bis dahin diese Kranken ›in Ruhe gehalten wurden‹. »So zeigte er mir oft mit Tränen die Reste der Schwielen von Stricken, deren sich seine vorigen Wächter bedient hatten, ihn in Schranken zu halten.« So berichtet *Hahnemann* von *Klockenbring*.[23]

In den § 210–230 des Organon formuliert *Hahnemann* in klaren Richtlinien seine reichen Erfahrungen mit psychisch Kranken. Er unterscheidet schon sehr genau die endogenen von den reaktiven und symptomatischen Psychosen und grenzt diese von neurotischen Störungen ab.

Die homöopathische Behandlung von Psychosen und Neurosen stellt hohe Anforderungen an Geduld und Können. Im Interesse der Glaubwürdigkeit der Homöopathie sollten sich nur die Ärzte heranwagen, die mit den diagnostischen psychiatrischen Verfahren unserer Zeit **und** mit der Homöopathie gut vertraut sind. Sie sollten auch soviel Selbstkritik haben, daß sie die Grenzen der arzneilichen Therapie besonders bei schweren neurotischen Verhaltensstörungen nicht überschreiten. Gute Zusammenarbeit mit versierten Psychotherapeuten kann dem Patienten manchmal am besten helfen. Die Grenzen der Psychotherapie können durch homöopathische Arznei – und der Bereich der arzneilichen Therapie durch den Analytiker oder Verhaltenstherapeuten erweitert werden (*Schmeer*, 1969, *Ledermann*, 1966).

[23] Zit. nach *Fritsche* (1954); vgl. auch Org., § 228, Fußnote 1

Wenn man diese Vorbehalte und Beschränkungen berücksichtigt, können die Richtlinien *Hahnemanns* auch heute noch zur Grundlage der homöopathischen Therapie der Psychosen und Neurosen verwendet werden.

Aus Gründen der besseren Verständigung und überschaubaren Einteilung gehe ich im folgenden nicht von der Symptomatik, sondern von der Diagnose aus. Daß es Mischformen und manchmal nicht klar abgrenzbare Krankheitsbilder gibt, ist bekannt. Die Nomenklatur ist von Land zu Land verschieden, die Theorien und Beschreibungen unterscheiden sich. Die Bezeichnungen von *Kraepelin* sind heute nicht mehr unumstritten.

Endogene Psychosen

Schizophrenien, zyklothyme Psychosen. Endogen ist alles, was ›kryptogen‹ ist – bescheidene Umschreibung der Tatsache, daß ›scio ut nesciam‹ die älteste Weisheit ist. *Hahnemann* beschreibt diese Krankheiten als **Körperkrankheiten**, die sich aus der konstitutionellen Belastung entwickeln. Die dabei auftretenden Geist- und Gemütssymptome sind pathognomonische Symptome, die zur Diagnose gehören, also für die Arzneiwahl sekundäre Bedeutung haben. Die körperliche Symptomatik, die der geistigen Störung vorausging oder sie begleitet, muß durch biographische Anamnese und Fremdanamnese (Angehörige usw.) erhoben werden (214–219). Die körperliche Symptomatik kennzeichnet die Konstitution des Kranken – und damit die Wurzel der Krankheit. Die psychischen Symptome gehören zur Gesamtheit selbstverständlich dazu. Sie werden nur in der Wertigkeit für die Arzneifindung an die zweite Stelle gesetzt.

> Die Arzneifindung für psychotische Patienten berücksichtigt an erster Stelle die konstitutionelle leibliche Symptomatik.

Die psychische Symptomatik steht allerdings im Vordergrund bei plötzlich auftretenden Erregungsphasen. *Hahnemann* empfiehlt dabei *Aconit, Belladonna, Stramonium, Hyoscyamus, Mercur* (Org., §221, Fußnote). Diese Mittel werden vor oder während der grundlegenden antipsorischen Kur je nach Situation gegeben, nicht zusammen, sondern alternierend!

Reaktive Psychosen

Wenn die Anamnese eine deutliche, einsehbare Ätiologie der geistigen Störung aufdeckt, wird die Arzneisuche sich zuerst auf die Mittel des psychischen Traumas konzentrieren (SR I/12; *Dorcsi*, 1965, S. 1–8)

Diese reaktiven Psychosen treffen solche Menschen, deren Konstitution überstarken seelischen Belastungen nicht standhält. Die meisten Trauernden überwinden durch Trauerarbeit ihren Schmerz bis auf einen Rest, die Wunde vernarbt. Andere verfallen in Schwermut oder bäumen sich auf. Nicht jeder Mensch ist wie *Hiob*, der alles erträgt und den »demütigsten aller Demutsgedanken« denkt: die »Unerforschlichkeit Gottes« anzuerkennen (*Kästner*). Der Verlust an Religio (= ›Rückbindung‹) ist in unserer Zeit sicher mit ein Grund, warum seelische Belastungen häufiger zu psychischen Erkrankungen führen, zu Neurosen und Süchten.

Nach der Beruhigung der psychischen Situation durch ätiologische Mittel muß die Therapie auf die konstitutionelle Schwäche ausgerichtet werden. Die Gesamtheit der Symptome wird das zutreffende Konstitutionsmittel finden lassen.

Symptomatische Psychosen

In unseren Repertorien finden wir ätiologische Begriffe, die uns Hinweise geben können, an welche Mittel zu denken ist, z.B.: Geisteskrankheit im Kindbett (EK 38, KK I 55), in der Schwangerschaft (SR I 624), im Klimakterium (EK 38, KK I 55), bei Trinkern (EK 38, KK I 55); Säuferwahn (EK 59, KK I 86).

Alterspsychosen haben auf lange Sicht eine schlechte Prognose. Manche Wahnideen und Verwirrtheitszustände lassen sich zeitweise bessern (vgl. Verwirrung EK 38, KK I 115; im Alter: SR I 165); Wahnideen (EK 78, KK I 120, SR I 219–373).

Bei Alterspsychosen führen die wesentlichen leiblichen Allgemeinsymptome besser zum Simile als die vorwiegend pathognomonische psychische Symptomatik.

Metaluische Psychosen

Sie sind in unserem Krankengut extrem selten – ich habe keine eigene Erfahrung. Zum Ausschluß sollte man bei allen psychotischen Zuständen einen Serumstatus anfertigen, nicht nur bei älteren Menschen.

Psychosomatische Krankheiten

Dieser Begriff wird in der Literatur weit gedehnt. Der Inbegriff der Symptome, bei jeder Erkrankung Grundlage der Arzneiwahl, umfaßt die personale Ganzheit der körperlichen und seelisch-geistigen Symptomatik. *Hahnemann* fordert, daß »in allen zu heilenden Krankheitsfällen der Geisteszustand der Kranken als eines der vorzüglichsten mit in den Inbegriff der Symptome aufzunehmen ist, wenn man ein treues Bild von der Krankheit verzeichnen will, um sie hiernach mit Erfolg homöopathisch heilen zu können« (Org., §210). »Dies geht so weit, daß bei homöopathischer Wahl eines Heilmittels der Gemütszustand des Kranken oft am meisten den Ausschlag gibt, als Zeichen von bestimmter Eigenheit …« (Org., § 211). »Man wird daher nie naturgemäß, das ist nie homöopathisch heilen, wenn man nicht bei jedem, selbst akuten Krankheitsfalle, zugleich mit auf das Symptom der Geistes- und Gemütsveränderungen siehet.« (Org., §213)
Die Homöopathie hat die psychosomatische Verflechtung seit Anbeginn zur Grundlage der Therapie genommen. Das Krankwerden als Folge psychischer Alteration war für *Hahnemann* eine Selbstverständlichkeit. Er schreibt in §225:
»Es gibt dagegen wie gesagt, allerdings einige wenige Gemütskrankheiten, welche nicht bloß aus Körper-Krankheiten dahin ausgeartet sind, sondern auf umgekehrten Wege, bei geringer Kränklichkeit, vom Gemüte aus, Anfang und Fortgang nehmen, durch anhaltenden Kummer, Kränkung, Ärgernis, Beleidigungen und große, häufige Veranlassung zu Furcht und Schreck. Diese Art von Gemütskrankheiten verderben dann oft mit der Zeit auch den körperlichen Gesundheits-Zustand in hohem Grade.«
Seit *Freud* wissen wir einiges über die Funktion des Unbewußten, über unbewußte Fehlleistungen (Verschreiben, Versprechen, Verlegen, Vergessen, Unfälle). Manche Krankheiten können als solche Fehlleistungen des Unbewußten betrachtet werden. Sie treten als körperliche Krankheiten auf, passen aber sinnvoll in die Lebensgeschichte und haben ihre biographische Notwendigkeit oder sind eine Art ›Sühneopfer‹. *Victor v. Weizsäcker* hat in seinen »Studien zur Pathogenese« (1935) beschrieben, daß die psychische Störung in der Konversion auf eine körperliche Symptomatik den Ort nicht zufällig wählt, daß zwischen der Art der psychischen Störung und der Organwahl ein Sinnzusammenhang bestehen kann. In fast allen homöopathischen Arzneimittelbildern lassen sich Entsprechungen zwischen Psyche und typischen körperlichen Symptomen finden, die im Inbegriff der Symptome **gemeinsam** erfaßt und therapeutisch verwendet werden. In einer Studie über das Symptom ›Angst‹ versuchte ich die Korrelation zwischen der individuellen Form der Angstsymptomatik und der dabei beobachteten Störung der Blutzirkulation darzustellen (*Köhler*, 1960).
Die blasse, kalte Angst von *Veratrum album* mit Zentralisation des Kreislaufs ist im Erscheinungsbild eine wesensmäßig andere Angst als die rote und heiße Angst von *Belladonna* mit Kopfkongestion oder die gestaute, beengende Angst von *Lachesis*. An diesen Beispielen läßt sich zeigen, daß bei psychosomatischen Angstkomplexen die besondere Form der Blutverteilung, die dabei immer gestört ist, in den Inbegriff der Symptome aufgenommen werden sollte.
Unsere Sprache verweist auf diesen Zusammenhang: ›Angst‹ und ›eng‹ haben die gleiche indogermanische Sprachwurzel.
Paroxysmale Tachykardien sind sehr häufig das psychosomatische Äquivalent einer unbewußten Angstsituation.

Beispiel 1

Patientin: 33jährige Hausfrau, Mutter von drei Kindern.
Physiognomie: Zarter Empfindungstyp (*Huter*), sehr blaß, brünett, ängstliche Mimik, unruhige Gestik, verschlossen, nicht sehr gesprächsbereit.

Hauptbeschwerde: Seit fünf Jahren häufige Anfälle von Herzjagen, internistische und Klinikbe-
handlungen, bringt Bericht mit: supraventrikulä-
re, paroxysmale Tachykardie. Bisherige Therapie:
Isoptin, Dociton, digitalisiert, Adumbran Bulbus-
und Karotisdruck beim Anfall ohne Wirkung. EKG
außerhalb der Anfälle o. B.
Spontanbericht: Sehr plötzliche Anfälle ohne
Vorboten. Dabei Angst und Kälte mit Schmerzen
im Oberbauch. Arme und Beine wie gelähmt,
starkes Verlangen nach kalten Getränken, besonders Sekt. Kalter Schweiß, vorwiegend an der
Stirn, »zum Umfallen, muß mich setzen oder legen«.
Gelenkter Bericht und indirekte Befragung: Als
Mädchen starke Periodenschmerzen, Perioden-
abstand 20–22 Tage, Periode stark, danach völlig
fertig. Mehr ist nicht zu erheben.
Fremdanamnese durch den Ehemann: Aus Gründen des Taktes konnte ich bei der ersten Konsultation nicht tiefer fragen. Die Verschlossenheit
der Kranken setzte Grenzen. Er berichtet: Anfälle
häufiger vor der Periode, sie sei in dieser Zeit
sehr gereizt, ohne Rast und Ruhe, poltere mit
den Kindern, habe aber ein verstärktes sexuelles
Verlangen. Warum sie denn so ohne Rast und Ruhe sei, ob sie sich darüber ausgesprochen habe?
Er sagt, sie bete sehr viel, aber finde dabei auch
keine Ruhe. Sie fühle sich verdammt und voller
Schuld. Etwas zögernd berichtet er, daß das Ganze nach einer Fehlgeburt angefangen habe. Bei
den Anfällen sei sie eiskalt, das Gesicht völlig eingefallen wie eine Tote, der Puls sei kaum zu fühlen und zu zählen.
Wahlanzeigende Symptome: Kollaps mit Angst
und Kälte, dabei blasses Gesicht, kalter Schweiß
auf der Stirn. Dazu paradox: Verlangen nach kaltem Getränk. Angst mit dem Gefühl der Verdam-
mung, allem Anschein nach religiöse Motive,
Schuldkomplex. Puls schnell und klein. Prämen-
struelle Verschlechterung.
Arzneiwahl: *Veratrum album* LM (Q) VI/XIV/XVIII
dil.
Epikrise: Häufigkeit und Schwere der Anfälle
konnten bald gebessert werden, nach vier Monaten trat kein neuer Anfall mehr auf. Sie ist zu-
gänglicher und freier. Die Reizperioden vor der
Menses bleiben aus. Im ganzen wieder fröhlich
und ausgeglichen.

Beispiel 2

Patientin: 54jährige verwitwete Frau mit drei
erwachsenen Kindern. Ihr Mann ist im Kriege
gefallen.
Physiognomie: Ernährungs-Empfindungstyp
(*Huter*, 1957), entspricht Mischtyp pyknisch-lep-
tosom (*Kretschmer*, 1936), gesprächig, aufge-
schlossen, lebhafte Gestik und Mimik.
Hauptbeschwerde: Schon immer rasch Herzklopfen, Herz schlägt bis zum Halse. Seit 10 Jahren
Anfälle von Herzjagen.
Vorgeschichte: Ist dauernd in internistischer Behandlung, mit Isoptin klingen die Anfälle rasch
ab, kommen aber immer wieder. Viele Beruhi-
gungsmittel, mit Hormonen Wallungen besser,
aber sehr weinerlich.
Spontanbericht: Angstzustände in engen Räumen, läuft lieber Treppen, als sich in einen
Fahrstuhl zu begeben, seit Klimax Hitzewallungen mit Schweiß, schlimmer in warmen, un-
gelüfteten Räumen, nachts. Starkes Verlangen
nach frischer Luft, hat zu Hause Fenster und Tü-
re offen. Bei Herzanfällen geht sie auf den Bal-
kon, das tut gut, macht alles auf (Rock und BH).
Enge Kleidung mag sie gar nicht, Hals muß kühl
sein.
Gelenkter Bericht und indirekte Befragung: Seit
8 Jahren Menopause, früher Periode lang und
stark, am Ende der Periode oft Kopfschmerzen,
nach der Periode recht gut. Nächtliche Angstzustände, Träume von Verfolgungen, habe am
Kriegsende auf der Flucht viel Schlimmes erlebt.
Die Erinnerung daran macht immer noch Herzklopfen. Die Herzanfälle aber hätten damit
nichts zu tun. Der Frauenarzt hätte es auf die
Wechseljahre geschoben. Bei der zweiten Konsultation berichtet sie dann spontan, daß sie bei
einer Vergewaltigung am Halse stark gewürgt
worden und fast gestorben sei. Seitdem habe sie
Angst, wenn jemand ihr nur den Hals berühre.
Sie habe eines der Kinder einmal geschlagen,
weil es von hinten sich um den Hals geklammert
habe, danach habe sie stundenlang ganz schnel-
les Klopfen gehabt.
Wahlanzeigende Symptome: Furcht vor allem
Beengenden, Enge am Hals, Verlangen nach
Kühlung und frischer Luft. Die bildhafte Entsprechung zwischen der heißen gestauten Angst und
der würgenden Schlange (Laokoon) finden wir in

ihrem Erleben wieder, welches das Herzjagen über das Unbewußte wohl auslöst.

Arzneiwahl: *Lachesis* C 30, C 100, C 1000 tabl. in großen Abständen mit Saccharum lactis in der Zwischenzeit.

Epikrise: Die klimakterischen Wallungen verstärkten sich eine Zeitlang und wurden nach einem Vierteljahr deutlich geringer. Die Anfälle von Herzjagen wurden bald seltener, kamen im nächsten Sommer noch einmal verstärkt wieder und blieben nach einem Jahr endgültig weg. Herzklopfen tritt noch auf, wenn etwas plötzlich auf sie zukommt: Freude, Schreck, unerwartete Geräusche. Warme Räume und viele Menschen sind ihr weiter unangenehm. Beglückend empfindet sie das viel besser Verhältnis zur ältesten Tochter, mit der sie sich jetzt richtig aussprechen kann. Dieses Kind war in den schrecklichen Monaten der Flucht schon groß genug, um die Erlebnisse bewußt aufnehmen zu können. War das bisher die Barriere zwischen Mutter und Kind?

Die Frage nach Ätiologie einer psychosomatischen Störung führt in Verbindung mit der leiblichen Symptomatik oft zum zentralen Arzneimittel, das den Konflikt auflösen kann. Die homöopathische Anamnese ist sicher nicht ohne therapeutische Bedeutung. Die Möglichkeit für den Patienten, seinen Konflikt spontan zu verbalisieren, darf aber nicht überbewertet werden. Aussprache ist für manchen ein Segen, leider ist er oft nicht von langer Dauer, wenn nicht durch gekonnte Gesprächstherapie weitergearbeitet wird. Die eingehende Anamnese wird immer das Ziel haben müssen, den Geistes- und Gemütszustand zu explorieren, damit wir den Patienten **verstehen**. Erst dadurch haben wir die Gesamtheit der Symptome. Von dieser Sicht aus ist jede Krankheit ein psychosomatisches Geschehen, sie kommt aus der Ganzheit der verstimmten Lebenskraft. Ihre ›Ur-Sache‹ liegt in einem Bereiche, der eine Trennung von Leib und Seele nicht einmal denken läßt. Der Leib ist Leib, weil er beseelt ist, der unbeseelte Leib ist ein toter Körper. »Er ist tot, und, nun bloß der Macht der physischen Außenwelt unterworfen, fault er und wieder in seine chemischen Bestandteile aufgelöst.« (Org., § 10, Fußnote)

Der Begriff psychosomatische Krankheit, wie er in unserer Zeit formuliert wird, faßt die Krankheitsbilder zusammen, bei denen die nachvollziehbare Ätiologie vom seelischen Erlebnis ausgeht und sich in körperlichen Symptomen manifestiert. *Hahnemann* beschreibt sehr genau das Zusammenwirken von Disposition (geringe Kränklichkeit) mit auslösenden psychischen Belastungen – ein Konzept, wie es in den modernen Lehrbüchern nachgezeichnet wird (*Redlich/Freedman*, 1974).

Disposition und Auslösung haben in jedem einzelnen Krankheitsfalle verschiedenes Gewicht. In der Disposition erkennen wir die konstitutionelle Grundlage aller chronischen Krankheiten.

Neurosen

Die Behandlung von Neurosen sollte nur der homöopathische Arzt übernehmen, der sich eingehend mit den Grundprinzipien der Neurosen-Lehre und -Therapie beschäftigt hat. Er muß seine persönlichen Grenzen und die Grenzen seiner Methode kennen. Neurotische Störungen, die den Kern der Persönlichkeit tiefgreifend verändert haben, sind meist nur durch Zusammenarbeit mit einem Psychotherapeuten zu beeinflussen. Man muß sich bewußt machen, daß Neurosen aus zwei Hauptquellen gespeist werden:

- Angeborene konstitutionelle Grundlage
- Frühkindliche Umweltkonflikte (Eltern, Geschwister, Sippe, soziale Umwelt)

Sie bedingen gemeinsam die neurotische Verhaltensstörung. Eine ideologisch eingeengte Betrachtung, die nur einen Faktor gelten läßt, hilft dem Kranken nicht.

Neurotisches Verhalten ist zum Teil ›erlernt‹ und ins Unbewußte abgeschoben und verdrängt. Psychotherapeutische Maßnahmen haben die Aufgabe, das ›Gelernte‹ und ›Verdrängte‹ durch Bewußtmachen wieder zu ›entlernen‹ (*Redlich/Freedman*, 1974). Die arzneiliche Therapie mit homöopathischen Einzelmitteln kann sich in diesen Prozeß einschalten und die Ergebnisse der Psychotherapie wesentlich verbessern. In vielen Fällen, wo die Persönlichkeitsstruktur noch erhalten ist, kann die homöopathische Therapie in Verbindung mit psychischer Führung des Patienten recht gute Ergebnisse erzielen – auch ohne tiefenanalytische Behandlung.

Bei der Arzneiwahl sollte man in diesen Fällen einige Besonderheiten beachten. Sie erinnern sich, daß die Arzneiwahl der Natur der Störung, der Idee des Krankheitsfalles angepaßt sein muß (*Voisin, Eichelberger*). Oder wie *Dorcsi* formuliert: »Wir müssen den Patienten begreifen.«

Die biographische Anamnese ist die Grundlage. Die Biographie deckt oft die Ätiologie der gegenwärtigen Symptome auf. Wenn ein bestimmtes psychisches Trauma die Weiche zur neurotischen Reaktion gestellt hat, können wir eine Arznei aus der Gruppe der psychischen Trauma-Mittel verwenden. Dieser Weg bewährt sich besonders bei körperlicher Symptomatik als Folge psychischer Belastungen, bei der Verdrängung unbewältigter Konflikte auf körperlich erlebte Bereiche: psychosomatische Krankheiten, traumatische Neurosen.

»Unter traumatischen Neurosen versteht man ein akutes oder chronisches Fehlverhalten im Gefolge eines psychischen Traumas, das bei einer bis dahin relativ gesunden Persönlichkeit intensive Angst ausgelöst hatte.« (*Redlich/Freedman*, 1974)

Beispiel

In der Biographie eines stotternden Kindes konnte als Auslösung ein Angst- und Schreckgeschehen aufgeklärt werden. Wahlanzeigend dazu war das Symptom: wird krebsrot im Gesicht beim Stottern, *Opium* heilte bald.

Bei der Besprechung der Psychosen-Behandlung wurde schon darauf hingewiesen, daß für die Krankheiten die körperlichen Zeichen und Symptome Vorrang vor den pathognomonischen Symptomen der Krankheit haben. Entsprechende Verhältnisse finden wir bei manchen Kern-Neurosen. Auch dort hat sich die Störung »endlich bis zur auffallendsten Einseitigkeit fast wie ein Lokalübel in die unsichtbaren feinen Geistes- und Gemütsorgane versetzt« (Org., § 215). Wenn der Verdrängungsmechanismus vorwiegend *psychische* Symptome produziert, die zur Diagnose der Neurose unabdingbar dazugehören, sind die begleitenden *körperlichen* Zeichen wichtiger als die pathognomonische Verhaltensweise. Dagegen haben die Gemütssymptome höheren Rang bei psychosomatischen Krankheiten, traumatischen Neurosen und Organneurosen. Unabhängig von dieser differenzierten Wertigkeit der körperlichen oder psychischen

Symptome bei diesen verschiedenen Neuroseformen gilt auch hier:

> Die auffallenden, sonderlichen Symptome, besonders paradoxe Symptome nach Organon § 153, nehmen auf alle Fälle den ersten Rang ein, gleichgültig, ob es sich um körperliche oder psychische Symptome handelt.

Für diejenigen homöopathischen Ärzte, die eine tiefenanalytische Ausbildung haben, läßt sich die arzneiliche Neurosentherapie noch erfolgreicher durchführen. *Paschero* war meines Wissens der erste homöopathische Arzt, der darauf aufmerksam machte, daß die vom Kranken berichteten Symptome den zugrunde liegenden Konflikt oft nicht ansprechen. Eine Arzneiwahl, die sich an den vordergründigen Symptomen orientiert, verfehlt nach seiner Meinung den Kern der neurotischen Störung. Die vordergründigen, gegenwärtigen Symptome sind oft ein Spiegelbild der sekundären Verarbeitung des Konfliktes. »Die analytische Aufarbeitung der Biographie der Kranken läßt die wahre Natur der Symptome ... verstehen, welche sich hinter reaktiven Gebilden oder Verteidigungsmechanismen, die der Patient selbst geschaffen hat, verbergen ... Der Homöopath kann der Richtigkeit seiner Verordnungen nur sicher sein, wenn er ... die psychischen Symptome, welche sich gewöhnlich hinter einer sekundären Verarbeitung verbergen und daher im tatsächlichen Bild nicht erscheinen, bewertet und somit das vollkommene Bild der Krankheit erkennt.«[24]

Die folgende Krankengeschichte, die ich leicht gekürzt wiedergebe, soll seine Arbeitsweise kennzeichnen:

Beispiel

Junge Patientin, zwei Kinder, wies ein Bild von Angst, Depression, intensiven Kopfschmerzen auf, mit dem Gefühl, den Verstand zu verlieren. Angst vor dem Tode und vorm Alleinsein, Schwindel, vorübergehende Ohnmachten, schmerzvolle und spärliche Menstruation mit Amenorrhö von 1–2 Monaten, Widerwillen gegen Menschen, Hitzewellen zum Gesicht, Schüttelfrost und unbezähmbare Eifersucht. Vor einem Jahr habe ihr Mann von einer Reise als Marine-Offizier geschrieben, er habe an einem Ball teilgenommen. Diese Nachricht verursachte den Effekt, als sei ein Idol gestürzt. Seitdem: Zwangsvorstellung der Untreue ihres Mannes, Gefühl, den Verstand zu verlieren, zieht sich von Mitmenschen zurück, damit diese nicht ihre Verwirrung bemerken. Die Patientin zeigt auffallende Stärke ihrer unteren Körperhälfte, bevorzugt salzige und kalte Nahrungsmittel, Durst, chronische Verstopfung, Mattigkeit gegen 10–11 Uhr morgens, gehetzte Unruhe mit dem Bedürfnis, alles zu erledigen. Eine Zusammenstellung des Krankheitsbildes unter dem Zeichen der Eifersucht als scheinbar bestimmendem Symptom, verbunden mit dem Eindruck einer schüchternen, traurigen, schamhaften, passiven Patientin ließ auf *Pulsatilla* schließen.

Die biographische Anamnese ergab: Als Kind dünn und reizbar. Divergenz-Schielen vom 5.–16. Lebensjahr (dann operiert). Schüchtern, zurückhaltend, mit plötzlichen Weinkrämpfen. Duldete dabei nicht, daß ihre Eltern sich nähern, da ihre Verzweiflung sich verstärkte und sie den Impuls hatte, dieselben anzugreifen. Es handelt sich also nicht um eine passive Kranke, die Trost sucht und Bedürfnis nach Liebe hat, wie *Pulsatilla*, sondern um eine unterdrückte Feindlichkeit gegen die Eltern, ihre Eifersucht war reaktiver Haß gegen die Eltern.

Nach der Analyse der Biographie dieser Patientin werden folgende Symptome zusammengestellt: Ressentiment, unterdrückte Feindseligkeit, Furcht vor Irrsinn, Furcht vor Übel, Furcht, daß ihr etwas zustoßen könne, Ablehnung des Trostes seitens ihrer Eltern, Erregung, allgemeine Mattigkeit 10–11 Uhr, Vorliebe für salzige Nahrung, Stärke der unteren Körperhälfte.

Repertorisation der biographischen und gegenwärtigen Symptome ergab: *Natrium muriaticum*.

Hierzu noch ein beherzigenswertes Wort von *Paschero*: »Ein Patient soll nicht so betrachtet werden, wie er selbst sich darstellt, sondern so, wie er in Wirklichkeit ist.«

Wir haben gelernt, daß wir die Phänomene

---

[24] Vgl. *Paschero* (1959). Die Zitate und die Krankengeschichte stammen aus dieser Arbeit. Ergänzend dazu: *Paschero* (1962).

des Patienten **ohne Vorurteil** annehmen sollen. Hier wird scheinbar auch gefordert, die Phänomene zu interpretieren – ein Widerspruch? Dieser Widerspruch löst sich auf, wenn wir die Natur der neurotischen Störung in ihrem Ursprung des Konfliktes als Phänomen in die Gesamtheit der Symptome mit aufnehmen, wenn wir die Biographie des Kranken in Bezug setzen zu seiner gegenwärtigen Symptomatik.

Das Besondere der neurotischen Störung zwingt den Therapeuten, die Wurzel des Konfliktes zu finden. Vereinfacht kann man sagen: Die gegenwärtigen Symptome sind nur Produkt der Verdrängung, eine unbewußte ›Fälschung‹.

Zum Vergleich: Einem Heuchler versuchen wir auf die Spur zu kommen, dahinter zu schauen, was er will, wer er wirklich ist.

Die Arzneiwahl für die neurotische Störung muß die Art des Konfliktes und die speziellen Mechanismen der Verdrängung berücksichtigen. Mangel an Liebe und Zuneigung kann bei einem Kind eine Enuresis, auffallende Neigung zum Lügen oder eine Sucht zum Naschen auslösen.

Die Gesamtheit der Symptome umfaßt die gegenwärtigen und die biographischen Phänomene, den Konflikt und die sekundäre Verarbeitung. Die Arzneiwahl muß der Gesamtheit der Gegenwart und Vergangenheit entsprechen – nur so ist eine Heilung von Grund aus möglich.

Mit diesen Gedanken wird eine Brücke zum nächsten Kapitel geschlagen: zu *Hahnemanns* Lehre von den chronischen Krankheiten. Die akuten Zwischenphasen der chronischen Krankheiten sind nur zu begreifen, wenn wir die einheitliche Wurzel erkennen und aus der Biographie des Kranken die Gesamtheit der Symptome aufnehmen und die Arzneiwahl danach ausrichten.

Hahnemanns Werk

Kommentare

»Die chronischen Krankheiten, ihre eigentümliche Natur und homöopathische Heilung«

Leider hat die Lehrmedizin unserer Zeit noch wenig Interesse an der Konstitution ihrer Patienten – eine Folge der einseitig auf die Organpathologie ausgerichteten Krankheitsauffassung. Ein neuer Beginn konstitutionellen Denkens zeigt sich in allen Bemühungen um Prophylaxe. Hier wird die Erforschung der Risikofaktoren immer aktueller. Dabei ist es offensichtlich, daß die Risikofaktoren nicht nur die Umwelt, sondern besonders in der **Person** des einzelnen Kranken begründet sind, in seiner konstitutionellen Anlage und Entwicklung: Die meisten chronischen Krankheiten haben ihren Grund in der Konstitution der Kranken. Sie können nur geheilt werden durch Arzneien, die auf die konstitutionelle Krankheitsbereitschaft einwirken.

Hahnemanns Werk »Die chronischen Krankheiten« ist ein großartiger Entwurf zur Behandlung der konstitutionellen Erkrankungen. Manche seiner zeitbedingten theoretischen Erklärungen muß man mit dem Wissen unserer Zeit kritisch betrachten. Entscheidend bleibt sein Verdienst, daß er Arzneien für diese Krankheitsformen geprüft hat und mit seiner sicheren Beobachtung den Weg zur Arzneifindung zeigt.

Für akute Erkrankungen genügt es, die Anamnese auf die jetzt vorliegende Störung zu begrenzen. Bei chronischen Krankheiten muß die Anamnese die gesamte Biographie des Kranken umfassen, um die Konstitution des Kranken und seine anlagebedingte Krankheitsbereitschaft zu erfahren.

Die alten Ärzte und Philosophen (*Empedokles, Hippokrates, Aristoteles*) beschrieben die verschiedenen menschlichen Konstitutionen. *Hahnemann* wollte aber **wissen**, weshalb manche Menschen immer wieder krank werden. Bei der anamnestischen Erforschung der Ätiologie fand er, daß »Ansteckungen« (Miasmen) die Auslösung chronischer Krankheiten bewirken können, oder daß dieser »Ansteckungszünder« durch Weitergabe von Generation zu Generation die Anlageschwäche bedingt.

Chronische Krankheiten bedeuten bei *Hahnemann* »durch Ansteckung oder Erbschaft eingeprägte Krankheit«. Er benennt drei Grundformen (Psora, Sykose, Syphilis) und gibt die zugehörigen Arzneien an (u.a. *Sulfur, Thuja, Mercur*).

Diese drei Grundformen werden heute als Modell aufgefaßt, um die Tendenzen chronischer Krankheiten zu beschreiben. Diese Tendenzen werden erkennbar durch Vergleich der Krankheitsbilder der entsprechenden Infekte (Gonorrhö, Lues) mit den Arzneibildern der zugehörigen Nosoden (*Psorinum, Medorrhinum, Luesinum, Tuberculinum*) und mit den vergleichbaren Diathesen (lymphatisch, gichtig-rheumatisch, dyskrasisch, skrofulös).

In einer synoptischen Übersicht werden die leiblichen und seelisch-geistigen Symptome zusammengefaßt.

Ein Behandlungsplan weist hin auf die Beseitigung von Hemmfaktoren, flankierende Maßnahmen, Arzneiwahl und vermeidbare Fehler.

Einführung

Die Statistiken der Staaten mit hoher Zivilisation zeigen Rückgang der akuten Krankheiten durch Zunahme der chronischen Leiden. Es ist unbestreitbar, daß die Medizin unserer Zeit Mortalität und Risiko der akuten, insbesondere der infektiösen Erkrankungen reduziert hat. Die bedenkliche Zunahme der chronischen Krankheiten verlangt von uns, daß wir alle Möglichkeiten der homöopathischen Therapie ausschöpfen, um diesen Kranken zu helfen.

Für diese Aufgabe hat *Hahnemann* vielseitige Anregungen gegeben. Diese Anregungen sind für uns bedeutungsvoll, da sie Ergebnis seiner selbstkritischen Beobachtung sind. Sie erschließen erst alle Möglichkeiten und die reiche Fülle der homöopathischen Therapie. Beobachtung und Selbstkritik zeigten ihm den Therapie-Notstand, als es ihm nicht gelang, die große Gruppe der unvenerischen chronischen Krankheiten endgültig zu heilen. Dieser Therapie-Notstand, war nicht die Folge ungenügend wirksamer Arzneien, seine Ursache lag in der Methode der Arzneifindung. Im Anfang seiner homöopathischen Arbeit, etwa von 1790 bis 1816, behandelt er mit Arzneien, die nach der Ähnlichkeit mit den vorliegenden, hier und jetzt beim Patienten beobachteten Symptomen ausgewählt wurden. Er beschränkt in dieser ersten Phase seine Anamnese auf den Querschnitt der gegenwärtigen Störung. Damit erzielte er große Erfolge bei akuten Krankheiten. Chronische Krankheiten zeigten nur anfangs Erfolge, »die Fortsetzung war minder günstig, der Ausgang hoffnungslos«. (CK, Bd. 1, S. 4) Gnadenlos und hart beurteilt er sich und sein Werk zu dieser Zeit. Die Kritiker sollten das zur Kenntnis nehmen, so spricht kein Spekulierer und Ideologe. Dies ist die Sprache eines Menschen, der um Wahrheit und Erkenntnis ringt.

»Den Grund also auszufinden, warum alles die von der Homöopathie gekannten Arzneien keine wahre Heilung in gedachten Krankheiten bringen und eine, womöglich richtigere und richtige Einsicht in die wahre Beschaffenheit jener Tausende von ungeheilt bleibenden – bei der unumstößlichen Wahrheit des homöopathischen Heilgesetzes, dennoch ungeheilt bleibenden – chronischen Krankheiten gewinnen konnten, diese höchst ernste Aufgabe beschäftigte mich seit den Jahren 1816, 1817 bei Tag und Nacht« (CK, Bd. 1, S. 6). Die Ergebnisse der Beobachtung, Forschung und Versuche beschreibt er in seinem Buche »Die chronischen Krankheiten« (1. Aufl. 1828/1830).

Die erste Erkenntnis lautet: »Daß der homöopathische Arzt bei dieser Art chronischer Übel, ja bei allen (unvenerischen) chronischen Krankheitsfällen es nicht allein mit der eben vor Augen liegenden Krankheitserscheinung zu tun habe, sie nicht für eine in sich abgeschlossene Krankheit anzusehen und zu heilen habe … sondern daß er es immer nur mit einem abgesonderten Teile eines tiefliegenden Ur-Übels zu tun habe, dessen großer Umfang in den von Zeit zu Zeit sich hervortuenden neuen Zufällen sich zeige, daß er daher sich keine Hoffnung machen dürfe, die einzelnen Krankheitsfälle dieser Art, in der bisherigen Voraussetzung, als seien sie für sich bestehende, in sich abgeschlossene Krankheiten, dauerhaft zu heilen, so daß sie selbst nie wieder und auch keine anderen, neuen, beschwerlicheren Symptome an ihrer Stelle wieder hervorsprießen, daß er folglich möglichst **den ganzen Umfang aller der dem unbekannten Ur-Übel eigenen Zufälle und Symptome** erst kennen müsse, eher er sich Hoffnung machen könne, eine oder mehrere, das ganze Grundübel mittels ihrer eigentümlichen Symptome homöopathisch deckende Arzneien auszufinden, durch welche er dann das Siechtum in seinem ganzen Umfange, folglich auch seine einzelnen Glieder, d.i., alle seine in so verschiedenen Krankheitsfällen erscheinenden Krankheits-Fragmente heilkräftig zu besiegen und auszulöschen imstande wäre.« (CK, Bd. 1, S. 6–7)

Ein Beispiel aus meiner ersten Zeit der homöopathischen Gehversuche illustriert die beiden Phasen der *Hahnemann*schen Entwicklung.

Beispiel

Es handelt sich um ein dreijähriges Kind.

1. Behandlung:
Akuter fieberhafter Infekt; nach Symptomenähnlichkeit der vorliegenden Störungen wird *Belladonna* D 12 gegeben.

2. Behandlung:
Nach 3 Wochen tritt eine Seitenstrangangina auf, Therapie mit *Phytolacca* D 6.

3. Behandlung:
Nach 1 Monat berichtet die Mutter, das Kind leide sehr an Verstopfung. Keinerlei Drang, atonisch. Therapie mit *Opium* D 30.

4. Behandlung:
Nach 6 Wochen ist eine impetigo-ähnliche Hauterkrankung an der rechten Wange aufgetreten. Therapie mit *Viola tricolor* D 4.

5. Behandlung:
Nach 8 Wochen hat das Kind entzündete Lidränder und reibt sich dauernd die Augen. Therapie mit *Clematis recta* D 6.

Alle fünf Behandlungen sind erfolgreich – die augenblicklichen Störungen werden besser. Die Mutter empfindet dieses Spiel auf dem Verschiebe-Bahnhof als ganz normal. So war es bei der bisherigen allopathischen Behandlung auch. Inzwischen hatte ich einiges dazugelernt durch das Studium der »Chronischen Krankheiten« und des »Organon«. Deshalb umfassende Fallaufnahme, um die Gesamtheit der Symptome zu ermitteln. Zur Gesamtheit der Symptome gehören eben nicht nur die gegenwärtigen, sondern auch die biographischen Symptome: Querschnitt und Längsschnitt der Krankheit (vgl. S. 57).

Die biographische Anamnese ergab: Als Säugling im zweiten Monat Milchschorf, der mit Salbenbehandlung ›versorgt‹ wurde. Im vierten Monat Ernährungsstörung. Behandlung in der Kinderklinik. Im achten Monat Broncho-Pneumonie, mit Penicillin behandelt. Danach immer wieder rezidivierende Infekte im Nasen-Rachen-Raum.

Die gegenwärtigen Allgemeinsymptome, der arzneitypische Habitus (kurz, breit, pastös) und die biographischen Symptome finden ihre Entsprechung im Arzneimittelbild von *Calcium carbonicum*. Diese Arznei umfaßt in ihrer Wirkung »alle seine in so verschiedenen Krankheitsfällen erscheinenden Krankheits-Fragmente« (CK, Bd. 1, S. 7).

An diesem Beispiel wird deutlich, daß die gegenwärtigen Symptome ihre Bedeutung für die Arzneimittelwahl erst durch Einordnung in den größeren Zusammenhang der Biographie finden. Oder anders formuliert: Der Querschnitt des gegenwärtigen Krank**seins** liefert individuelle Einzelsymptome, die zur Ergänzung umfassende Längsschnitt-Symptome des Krank**werdens** benötigen.

Bedeutung der biographischen Anamnese

Die einzelne Krankheits-Etappe ist nur **eine** Stufe in einem Prozeß. Wenn Heilung von Grund auf erfolgen soll, muß der ganze Prozeß des Krankwerdens bis in die Vergangenheit aufgespürt werden. Die Gesamtheit der Symptome umfaßt auch die Biographie, die eigene und die Familiengeschichte. Damit überschreiten wir die scheinbar so wohlgeordnete nosologische Einheit der diagnostisch abgrenzbaren Krankheit. Die fünf Diagnosen im vorhergehenden Beispiel waren exakte Beschreibungen örtlicher pathologischer Abweichungen. Die Therapie war ungenügend, weil sie sich nur auf die einzelnen Manifestationen eines Grundleidens bezog. Die biographische Betrachtung offenbart, daß einzelne Krankheitsetappen oft nur die herausragenden ›Spitzen des Eisberges‹ sind, der unter der Wasseroberfläche eine Einheit bildet.

Diese Erkenntnis hat uns *Hahnemann* geschenkt: Das »Ur-Übel in seinem ganzen Umfange« müssen wir kennenlernen, welches als einheitliche Disposition den verschiedenen Phasen einer chronischen Krankheit zugrunde liegt. Die einzelnen Krankheits-Etappen sind damit nicht zufällige ungeordnete Phänomene – sie haben ihren ontologischen Seinsgrund in der Person des Kranken. Wenn wir das begreifen, verstehen wir die praktische Anweisung zur homöopathischen Arzneiwahl:

> Behandle nicht die einzelnen Krankheiten, sondern den Kranken!

Damit erhebt die Homöopathie den Anspruch, personale und konstitutionelle Therapie zu sein.

Zu diesem Anspruch der homöopathischen Therapie muß ich noch einige Gedanken nachtragen. Wenn die Homöopathie den Menschen als ganzheitliche Person auffaßt, muß sie diesen Menschen auch in der Entwicklung während seiner Lebenszeit als ganzheitliches Wesen anerkennen. Das Vergangene (die Vorgeschichte), das Gegenwärtige (Status präsens) und das Zukünftige (Realisierung der Krankheitsanfälligkeit, Disposition) »kommen aus einem Ganzen und führen zu einem Ganzen« (*Paschero*):

> Biographische Anamnese, gegenwärtiger Befund, jetziges Befinden und konstitutionelle Zeichen ergeben gemeinsam das Material, das zur Arzneifindung bei chronischen Krankheiten erforderlich ist.

Nur diejenige Arznei wird von Grund auf heilen können, die in ihrem Arzneimittelbild diesem gesamten Komplex entspricht.

Konstitution und Diathese

Definition

In jedem ›modernen‹ Lehrbuch der Inneren Medizin oder der Kinderheilkunde werden einzelne Krankheiten bis ins letzte Detail abgehandelt – aber umfassende Begriffe wie ›Konstitution‹ und ›Diathese‹ existieren nicht. Die Beschäftigung mit der Konstitution und Diathese unserer Kranken hat wesentliche praktische Bedeutung für die gesamte Heilkunde. Es wird heute oft geklagt, daß z. B. bei infektanfälligen Kindern jeder einzelne Infekt mit stereotyper Routine mit Antibiotika versorgt wird. Die eigentliche Frage wird nicht gestellt: Warum treten bei diesen Kindern immer wieder neue Infekte auf? Die ›causa‹ kann doch nicht ein Infektionserreger sein – die ›Ursache‹ muß in der Beschaffenheit, in der Konstitution dieses Menschen gesucht werden. Dieses Wissen war den alten Ärzten selbstverständlich. Sind wir heute wirklich so fortschrittlicher, wie wir uns einbilden? Die organpathologische Orientierung der Medizin unserer Zeit hat für diese Begriffe keinen Raum – und als selbstverständliche Folge auch keinen therapeutischen Ansatz. Wenn man chronische Krankheiten homöopathisch therapieren will, darf man nicht bei der organotropen Behandlung stehenbleiben. Die Organ-Läsion ist das letzte Glied eines Krankheitsprozesses. Unsere ärztliche Aufgabe aber ist, den Schaden zu steuern, bevor Endzustände erreicht werden. Für diese Strategie benötigen wir eine Methode der Arzneifindung, die den ganzen Menschen und seine Entwicklungsmöglichkeiten in seiner Lebenszeit umfaßt. Jede Biographie hat einen Beginn und eine Ordnung der Abläufe. Die angeborene **Anlage** und die frühkindliche **Prägung** durch die Umwelt formen gemeinsam den Rahmen der Entwicklungsmöglichkeit eines Menschen. Erbanlage und frühkindliche Prägung haben für den einzelnen Menschen sicherlich

verschiedenes Gewicht – aus beiden entwickelt sich unsere Konstitution. Die ererbte Anlage ist zwar in sich relativ stabil, wie die Forschung an eineiigen Zwillingen zeigte. Sie ist aber auch plastisch formbar durch Umwelteinflüsse. In der frühen Kindheit ist diese Formbarkeit besonders groß, wie die psychoanalytische Forschung feststellen konnte. Aber auch spätere Einflüsse (physische und psychische Traumen, Infekte, soziales Milieu u. a.) verändern unsere Reaktionsweise. Anlage und Umwelt beeinflussen und durchdringen sich wechselseitig im gesamten Lebensablauf. *Hahnemann* hat nach meinem Wissen als erster auf die Abänderung auch der robustesten Konstitution durch chronische Infekte hingewiesen.

Der Begriff ›Konstitution‹ wird von verschiedenen Autoren unterschiedlich formuliert. Für unseren Bereich der homöopathischen Therapie definiere ich diesen Begriff in Anlehnung an *Dorcsi*:
Konstitution ist die angeborene **und** erworbene geistig-seelische und körperliche Verfassung eines Menschen. Sie ist erkennbar am Körperbau, an der seelisch-geistigen Grundstimmung und an den Reaktionsweisen auf innere und äußere Belastungen.
Aus den verschiedenen Möglichkeiten zum Krankwerden, die in der Konstitution begründet sind, entwickeln sich Dispositionen oder Diathesen.
Diathese ist die angeborene oder erworbene Organschwäche und System-Minderwertigkeit, die zur Krankheitsbereitschaft und zu bestimmten Prozessen der Krankheitsverläufe führt.

Humoralpathologische Temperamentenlehre

Im Wissenschaftsverständnis ihrer Zeit beschrieben die alten Ärzte die verschiedenen menschlichen Konstitutionen und Diathesen nach ihrer Zuordnung zu den kosmischen Grundformen (*Empedokles*), zur unterschiedlichen Säftemischung (*Hippokrates*) oder zur Beschaffenheit des Blutes (*Aristoteles*). Diesen Elementen, Säften, Blutbeschaffenheiten

Tabelle 10 Konstitutionslehre: Entsprechungen

Empedokles	Hippokrates	Aristoteles	Temperament	Reaktion
Feuer	gelbe Galle	warmblütig	cholerisch	warm und trocken
Erde	schwarze Galle	schwerblütig	melancholisch	kalt und trocken
Wasser	Schleim	kaltblütig	phlegmatisch	kalt und feucht
Luft	Blut	leichtblütig	sanguinisch	warm und feucht

entsprechen die vier ionischen Temperamente.

Das Wort Temperament hat heute nur noch eine enge Bedeutung im alltäglichen Sprachgebrauch. Wenn wir heute von Temperament sprechen, verstehen wir darunter nur noch den Antrieb, den Schwung eines Menschen. In der Philosophie von *Aristoteles* hat der Temperamentbegriff einen umfassenden Sinn und beschreibt die Wesensart eines Menschen in körperlichen und seelischen Bereichen. Diesen umfassenden Sinn des Temperamentbegriffes hat *Flury* (1979) zur Grundlage der homöopathischen Arzneifindung entwickelt. *Dorcsi* baut auf diesen Gedanken auf und gibt den Grundmerkmalen der Hautbeschaffenheit (warm, kalt, trocken, feucht, rot, blaß) die Zuordnung verschiedener Arzneien.

Körperformen und Reaktionsverhalten

Die alten Ärzte haben genau beobachtet, daß bestimmte körperliche Formen mit Charakter und Krankheitsanfälligkeit in gesetzmäßiger Weise verbunden sind. In neuerer Zeit hat *Kretschmer* mit seinem Buch »Körperbau und Charakter« (1936) Aufsehen erregt. Er konnte in Anlehnung an uraltes Wissen zeigen, daß im psychopathologischen Bereich die schlankwüchsigen Leptosomen zu schizoiden, die kräftigen athletischen Typen zu epileptoiden und die runden Pykniker zu zykloiden Reaktionen prädestiniert sind. Die Forschungen von *Lampert* (1972) und *Curry* (1935) haben die unterschiedlichen Reaktionsweisen des vegetativen Systems bei verschiedenen Körperbau-Typen deutlich gemacht. *Carl Huter* (1957) gibt mit seiner Psycho-Physiognomie (Menschenkenntnis durch Körperformen und Gesichtsausdruckskunde) klare Richtlinien, wie aus Körperbau, Mimik, Gestik, Sprache die seelisch-geistige Verfassung eines Menschen und seine Krankheitsbereitschaft erkannt werden können. Es erweitert das Wissen der alten Physiognomik.

Biographie und Konstitution

Die Biographie eines Kranken gibt eine Übersicht der abgelaufenen Prozesse und der Entwicklung des Krankwerdens. Biographische Daten lassen meist eine Ordnung erkennen. Die Fallaufnahme eines Patienten, der jetzt behandelt wird, geschieht im Schnittpunkt zwischen Vergangenheit und Zukunft dieses Menschen. Sie nehmen die biographischen Daten auf, verbinden sie mit den hier und jetzt vorliegenden auffallenden, sonderlichen Symptomen (Org., § 153) und erkennen an den typologischen Zeichen (objektiv wahrnehmbare Daten von Körperbau, Gestik, Mimik, Sprache) den konstitutionellen Hintergrund.

Mit dem Erkennen der Konstitution besteht die Möglichkeit, die anlagemäßige Organschwäche und Systemminderwertigkeit (*Dorcsi*), die Diathese eines Menschen zu beurteilen. Biographie, individuelle Symptomatik und objektive Zeichen treffen nicht wahllos zusammen, sie finden ihre Ordnung in der Konstitution des einzelnen. Durch das Erkennen der Konstitution findet Vergangenheit, Gegenwart und Zukunft eines Menschen eine übergreifende Ordnung. Aus der Ganzheit eines unteilbaren Lebens kommt diese Ordnung und führt zum Ganzen. Auslösung (Ätiologie), Modalitäten, Lokalisation und Sensation eines Krankheitsprozesses finden ihren »realen Grund« (*Flury*, 1979) in der Konstitution, die sich im Körperbau, im psychophysischen Verhalten und Temperament äußert. Diesen »realen Grund« der chronischen Krankheiten hat *Hahnemann* nicht beschrieben. Wir verdanken ihm aber Wesentlicheres.

Ätiologie der chronischen Krankheiten

Allgemeines

Hahnemann hat die Arzneien gefunden und geprüft, die eine Therapie der konstitutionellen Schwäche und damit eine Behandlung der Diathesen möglich machen.
Seine Ansatzpunkte der Mittelfindung sind Anamnese und Beobachtung der Kranken.
Die Fragestellung lautet: Welche Besonderheiten finden sich in der Krankengeschichte jener Patienten, die nicht mit gutgewählter homöopathischer Arznei endgültig gesund werden?
Hahnemann geht den Weg der Krankheit zurück zur Ätiologie, dorthin, wo die Anamnese Hinweise bringt, daß etwas Wesentliches geschehen ist. Er beobachtet, daß recht verschiedene Auslösungsfaktoren am chronischen Siechtum beteiligt sind:

- Langdauernder Arzneimißbrauch durch Anwendung »heftiger, heroischer Arzneien in großen und gesteigerten Gaben« (Org., §74).
- Belastungen durch vermeidbare Schädlichkeiten: Genuß von schädlichen Getränken und Nahrungsmitteln; Ausschweifungen, welche die Gesundheit untergraben; Mangelernährung; Aufenthalt in ungesunden Wohnungen, Bewegungsmangel, Überanstrengung von Körper und Geist, Leben in stetem Verdruß (vgl. Org., §77).
- In der biographischen Anamnese vieler chronisch kranker Patienten fand *Hahne-*

mann, daß bestimmte Hautveränderungen aufgetreten waren, bevor das langjährige Siechtum begann. Drei typische Hautveränderungen erschienen ihm bemerkenswert:

- juckende Hautausschläge, die zum Kratzen zwingen;
- spitze oder hahnenkammartige Feigwarzen (Kondylome) im Urogenitalbereich;
- Geschwüre im Genitalbereich mit derber Anschwellung der Leistendrüsen.

Er wußte, daß die Kondylome mit dem Tripper und die Geschwüre mit der Lues in Verbindung stehen – beides **übertragbare** Krankheiten. Da ihm die exakte Beschreibung von Infektionserregern noch nicht zur Verfügung stand, wählte er den zu seiner Zeit üblichen allgemeinen Begriff für dieses unbekannte übertragende Agens: ›Miasma‹.

Miasmen

Dieser Ausdruck sagt den meisten heutigen Ärzten nichts mehr, da die Beschäftigung mit der Geschichte der Medizin leider auf Sparflamme betrieben wird. Dies ist bedauerlich, da die Medizingeschichte den verbreiteten Hochmut ausrotten könnte, als wären die alten Heilkundigen nur Scharlatane gewesen.
›Miasma‹ (griechisch) heißt wörtlich: ›Verunreinigung‹ seit *Hippokrates* gebrauchter Ausdruck für krankmachende Stoffe in der Atmosphäre, die als ›Ausdünstungen‹ der Erde die Epidemien erzeugen. Die Übertragbarkeit von epidemischen Krankheiten war in der vorbakteriellen Ära bekannt, aber nicht die Erreger:
»Die wahren natürlichen chronischen Krankheiten sind die von einem chronischen Miasma entstandenen, welche, sich selbst überlassen und ohne Gebrauch gegen sie spezifischer Heilmittel, immerdar zunehmen und selbst bei dem besten geistig und körperlich diätetischen Verhalten, dennoch steigen und den Menschen mit immerdar erhöhenden Leiden bis ans Ende des Lebens quälen. Außer denen, durch ärztliche Mißhandlung erzeugten, sind diese die allerzahlreichsten und größten Peiniger des Menschengeschlechts, indem die robusteste Körperanlage, die geordnetste Lebensweise und die tätigste Energie der

Lebenskraft sie zu vertilgen außerstande sind. In den blühendsten Jünglingsjahren und beim Anfange geregelter Menstruation, gepaart mit einer für Geist, Herz und Körper wohltätigen Lebensweise bleiben sie oft mehrere Jahre unkenntlich; die davon Ergriffenen scheinen dann in den Augen ihrer Anverwandten und Bekannten, als wären sie völlig gesund und als wäre die, ihnen durch **Ansteckung oder Erbschaft** eingeprägte Krankheit völlig verschwunden; sie kommt aber, in späteren Jahren, bei widrigen Ereignissen und Verhältnissen im Leben, unausbleiblich aufs neue zum Vorschein, und nimmt desto schneller zu, gewinnt einen desto beschwerlicheren Charakter, je mehr das Lebensprinzip durch schwächende Leidenschaften, Gram und Kummer, vorzüglich aber durch zweckwidrige medizinische Behandlung zerrüttet worden war.« (Org., § 78, mit Fußnote, Hervorh. d. Verf.)

Bedeutung und Abhilfe der ersten beiden ätiologischen Faktoren (Arzneimißbrauch, Belastungen durch vermeidbare Schädlichkeiten) sind uns klar. Sie verlangen immer wieder unseren ärztlichen und erzieherischen Einsatz. Der dritte ätiologische Faktor, das chronische Miasma, bedeutet bei *Hahnemann* »durch Ansteckung oder Erbschaft eingeprägte Krankheit«.

Hahnemann war auch hier seiner Zeit voraus. Er weist beispielsweise bei der Cholera als einer der ersten darauf hin, daß »mörderische Kleinlebewesen« die Ansteckung bewirken. Er ahnt, daß spezifische Erreger für die verschiedenen Epidemien existieren müssen – und das Entscheidende: Einige dieser Erreger sind ätiologisch an der Entstehung der chronischen Krankheiten beteiligt. Es ist kein Wunder, daß er mit diesen Gedanken in seiner Zeit auf Ablehnung stoßen mußte. Nicht nur die Gegner triumphierten über diesen ›Irrsinn‹. Viele seiner Schüler fielen ab.

Heute ist es selbstverständlich, daß Infektionserreger an der Auslösung chronischer Krankheiten beteiligt sind. Wir kennen die Spirochäten, das Tuberkulose-Bakterium; die virale Entstehung mancher Malignome wird diskutiert. Wir wissen, daß fokaltoxische Prozesse Autoimmun-Krankheiten oder chronischen Rheumatismus auslösen können.

Die neueste Erforschung der ›slow-virus-infections‹ macht es offensichtlich, daß *Hahnemanns* intuitives Erfassen 150 Jahre später naturwissenschaftlich beweisbar wurde:

> Viele chronische Krankheiten sind Folgen von Infektionen.

Anlagebedingte Bereitschaft

Wir wissen aber auch, daß die andere Hälfte seiner Aussage stimmt: »durch Ansteckung oder Erbschaft eingeprägte Krankheit«. Die **anlagebedingte Bereitschaft** (durch Erbschaft) und die Infektion (durch Ansteckung) sind der »reale Grund«, warum chronische Krankheiten entstehen.

In der Diskussion um die Probleme der chronischen Krankheiten wird der konstitutionelle Faktor heute zu stark in den Vordergrund geschoben. Das Besondere der Miasma-Theorie *Hahnemanns* sehe ich in der Möglichkeit, die **konstitutionsändernden Folgen** der chronischen Infekte zu heilen.

Wir sollten den Miasma-Begriff, wie ihn *Hahnemann* formulierte, aber nicht überdehnen und alles ›Krankmachende‹ als ›Miasma‹ bezeichnen. Unsaubere Definition verwirrt. Frühkindliche Konflikte, die in der psychoanalytischen Theorie (*Freud*) und für die homöopathische Arzneiwahl als psychisches Trauma bedeutungsvoll sind, sollte man mit diesem Begriff nicht vermengen.

Wechselspiel zwischen Infekt und Konstitution

Es ist sichere Erfahrung, daß eine konstitutionelle Bereitschaft die chronische Infektion erst wahrscheinlich macht. Nicht jeder erkrankt, der Tuberkulose-Bakterien akquiriert. Konstitutionelle Bereitschaft und Durchsetzungsfähigkeit der Erreger befinden sich im Wechselspiel. »Wie oft geschieht es, daß die Konstitution des Verletzten, seine Geschwächtheit und seine psychische Verfassung dem Eindringen von unendlich kleinen Organismen keine ausreichenden Schranken entgegenstellen.« (*Pasteur*, zit. nach *Payer*,

1989) Jede Infektion erzeugt ein Engramm im retikulo-endothelialen System, im Immunmechanismus, und ändert damit unsere angeborene Konstitution. Bei Titer-Kontrollen auf Infektionen ist man überrascht, wie hoch die Durchseuchungsquote in unserer Bevölkerung liegt. Das chronische Miasma ist eine Realität, die beweisbar ist. In der Biographie von Patienten kommen öfter auf die Frage: »Seit wann besteht die Krankheit, was war damals?« folgende Antworten: »Seit unser Kind die Masern hatte, hustet es«; »Seit dem Keuchhusten besteht das Asthma«; »Nach der Pocken-Impfung trat das Ekzem auf«.

Mit diesen Antworten kann der allopathische Kollege nichts anfangen. Wir können die adäquate Nosode anwenden oder das geeignete Arzneimittel wählen, das zu dem alten Infekt paßt.

Die **Nosoden-Therapie** ist von den Nachfolgern *Hahnemanns* entwickelt worden, aber ohne seine Miasma-Theorie nicht einsichtig. Wenn wir nur den konstitutionellen Faktor berücksichtigen, verschenken wir Möglichkeiten zur Heilung: gezielte Nosoden-Therapie; Auto-Immun-**Therapie mit Eigenblut** in homöopathischer Zubereitung (*Imhäuser*, 1970).[25] Ausschaltung der fokaltoxischen Belastungen, Herdsanierung; Symbioselenkung der Darmflora u. ä.

Beide Seiten – die Infektion intra vitam und die konstitutionelle Belastung – müssen wir in der Therapie berücksichtigen. Die homöopathische Arzneifindung hält sich an die anamnestischen Symptome und sichtbaren Zeichen des einzelnen Kranken. Damit nehmen wir das auf, was an Krankheitsphänomenen entstanden ist »durch Ansteckung oder Erbschaft«.

Nach dieser allgemeinen Übersicht wieder zurück zu *Hahnemanns* Miasmen-Theorie. Ich komprimiere die Fülle seiner Gedanken auf das Wesentliche, was zum Heilen, d. h. zur Arzneifindung nötig ist.

[25] Recht gute Erfahrungen habe ich bei Heuschnupfen gemacht, s. *Köhler* Bd. 2, 4. Aufl., Seite 307 *Eigenblut-Nosoden*.

Akute und chronische Miasmen

Differenzierung

Hahnemann unterscheidet akute und chronische Miasmen. Zu den *akuten Miasmen* rechnet er die Erreger von Pocken, Masern, Keuchhusten, Scharlach, Mumps, Pest, Gelbfieber, Cholera und die verschiedenen »Fieber, welche viele Menschen aus ähnlicher Ursache unter sehr ähnlichen Beschwerden epidemisch ergreifen ... jedesmal von eigener Natur« (Org., § 73). Wir verstehen darunter heute die Grippe-Epidemien mit unterschiedlichen Influenza-Virus-Stämmen, verschiedene Salmonellen-Infekte u. ä.

Den wesentlichen Unterschied zwischen akuten und chronischen Miasmen sieht *Hahnemann* in der Tatsache, daß die Lebenskraft der Erkrankten die Möglichkeit hat, die akuten Miasmen aus eigener Leistung zu überwinden – oder die Miasmen überwältigen in kurzer Zeit die Lebenskraft. Genesung oder Tod stehen am Ende der akuten miasmatischen Erkrankungen.

Die *chronischen Miasmen* dagegen »zeigen ... eine solche Beharrlichkeit und Ausdauer, daß ... sie mit den Jahren immer mehr zunehmen und lebenslang durch die eigenen Kräfte selbst der robustesten Natur, auch bei der gesundesten Lebensart und Diät nicht gemindert und noch weniger besiegt und ausgelöscht werden, sondern wachsen und sich verschlimmern bis zum Tode« (CK, Bd. 1, S. 11). Sie können nur durch arzneiliche (homöopathische) Behandlung überwunden werden.

Der Unterschied zwischen akuten und chronischen Krankheiten liegt nicht so sehr im zeitlichen Ablauf, es ist ein wesentlicher Unterschied, ob *Selbstheilung* möglich ist oder allein Kunstheilung zur Überwindung führt.

Und ein drittes Merkmal der chronischen miasmatischen Krankheiten: Sie verlaufen in Phasen und haben Latenzzeiten, sind scheinbar geheilt, aber kommen »in einer mehr oder weniger abgeänderten Gestalt und mit neuen Symptomen ausgestattet« wieder, »alle Jahre mit einem Zuwachs an Beschwerden« (CK, Bd. 1, S. 6) Diese Beobachtungen *Hahnemanns*

Tabelle 11 Unterschiede zwischen akuten und chronischen Miasmen

	Akut	Chronisch
Prototyp	Masern	Lues
Dauer	kurz	lebenslang
Selbstheilung	möglich	unmöglich
Verlauf	einheitlich	in Phasen (Lues I/II/III)
Richtung	von innen nach außen: zuerst Prodromal-Symptome, dann Exanthem	von außen nach innen: zuerst Ulkus, dann Tabes

kann die moderne Medizin, speziell die Erforschung der Grundregulation, erklären: Infektionserreger können – wie auch andere Toxine und exogene Reize – die Grundregulationssysteme des Organismus so intensiv und nachhaltig stören, daß die geordnete Eigenregulation zusammenbricht oder »zur pathologischen Beantwortung weiterer exogener Reize« führt (*Pischinger*, 1988).

Als letzte Beobachtung führt *Hahnemann* an, daß diese miasmatischen chronischen Krankheiten sich von außen nach innen entwickeln. Die ersten Erscheinungen spielen sich an der Haut ab. Nach und nach geht der Krankheitsverlauf von der Haut über Schleimhäute zu den lebenswichtigen Organen. Haut- und Schleimhautsymptome haben *Entlastungsfunktion* für das innere Leiden. Solange die Hautefloreszenz noch erhalten ist, »ist die ganze Krankheit am leichtesten durch die innerlich gegebenen spezifischen Arzneien heilbar«. (CK, Bd. 1, S. 51)

Wird diese Entlastungsfunktion der Haut und Schleimhaut unterdrückt (Salbenbehandlung, chirurgische Intervention, Kauterisation), so muß sich der innere Prozeß um so rascher und stärker ausbreiten (vgl. Kapitel ›Hauterkrankungen‹). Diese Beobachtung hat wesentliche therapeutische Bedeutung:

> Vermeide alle unterdrückenden äußerlichen Behandlungen! Viele chronische Leiden sind Folgen von Unterdrückungen.

Miasmatische chronische Krankheiten

Die **Lues** mit ihren vielfältigen Erscheinungsformen gibt *Hahnemann* das Grundmodell für seine Theorie der miasmatischen chronischen Krankheiten. Er muß fasziniert gewesen sein von der Klarheit einer unikausalen Genese: **Ein** Miasma produziert so unterschiedliche Krankheitsphasen, daß ohne Kenntnis der einheitlichen Wurzel alle einzelnen Zweige wie selbständige Krankheiten erscheinen. Er erkennt als einer der ersten, daß der syphilitische Schanker und die Schoßbeule, der syphilitische Primär-Affekt, nicht chirurgisch oder durch »beizende, ätzende, austrocknende Substanzen« behandelt werden darf, da die »Lust-Seuche«, dadurch um so rascher ausbricht. Er benennt die Lues nach ihrer ersten Hautefloreszenz auch die »Schanker-Krankheit«. Sein Hauptmittel dafür ist *Mercurius solubilis*.

Die zweite miasmatische chronische Krankheit ist die »Feigwarzen-Krankheit«, die **Sykose**. Sie hat Beziehung zum Tripper (Gonorrhö). *Hahnemann* grenzt schon genau die unspezifische Urethritis ab (CK, Bd. 1, S. 105).

Die örtlichen Hauptsymptome, die Feigwarzen, sind uns als blumenkohlartige oder in Form eines Hahnenkamms wachsende spitze Kondylome bekannt. Obschon sie heute nur als Begleiterscheinung der Gonorrhö bewertet werden, kann man an der Bezeichnung ›Sykose‹ festhalten. Dazu zählt *Hahnemann* auch rheumatische Erkrankungen. Der Tripper-

Rheumatismus (Arthritis gonorrhoica), gonorrhoische Sehnenscheiden- und Schleimbeutelentzündungen waren häufigere Folgekrankheiten. Die Allgemeinerkrankungen der Gonorrhö sind aus dem Bewußtsein der jüngeren Ärztegeneration wegen ihrer Seltenheit verschwunden, wahrscheinlich Erfolg der antibiotischen Frühtherapie. Ich entsinne mich aus der Studentenzeit, daß in der Hautklinik auch postgonorrhoische Hautausschläge und septische Erkrankungen gezeigt wurden. Dies erwähne ich, da ich immer wieder bei jungen Kollegen erlebe, daß sie die Gonorrhö nur als örtliche Bagatelle auffassen. Die Hauptmittel für die Sykose sind *Thuja, Natrium sulfuricum*, für spätere Stadien *Acidum nitricum*.

Neben diesen beiden venerischen Krankheiten Syphilis und Sykose stellt *Hahnemann* eine dritte miasmatische chronische Krankheit: »die mit einem allgemeinen Namen zu benennende **Psora** (innere Krätzkrankheit mit oder ohne ihren Hautausschlag)« ... (CK, Bd. 1, S. 8) »Ebenso langwierig als die Syphilis oder die Sykose, und daher, wenn sie nicht gründlich geheilt wird, vor dem letzten Hauche auch des längsten Menschenlebens ebenfalls nicht erlöschend ... ist die Krätzkrankheit (Psora) noch obendrein die älteste und vielköpfigste unter allen miasmatisch chronischen Krankheiten.« (CK, Bd. 1, S. 11/12)

Die juckende, zum Kratzen zwingende Erstmanifestation auf der Haut gibt dieser Krankheitsgruppe den Namen – wie der Schanker und die Feigwarzen für die venerischen chronischen Krankheiten den Namen geben.

Was ist Psora? Was ist die Krätzkrankheit?

Diese Fragen stellen sich heute in aller Schärfe und Unerbittlichkeit, da wir gewöhnt sind, bis ins letzte Detail den Erreger dingfest zu machen. Bei der Syphilis und Sykose ist er bekannt – hier tappen wir im dunkeln. Medizinhistorisch ist belegt, daß *Hahnemann* die Skabies gekannt hat. Er schreibt: »Ich stimme jenen zu, die die Krankheit auf einen lebenden Erreger zurückführen.« (Übersetzung der Materia Medica von *Monro*) 1792 erklärt er im »Anzeiger«: »Sie hat ihren Ursprung in kleinen lebenden Insekten oder Milben, die ihren Wohnsitz in unserem Körper nehmen ... sie sind deren einzig wahre, einzig auf Erfahrung beruhende Ursache.«[26]

Wenn er überzeugt gewesen wäre, daß die Krätzemilbe der Erreger der Psora ist, hätte er sie doch sicher benannt. Er gibt früher eine sinnvolle Therapie der Skabies an: Waschung mit Schwefelwasser.

Die Psora hat aber einen wesentlich größeren Umfang – mit der Gleichsetzung: ›Psora ist die Folge von Skabies‹ werden wir *Hahnemanns* Idee von den chronischen Krankheiten nicht gerecht. Nach seiner Meinung gehören sieben Achtel der chronischen Krankheiten zur Psora. Darüber hinaus ist die psorische Belastung Vorläufer und Anlaß der anderen chronischen Erkrankungen. Die große Zahl von Arzneimitteln, die er zur Behandlung der Psora angegeben hat, weist schon darauf hin, daß wir heute berechtigt sind, auf eine unikausale Erklärung mit einem einheitlichen Erreger zu verzichten.

Therapeutische Konsequenzen

Erklärungen und Theorien sind zeitgebundene Wahrheiten oder Irrtümer. Jenseits von Wahrheit oder Irrtum aller Auslegungen des Psora-Begriffes bleibt die Tatsache: Wir heilen auch heute noch mit den Arzneien, die *Hahnemann* für die Behandlung dieser Krankheitsgruppe angegeben hat. Wie viele kluge Köpfe haben geschrieben und werden weiter schreiben, daß die Miasmen-Theorie falsch ist – das Schreiben und Streiten hat aber keinen einzigen Kranken geheilt! Ich mische mich nicht in diesen Streit um eine Theorie, die falsch oder richtig sein mag. Ich möchte nur den Weg zeigen, wie chronische Krankheiten geheilt werden können, worauf zu achten ist, damit die Findung der heilenden Arznei gelingt. Und dazu hat uns *Hahnemann* mit seinem Entwurf unschätzbare Hilfen gegeben. Es liegt an uns, seine Arbeitshypothese mit dem Wissen unserer Zeit zu verbinden.

[26] Zit. nach *G. S. Hehr*: Bakteriologie und Homöopathie, in: The British Homoeopathic Journal, 2/1982. Übers. von *Dr. W. Buschauer* in: AHZ, 4/1986.

Die alte Konstitutionslehre hatte ihre Fundamente in der Humoralpathologie. Damit war der Therapie die Richtung vorgezeichnet: Die ›Säfte‹ mußten in neue Harmonie gebracht werden. Die radikalen Ausleitungs- und Ableitungskuren, die *Hahnemann* heftig bekämpfte, waren der letzte, defiziente Abgesang dieser Anschauung. Wie jede Endphase in der Menschheitsgeschichte war auch diese Epoche nur noch eine übersteigerte Karikatur der bisher tragfähigen und sinnvollen Therapie.

Hahnemann tritt in die Neuzeit. Er nimmt in seherischer Vorahnung die kommende Ära der Bakterien und Viren in seinen Therapieplan auf und verbindet die alte Konstitutionslehre mit dem Neuen: Chronische Krankheiten haben ihre Begründung in »Ansteckung oder Erbschaft«. Durch Beobachtung und intuitives Erfassen seiner chronisch Kranken findet er drei unterscheidbare Gruppen mit typischen Anfangserscheinungen an der Haut. Diesen Gruppen ordnet er drei Krankheiten mit ihren Erregern (Miasmen) zu. Er bleibt aber nicht stehen beim Bilden eines Systemes. Er findet und prüft die heilenden Arzneien. Die Arznei ist das Primäre – das System ist nachgelieferte Begründung.

Dieser letzte Satz verdeutlicht meine persönliche Meinung, die ich keinem aufdränge. Sie stützt sich auf Vergleich mit dem Lebenswerk anderer, genialer Menschen. Dabei wird das scheinbar Paradoxe offensichtlich: Das Wissen »um den Weg«, das Finden, geht beim Suchen nach der Begründung oft zeitlich voraus. Erst kommt die »Erfindung«, dann kommt der Beweis für die neue Wahrheit.[27a]

Die Arzneien, welche *Hahnemann* für die Behandlung dieser Krankheitsgruppen angibt, entsprechen in ihrem Arzneiprüfungsbild in vielen Phänomenen den Krankheitsbildern der zugeordneten Infekte. Auf der anderen Seite sind die Arzneimittelbilder wesentlich reichhaltiger und umfassender.

Die Krankheitsbilder der Lues und der Gonorrhö gewinnen damit Modellcharakter für **ähnliche** Krankheitsverläufe. Sie sind nicht

identisch. Die bakteriologische Forschung seit *Robert Koch* und die Zellularpathologie von *Virchow* haben andere Maßstäbe gesetzt, als die Zeit *Hahnemanns* zur Verfügung hatte.

Diese drei chronischen Krankheitsformen sind keine nosologische und pathogenetisch definierten Einheiten mit exakt beschreibbaren Erregern. Wir stellen sie nicht auf die Stufe einer pathologisch-anatomisch oder pathophysiologisch bis ins letzte Detail erforschten Krankheit.

> *Hahnemann* beschreibt typische Reaktionsweisen chronisch kranker Menschen, die als Folge ungenügend behandelter oder unterdrückter Infekte auftreten können oder im Erbgefüge mitgegeben sind.

Diese Reaktionsweisen haben vielfach Symptom-Ähnlichkeit mit den Folgezuständen der Lues oder Gonorrhö.

Wer sich an dieser Symptom-Ähnlichkeit stößt, der sei darauf verwiesen, daß wir auch in der gegenwärtigen medizinischen Nomenklatur vieles Ähnliche mit einem ähnlichen Namen benennen; ›epileptoid‹ oder ›epileptiform‹, ›schizoid‹, ›psoriatiform‹, ›rheumatischer Formenkreis‹, ›Atopie‹ oder ›Allergose‹.

Interessant ist dabei, daß die eigentliche Krankheit und die ähnliche Verlaufsform oft auf die gleiche Therapie ansprechen. Man sieht auch bei der sonst auf Spezifität ausgerichteten Therapie der gegenwärtigen Lehrmedizin, daß die gleiche Arznei viele Reaktionsmuster des kranken Organismus beeinflussen kann, weil der Organismus nur über eine beschränkte Zahl von Reaktionsmöglichkeiten verfügt.

Deshalb verzichten wir heute auf eine unikausale Erklärung dieser chronischen Krankheitsverläufe, wie *Hahnemann* entsprechend seinem Zeitverständnis noch annehmen konnte. Seine allgemeinen Ausdrücke Psora und Sykose sind sprachlich nicht vorbelastet. Der Ausdruck ›Syphilis‹ ist der pathogenetisch definierten Spirochäten-Infektion vorbehalten. Aus diesem Grunde gebrauchen wir heute die Ausdrücke ›Syphilinie‹ oder ›luesinische Reaktionsweise‹, ›luesinisches Terrain‹.

Die Beschreibung der Krankheitsverläufe geht sofort in die therapeutische Konsequenz: Die Arznei ist das Entscheidende. Ob wir den Grund kennen, ob wir erklären können oder

---

[27a] Vgl. bei *Gebser* (1966) das Zitat von *Pascal*: »Du hättest mich nicht gesucht, wenn Du mich nicht schon gefunden hättest.«

nicht, wichtig ist allein, daß wir die Arznei für die Heilung wissen.

Zur **Therapie der Psora** gehört als erstes großes Mittel der *Schwefel (Sulfur)*. Bei der Arzneiprüfung des Schwefels erscheint die Hauptwirkung auf der Haut: Sie wird rauh, unheilsam mit Neigung zu ekzematösen Veränderungen, eitrigen Pusteln, Furunkelbildung. Das starke Jucken reizt zum Kratzen, worauf das Jucken in Brennen übergeht, alles schlimmer in Bettwärme und durch Wasser. Die juckende und zum Kratzen zwingende Hautaffektion ist das erste typische Zeichen der Psora, das zur Benennung ›Krätzkrankheit‹ führte. Durch Unterdrückung der entlastenden Hautmanifestation entwickeln sich Schleimhautprozesse und innere Leiden. Das breite Arzneibild von *Sulfur* zeigt, daß fast alle Organe und Gewebe befallen werden können. Die Wechselbeziehung zwischen Haut-, Schleimhaut- und Organerkrankungen gibt uns einen Begriff von der Entwicklung der Psora und von der Heilwirkung des *Schwefels* bei psorischen Leiden. Nach Schwefelbehandlung können die unterdrückten Haut- und Schleimhautprozesse vorübergehend wieder auftreten. Bei erfolgreicher Behandlung wird zuerst das innere Leiden und dann die Haut geheilt sein (Vgl. *Hering*sches Gesetz, s. S. 128).

Durch die Forschungen von *August Bier* wissen wir, daß »durch die Einnahme von elementarem *Schwefel* der Gewebsschwefel im hohen Maße beweglich gemacht wird und ausgeschieden wurde. Wie ist das zu deuten? Ich nehme an, daß bei diesen Menschen eine abnorme Anhäufung im Körper bestand, daß der *Schwefel*-Stoffwechsel gestört war und daß die kleine Gabe von elementarem *Schwefel* den Reiz gab, den in den Geweben überflüssig gespeicherten *Schwefel* auszuscheiden« (*Bier*, 1949, S. 221).

Zu den psorischen Heilmitteln werden vor allem die elementaren Stoffe gerechnet, die als Bausteine des Organismus erforderlich sind oder als Spuren-Elemente katalytische Funktionen haben: *Calcium, Kalium, Natrium, Magnesium, Silicium, Phosphor, Stickstoff, Sulfur, Kohlenstoff*, deren Verbindungen und Säuren, *Alumina, Antimonium crudum, Arsenicum album, Barium, Cuprum, Stannum, Zincum*. Von pflanzlichen Mitteln erwähnt er besonders: *Lycopodium, Mezereum, Sarsaparilla*.

Seine Schüler haben diese Liste zum Teil verändert und erweitert. Jede Arznei, deren Wirkungsspektrum groß genug ist, um die Gesamtheit der Symptome zu erfassen, kann im Einzelfall zum Simillimum werden.

Die Ähnlichkeitsregel steht auch über dem theoretischen Psorabegriff.

Wir verordnen kein psorisches Mittel, weil wir eine Psora vermuten, sondern weil es psorischen Patienten die Gesamtheit der Symptome dem Arzneibild dieser psorischen Mittel entspricht.

Die Tatsache, daß die typischen psorischen Arzneistoffe Bausteine des Organismus sind oder katalytische Funktionen haben, weist uns eine Spur zum rationalen Begreifen der psorischen Störungen. Die Forschungen von *Bier* über den Schwefelstoffwechsel zeigten, daß der potenzierte Schwefel in der Lage ist, überschüssigen Schwefel über Darm und Haut auszuscheiden. In Analogie dazu ist es wahrscheinlich, daß auch andere potenzierte Elemente in der Lage sind, den gestörten Stoffwechsel des entsprechenden Elementes zu ordnen. Diese Einsicht verdanken wir *August Bier* und *Julius Mezger*.

»Der Analogieschluß liegt nahe, daß auch andere Mineralstoffe als Schwefel in unrichtiger Mischung im Körper vorhanden sind und Mineralstoffwechselerkrankungen hervorrufen können, die man vielleicht durch kleine Gaben des betreffenden Minerales in Ordnung bringen kann. Das würde auch die anscheinend widersinnige Behauptung der Homöopathen verständlich machen können, die in dem homöopathisch verarbeiteten und homöopathisch dosierten Kochsalz, daß wir täglich in großen Mengen zu uns nehmen, ein wichtiges Heilmittel sehen. Dafür, daß der Kochsalzstoffwechsel nicht selten gestört ist, sprechen ja viele Beobachtungen.« (*Bier*, 1949, S. 222)

Mezger hat für *Magnesium carbonicum* das gleiche nachweisen können (1951, S. 509). Um aber kein Mißverständnis aufkommen zu lassen: Es geht bei dieser Therapie nicht etwa um Substitution eines mangelnden Stoffes, es geht um Regulation eines primär gestörten Gleichgewichtes durch potenzierte Arznei.

Beispiel

Der 1½jährige B. D. leidet an Rachitis mit Hinter-kopfschweißen, Kraniotabes trotz Vigantol- und Kalkmedikation.
Therapie: *Calc. carb* D 12 2 x tgl. 1 Tabl.
Nach 14 Tagen kein Kopfschweiß, nach acht Wo-chen keine akuten rachitischen Zeichen. Ernäh-rung und Lebensweise wurden in dieser Zeit nicht geändert.

Voegeli bezeichnet die Psora als »konstitutio-nelle Störung in der Assimilation der den Kör-per aufbauenden Mineralien« (1961, S. 74). Im oben genannten Beispiel muß man annehmen, daß eine angeborene Schwäche der Kalkver-wertung vorgelegen haben muß, die durch Substitution natürlich nicht zu beheben ist.
Mezger beobachtete: »Die *Magnesium*-Konsti-tution kommt in der Regel familiär gehäuft vor. Man achte wohl darauf, wenn man mit *Magnesium* bei einem Patienten einen durch-greifenden Erfolg gehabt hat. Man wird meist in der Blutsverwandtschaft weitere Fälle fin-de, die uns vielleicht Kopfzerbrechen gemacht haben, aber dann mit *Magnesium* Heilung fin-den. Aufgrund zahlreicher Beobachtungen halte ich die Vererbung der *Magnesium*-Kon-stitution ... für gesichert.« (1951, S. 400)
Die Mangel-Situation der Zellen durch Ver-wertungsstörung eines essentiellen Elemen-tes führt zu typischer Symptomatik, die für den ›Stoff‹ charakteristisch ist. Deshalb gibt es nicht das **eine** Mittel für die Psora – wir müs-sen die Gesamtheit der Symptome recht ge-nau studieren, um die individuell vorliegende Störung zu erkennen.

Gesamtbild der chronischen Krankheiten

Die bisherigen Ausführungen haben einen Überblick der völlig neuen Gedanken *Hahne-manns* über die Krankheitsentstehung vermit-telt: Er ist der erste forschende Arzt, der in se-herischer Vorausschau die Existenz von Infek-tionserregern im Verbund mit anlagebeding-ten Faktoren und deren Bedeutung für die Auslösung chronischer Krankheiten erkannt hat. Seine Forschungen dienten sofort der Therapie. Erkennen und Handeln gehören bei ihm zusammen, wie seine immer tiefere und umfassendere Fallaufnahme und davon ab-hängige gründliche Arzneiwahl zeigen.
Seine Lehre von den chronischen Miasmen schließt sich inhaltlich und sachlich an seine Ausführungen über epidemische Krankheiten an (vgl. Org., §§ 100–104):
»Auf gleiche Weise wie hier von den epidemi-schen, meist akuten Seuchen gelehrt worden,

Tabelle 12 Die häufigsten Arzneimittel der chronischen Krankheiten

Psora	Baustoffe des Organismus: *Calcium; Kalium; Natrium; Magnesium; Phosphor; Silicea; Sulfur*, deren Verbindungen und Säuren. Spurenelemente: *Alumina; Antimonium crudum; Arsenicum album; Barium; Cuprum; Zincum.* Pflanzliche Mittel: *Lycopodium, Mezereum; Sarsaparilla.* Nosode: *Psorinum.*
Sykose*	*Thuja; Natrium sulfuricum; Acidum nitricum.* Nosode: *Medorrhinum.*
Syphilinie**	*Mercur; Acidum nitricum; Aurum; Jodum; Kalium bichromicum; Kalium jodatum; Plumbum; Thallium.* Nosode: *Luesinum.*
Tuberkulinie	*Phosphor; Stannum.* Nosode: alle Tuberkulin-Nosoden.

*   Vgl. Sykotische Konstitution EK 1342 (Bartflechte), KK I 451
** Vgl. Syphilis EK 1409, KK I 451

mußten auch … die in ihrem Wesen sich gleichbleibenden miasmatischen chronischen Siechtume … viel genauer … nach dem Umfange ihrer Symptome ausgeforscht werden …, so daß nur an sehr vielen … der gleichen chronischen Kranken, der Inbegriff aller zu einem solchen miasmatischen Siechtume … ausgemittelt werden konnten, ohne deren vollständige Übersicht und Gesamtbild die homöopathisch das ganze Siechtum heilenden Arzneien nicht ausgeforscht werden konnten …« (aus Org., § 103).

Wir bemühen uns heute in Nachfolge zu *Hahnemann*, den Inbegriff und das Gesamtbild dieser »chronischen Siechtume« zu begreifen, um für die Arzneifindung eine größere Sicherheit zu gewinnen.

Wie in einer umfassenden Fallaufnahme mit dem Patienten können wir auch **alle** erfahrbaren Sachverhalte zusammentragen, die uns das Wesentliche, den Inbegriff dieser chronischen Krankheiten verdeutlichen:

- Krankheitsbilder der zugeordneten **Infekte** und Mineralstoffwechselstörungen
- Arzneibilder der adäquaten **Nosoden**
- Arzneimittelbilder der von *Hahnemann* angegebenen **Hauptmittel**
- Symptomatik der entsprechenden **Diathesen**

Nach diesem Schema läßt sich für jede einzelne der drei Grundformen der chronischen Krankheiten eine Synopse erstellen, welche die zusammengehörigen Sachverhalte anschaulich macht.
Siehe Tabelle 13.

Chronische Nosoden

Nosoden (nosos, griech., Krankheit) sind Arzneimittel, deren Ausgangsmaterial aus Krankheitsprodukten gewonnen wird. Zu jeder der drei Formen chronischer Krankheiten gehört eine adäquate Nosode mit entsprechendem Krankheitsbild:

- Psora – Psorinum – Mineralstoffwechselstörung
- Sykose – Medorrhinum – Gonorrhö
- Syphilinie – Luesinum (Syphilinum) – Lues

Von seinen Schülern sind später weitere Nosoden entwickelt worden.

Zu der Übersicht (S. 156) und Tabelle 13 (S. 158) gebe ich noch einige Hinweise und bitte Sie gleichzeitig, zur Ergänzung dieser Informationen noch einige Hausaufgaben zu machen:

1. Zuerst möchte ich Sie ermuntern, das Kapitel Akute und chronische Miasmen (S. 151 ff.) nochmals durchzuarbeiten. Sie sollten den Unterschied sicher aufnehmen zwischen Infektionskrankheiten und typischen Reaktionsweisen chronisch kranker Menschen, die als Folge solcher Infekte auftreten oder als Erbschaft (Konstitution, Diathese, Schicksal) mitgegeben wurden.
2. Die Kenntnis der hier wichtigen Infektionskrankheiten (Symptome und Verlauf) wird vorausgesetzt: Gonorrhö, Lues, Tuberkulose.
3. Folgende Arzneimittelbilder sollten Sie in Ihrer Arzneimittellehre studieren: *Sulfur, Thuja, Mercurius solubilis*.
4. Die chronischen Nosoden und Diathesen werden noch eingehend dargestellt, da in der Literatur wenig vorhanden ist (S. 159 – 166; 167 – 169).
5. Am Ende finden Sie dann eine Übersicht der leiblichen und seelischen Symptomatik der drei Grundformen und eine Synopse deren Allgemein- und Lokalsymptome (S. 173 – 184).

Anwendung

Hahnemann hielt nicht viel von isopathischen Mitteln. Er läßt Nosoden von ähnlichen Tierkrankheiten gelten, warnt aber vor »menschlichem Krankheitsstoffe« bei gleicher Menschenkrankheit (Org., § 56, Fußnote 1).[27b]

[27b] Folgende Werke mit Arzneimittelbildern der Nosoden wurden bei den folgenden Beschreibungen der Chronischen Nosoden mitverwendet:
Allen, H. C., New Delhi 1977 (Nachdruck).
Allen, J. H., New Delhi 1987 (Nachdruck).
Allen, Th. F., New Delhi 1976 (Nachdruck) Vol. VIII Psorinum.
Hering, C., New Delhi 1974 (Nachdruck) Vol. VIII Psorinum; Vol. VIII Medorrhinum; Vol. X Syphilinum.
Julian, O., Heidelberg 1975.
Voisin, H., Heidelberg 1969.

Tab. 13 Chronische Krankheiten und ihre Zuordnung-Synopse der Grundformen

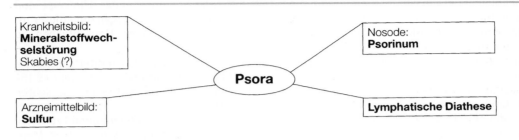

Krankheitsbild:
**Mineralstoffwech-
selstörung**
Skabies (?)

Psora

Nosode:
Psorinum

Arzneimittelbild:
Sulfur

Lymphatische Diathese

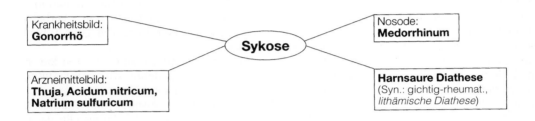

Krankheitsbild:
Gonorrhö

Sykose

Nosode:
Medorrhinum

Arzneimittelbild:
**Thuja, Acidum nitricum,
Natrium sulfuricum**

Harnsaure Diathese
(Syn.: gichtig-rheumat.,
lithämische Diathese)

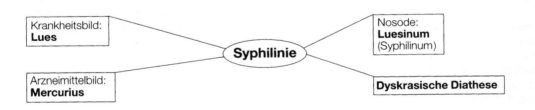

Krankheitsbild:
Lues

Syphilinie

Nosode:
Luesinum
(Syphilinum)

Arzneimittelbild:
Mercurius

Dyskrasische Diathese

Diese Warnung sollten wir ernst nehmen und gewissenhaft mit der Erfahrung vieler Ärztegenerationen vergleichen:

- Bei einer frischen oder akut rezidivierenden Infektion nicht verwenden – es sollte ein langes Latenzstadium verstrichen sein!
- Möglichst nicht als erste Arznei, sondern als Zwischenmittel in minimaler Dosis geben! Mit wenigen Tropfen LM-(Q-)Potenzen beginnen!
- Nicht mehrere Nosoden zusammen geben (auch Selbstverständliches muß wieder einmal gesagt werden!).

Bei sinnvoller Anwendung sind Nosoden außerordentlich wirkungsvolle und segensreiche Arzneimittel.
Alle Nosoden können verwendet werden

- bei anamnestischer Angabe einer entsprechenden Infektion in der eigenen oder Familien-Vorgeschichte. Weiterhin ist zu beachten, daß viele Nosoden im Arzneimittelversuch geprüft sind. Bei diesen Nosoden kann die Verordnung auch ohne ermittelte Infektion des Patienten erfolgen, allein nach Symptomenähnlichkeit zwischen vorliegendem Krankheitsbild und dem Arzneiprüfungsbild. Schließlich werden alle Nosoden verordnet als Zwischenmittel bei den Patienten, die mit gut gewählter Arznei nicht endgültig gesund werden und die Gesamtsymptomatik auf eine bestimmte miasmatische Belastung weist.

Nosoden werden also nach verschiedenen Gesichtspunkten ausgewählt und bei unterschiedlicher Situation des Kranken gegeben:

- Bei Folgezuständen nach einer anamnestisch festgestellten Infektion des Kranken oder seiner Vorfahren; positive Serum-Reaktion nach behandelter Lues; nach ungenügend behandelter Gonorrhö oder Gonorrhö der Mutter vor der Schwangerschaft.
- Nach lange zurückliegender Tuberkulose oder in der Aszendenz gehäuft aufgetretener Tuberkulose.
- Bei Krankheitsverläufen, die dem Arzneimittelbild der geprüften Nosode ähnlich sind.

Daraus kann man die Folgerung ableiten: Es gibt chronische Krankheiten mit ätiologischer Verknüpfung zu einem chronischen Miasma (Spirochäte, Gonokokkus, Tuberkelbakterium). Es gibt aber auch chronische Krankheitsprozesse, die so **erscheinen**, als ob der Patient eine Lues, eine Gonorrhö oder Tuberkulose gehabt hätte, obwohl keine derartige Infektion nachweisbar ist. Bei solchen chronischen Krankheiten besteht aber eine phänomenologische Übereinstimmung zu diesem Infekt, der dem Arzneimittelbild der zugehörigen Nosode entspricht. Die Kenntnis der Arzneimittelbilder der Nosoden und ihre Anwendung macht *Hahnemanns* Begriff der chronischen miasmatischen Krankheiten nochmals deutlich: »Durch Ansteckung oder Erbschaft eingeprägte Krankheiten«. Damit gewinnen diese chronischen Krankheitsformen Modellcharakter für typische konstitutionelle Reaktionsweisen.

Bei latenter konstitutioneller Bereitschaft zur sykotischen Reaktion können z. B. Impfbelastungen, Bluttransfusionen, Eiweiß-Überernährungen eine manifeste Sykose mit gichtig-rheumatischen Beschwerden oder Steinbildung auslösen.

Arzneimittelbilder

■ Psorinum

Hiermit heilt man keine Skabies, sondern ekzematöse Veränderungen, die so aussehen und solche juckende Empfindungen machen, ›als ob‹ eine Skabies-Milbe ihre Gänge graben würde.

Psorinum hat ein schillerndes Arzneimittelbild. Eine Reihe von psorischen Arzneien ist darin zu erkennen: vom *Schwefel* hat es den unangenehmen Körpergeruch und die Hautausschläge; vom *Phosphor* die Schwäche, von *Calcium, Kalium, Magnesium, Silicium* die Kälteempfindlichkeit; fehlendes Selbstwertgefühl wie *Silicea* und *Calcium carbonicum;* der Heißhunger zur Nachtzeit erinnert an *Phosphor*, die Obstipation an *Calcium carbonicum,* die vergrößerten Lymphorgane an *Calcium carbonicum, Barium carbonicum, Magnesium carbonicum.*

Herkunft: Aus Krätzblase entnommenes Sekret

Prüfung: *Hering*, 1834, mit C 30

Allgemeines: »Wenn jemand ein abstoßendes Äußeres hat, und übel riecht, benötigt er *Psorinum*« (*Kent*). Schwach, mager, frostig – selbst im Sommer warm bekleidet. Paradox zur Frostigkeit: profuse übelriechende Schweiße.

Hauptwirkung: Funktionelle und psychosomatische Störungen, Angst, Hypotonie, Haut, Schleimhaut, Lymphorgane, Allergie.

Psyche: Mangelndes Selbstwertgefühl, Minderwertigkeitskomplexe, ängstlich, Angst vor der Zukunft, sieht alles schwarz. Hoffnungslos, verzweifelt, Misanthrop, Psychasthenie, Neurasthenie. Mangelndes Gedächtnis.

Nervensystem: Migräneanfälle, Nacken- oder Stirnkopfschmerz, besser durch Essen und Wärme des Kopfes, durch Nasenbluten; schlimmer durch kalten Luftzug, nach Unterdrückung von Hautausschlägen oder der Menses.

Haut: Wirkt ungewaschen und ungepflegt (*Sulfur*). Trocken oder fettig, seborrhoische Haut: Seborrhoea sicca oder oleosa. Hautausschläge mit Pusteln, Papeln oder Bläschen, nässend. Krusten. Starkes Jucken, schlechter in Bettwärme, durch Waschen.

Kreislauf: Hypotonie

Magen-Darm: Hunger zu ungewöhnlicher Zeit, steht nachts auf, um zu essen.
Stuhlgang: meist atonische Obstipation, unterbrochen durch stinkende Durchfälle. Übelriechende Winde, wie faule Eier.

Atmungsorgane: Chronischer Schnupfen, verstopfte Nase, retronasale Absonderung.
Häufige Anginen, Tonsillen-Hypertrophie; starke lymphatische Reaktionen.
Allergie: Heuschnupfen, evtl. mit Asthma, im Wechsel mit Ekzem.
Husten schlechter im Winter, in kalter Luft. Atemnot, Dyspnoe, retrosternaler Druck.

Modalitäten:
- *Schlechter* im Winter; durch Kälte; vor Gewitter; durch Druck; beim Gehen, Sitzen, Stehen; nach Unterdrückung physiologischer Ausscheidungen oder Hautausschlägen.
- *Besser* durch Wärme; durch Essen; beim Liegen.

Zusammenfassung

- Schwache, magere, frostige Patienten mit übelriechenden Schweißen; wirken ungewaschen und ungepflegt.
- Angst und Minderwertigkeitskomplexe. Funktionelle und psychosomatische Störungen; Allergie.
- Haut, Schleimhaut und Lymphorgane besonders anfällig. Wechsel von Haut- und Schleimhautprozessen; Wechsel zwischen Ekzem und Asthma. Hypoton und hypotroph.

■ Medorrhinum

Herkunft: Gonorrhoisches Urethral-Sekret
Prüfung: Swan, 1880
Allgemeines: Oft indiziert bei Folgezuständen nach ungenügend behandelter Gonorrhö, nach Impfungen, nach Serum-Injektionen, durch artfremdes Eiweiß.
Hauptwirkung: Entzündungen im Urogenital-Bereich, Gichtig-rheumatische Beschwerden.
Proliferative Haut- und Schleimhautprozesse, gutartige Wucherungen: Warzen, Kondylome, Polypen, Zysten.
Neurotische Syndrome, Halluzinationen, Depressionen mit Selbstmordgedanken.

Psyche: Reizbare, hastige, unruhige Menschen, denen die Zeit zu langsam vergeht.
Hoffnungslose Traurigkeit mit Selbstmordgedanken – dabei oft starker Wechsel zwischen traurig, mürrisch und hastig am Morgen, gelöster am Abend und nachts. Weint beim Erzählen seiner Krankheiten, empfindet sein Leiden schon beim Darandenken (wie *Acidum oxalicum*).
Sensitiv mit Vorahnungen, Neigung, kommendes Unglück zu prophezeien. Halluzinationen: hört Stimmen; andere sprechen über ihn; jemand steht hinter ihm.
Schwaches Gedächtnis und vergeßlich; besonders schlechtes Kurzzeitgedächtnis. Vergißt, was er gerade tun wollte; vergißt Namen guter Bekannter. Mangelhafte Rechtschreibung, verschreibt sich wegen innerer Hast und Unaufmerksamkeit. Beginnt vieles, aber führt es nicht zu Ende. Planlos, wirr, ohne sicheres Ziel. Springt beim Erzählen von einem Gedanken zum anderen.

Nervensystem: Kopfschmerz mit Bandgefühl. Hinterkopfschmerz, der abwärts über Nacken in die Wirbelsäule zieht.
Neuralgien kommen und gehen plötzlich, schlechter bei feuchter Kälte, besser durch Reiben und Bewegung.
Linksseitige Ischialgie bei Patienten mit schmutzbelegter Zunge und Säuregefühl im Magen (*Voisin*, 1969).

Sekrete: Toxin-Elimination über Schleimhäute: scharfe, stinkende Absonderungen, riechen wie Fischlake, dicklich, wie Gallert.

Atmungsorgane: Nasensekret zäh, weiß oder gelblich. Nase verstopft, Nasenspitze oft kalt; Jucken und Beißen in der Nasenspitze. Tonsillen vergrößert. Adenoide Hypertrophie mit Infektanfälligkeit.
- Husten: Trocken und schmerzhaft, schlimmer nachts und im warmen Raum, besser durch Liegen auf dem Bauch.
- Asthma: Besser in Knie-Ellenbogen-Lage, am Meer (außer bei kaltem und trockenem Wetter). Anfälle schlimmer am Tage, während Gewitter.

Verdauungsorgane: Starker Durst. Oft Heißhunger, sogar direkt nach dem Essen.
Verlangt anregende Mittel: Alkohol, Tabak, Süßigkeiten, Salz; oft auch grüne Früchte, Saures, Eis.
Übler Mundgeruch am Morgen.
Krampfige Schmerzen im Plexus solaris mit starker Beklemmung, schlimmer durch Darandenken und besser in Bauchlage.
Obstipation mit klebenden lehmfarbigen Stühlen, Darmentleerung oft nur möglich durch starkes Zurückbeugen des Körpers.
Perianales und glutäales Erythem bei Säuglingen.
Urogenitalsystem: Der Beckenraum ist eines der wichtigsten Krankheitsgebiete für *Medorrhinum*: Entzündungen an Blase, Niere, Prostata, Ovar, Adnexe, Uterus.
Urin hat stinkenden ammoniakalischen Geruch. Grünlicher Fluor, riecht nach Fischlake, mit starker Reizung des äußeren Genitale.
Starke Menses mit stinkendem Geruch, dabei schmerzhafte Empfindlichkeit der Mammae, verstärkte Libido nach Menses.
Mammae eiskalt, besonders um die Mamille, Haut marmoriert.
Bewegungsorgane: Akute und chronische rheumatische Beschwerden, schlechter durch kalte Nässe, besser am Meer.
Deformation der Fingergelenke, Schmerzen an Ferse, Fußsohle und großer Zehe, mit kaltem Schweiß, im Schulter-, Lumbal- und Sakralbereich; Hüftgelenke, ausstrahlend in die Schenkel.
Haut: Kalt, feucht, stinkende Schweiße.
Kälte der Haut an Extremitäten, Nase, Mamma. Wucherungen der Haut und Schleimhaut: Warzen, spitz und gestielt, Feigwarzen (Condylomata acuminata), Polypen.
Brüchige Nägel, deformiert mit Querfurchen. Gelbe Flecken am Handrücken. Gesäß-Erythem und perianales Ekzem bei Säuglingen.
Modalitäten:
- *Schlechter* am Tage beim Denken an die Beschwerde; durch Kälte; Berührung; im Binnenland, an Binnenseen und feuchten Flußtälern.
- *Besser* spät abends und nachts (besonders psychisch); Liegen auf dem Bauch oder in Knie-Ellenbogen-Lage; kräftiges Reiben; am Meer (außer bei kaltem Wetter).

Zusammenfassung

- Reizbare, hastige, unruhige Menschen, denen die Zeit zu langsam vergeht. Wechsel zwischen morgendlicher Traurigkeit und Gelöstheit am Abend.
- Neurotische Störungen mit Mißtrauen gegen andere und sich selbst; mangelndes Kurzzeitgedächtnis. Halluzinationen. Mangelhafte Rechtschreibung.
- Planlos, wirr, ohne sicheres Ziel. Depression mit Selbstmordgedanken.
- Entzündungen im Urogenitalbereich; gichtig-rheumatische Beschwerden.
- Wucherungen an Haut und Schleimhaut (Warzen, Kondylome, Polypen, Zysten).
- Viele Beschwerden schlimmer am Tag und durch feucht-kaltes Klima.

■ Luesinum

Herkunft: Sekret aus syphilitischem Schanker
Prüfung: Swan, 1880
Hauptwirkung: Degenerative Prozesse an Gehirn, Nervensystem mit Lähmungen. Tabes. Paralyse.
Zerstörende Prozesse an Knochen, nächtliche periostale Schmerzen, Geschwüre an Haut und Schleimhaut, Abszesse mit stinkendem Eiter. Kupferfarbene Hautausschläge.
Psychische Besessenheit mit zwanghaften Gedanken. Furcht, verrückt zu werden, vor unheilbarer Krankheit.
Psyche: Gedächtnisschwund. Mangelnde Konzentration.
Schlechtes logisches Denken. Schlechte Rechner.
Unruhe mit Angst.
Zwanghafte Gedanken mit Furcht vor anstekkenden Krankheiten, vor Bazillen (Waschzwang), vor Lähmungen, vor dem Ruin, vor der Nacht (alles schlimmer nachts).
Depression mit Selbstmordneigung.
Nervensystem: Lanzinierende Nervenschmerzen.
Kopfschmerzen tief im Gehirn, von einer Schläfe zur anderen,

Schlaflosigkeit von 24 bis 6 Uhr.
Ptose der Augen,
Paresen, Tabe, Fazialis-Lähmungen,
Optikus-Atrophie.
Augen: Ungleiche Pupillengröße.
Vertikale Diplopie.
Ohren: Karies der Gehörknöchelchen,
fortschreitende Taubheit (Otosklerose?).
Atmungsorgane: Asthma im Sommer, schlimmer bei feuchtwarmem Wetter.
Kreislauf, Herz: Lanzinierende Herzschmerzen, schlimmer nachts, von der Basis zur Spitze.
Gefühl einer kochenden Flüssigkeit, die in den Adern fließt.
Präkordial-Schmerz, Gefäß-Sklerose, Hypertonie.
Angina pectoris.
Verdauungsapparat:
- Mund: Deformierte, eingekerbte Zähne, stinkender Atem. Starker Speichelfluß, schlimmer nachts.
- Zunge: rot und dick, brennende, tiefe Risse, Geschwüre im Mund, an der Zunge, am harten Gaumen.
- Magen: Starkes Verlangen nach Alkohol. Abneigung gegen Fleisch.
- Darm: Rektale Strikturen, Geschwüre am Anus, schmerzlose Durchfälle 5 Uhr, schlimmer am Meer, Analfissuren; chronische atonische Obstipation.
Urogenitalsystem: Verhärtung der Hoden und der Samenstränge.
Starker Fluor, dick, grünlich, ätzend, schlimmer nachts.
Geschwürsbildung an Portio, Zervix, Vulva.
Bewegungsorgane: Nächtliche Knochenschmerzen, besonders lange Röhrenknochen (Tibia!).
Schmerzen am Muskelansatz des Musculus deltoideus, schlimmer nachts.
Nächtliche Rückenschmerzen, besser durch Bewegung und Wärme.
Osteochondrose juvenilis (Scheuermann), Knochenzysten.
Haut: Kupferfarbene Hautausschläge.
Pemphigus, Lichen planus.
Stinkende Ulzera. Abszesse mit stinkendem Eiter, Haarausfall in Büscheln oder kreisrund.
Modalitäten:
- *Schlechter*: nachts; von Sonnenuntergang

bis -aufgang; im Sommer; Wärme, besonders feuchte Wärme; Gewitter; am Meer.
- *Besser*: tags; im Gebirge; bei langsamem Gehen; im Kühlen.
Besondere Indikationen: Alkoholismus; Suchtkranke; moralisches Abgeleiten;
Syphilis mit unbeeinflußbarer Serum-Reaktion.
Kinder mit Mangel an logischem Denkvermögen, besonders Mathematikschwäche.
Kinder, bei denen mit Güte oder Strenge nichts zu erreichen ist; bösartige Kinder mit unkontrollierten Zornausbrüchen.

Zusammenfassung

- Magere, erschöpfte, unruhige Patienten mit Angst vor der Nacht, da alle Beschwerden vom Untergang der Sonne bis zum Aufgang schlimmer werden. Depressionen mit Selbstmordneigung und zwanghaften psychotischen Gedanken (Waschzwang). Mangelndes logisches Denken, schlechte Leistungen in der Mathematik.
- Degenerative und destruktive Prozesse am Nervensystem und an den Knochen, Lähmungen und Atrophien.
- Abneigung gegen Fleisch – ein typisches Symptom der Präkanzerose!

Tuberkulinie

Herkunft, Herstellung und Arzneimittelbilder der Nosoden

Zu den drei Formen der chronischen miasmatischen Krankheiten fügen wir noch eine weitere hinzu: die Tuberkulinie. Seit der Entdeckung des Tuberkelbakteriums durch *Robert Koch* sind die Auswirkungen dieser chronischen Infektion genau bekannt. Wir wissen, wie tiefgehend der konstitutionsändernde Einfluß ist. Es besteht eine gesicherte Erfahrung, daß familiäre Disposition und konstitutionelle Faktoren diese Erkrankung begünstigen. Das »Terrain« entscheidet, ob die Infektion zur Schwindsucht führt oder ob der Organismus damit fertig wird. Auch hier wieder das Wechselspiel zwischen Erreger und Disposition, zwischen Anlage und Umwelt! Oder wie *Hahnemann* es formulierte: »Durch Ansteckung oder Erbschaft eingeprägte Krankheit.«

Henry C. Allen (1977) beschreibt die Tuberkulinie als eine Legierung aus Psora und luesinischer erblicher Belastung. Beide Anteile sind darin erkennbar: die exsudative lymphatische Komponente der Psora und die zerstörende Wirkung der Lues.

Es gibt mehrere Tuberkulin-Nosoden, die sich nach Herkunft und Herstellung zwar unterscheiden, aber fast das gleiche gemeinsame Grundgerüst im Arzneimittelbild haben. Trotzdem sollte man sie alle kennen, da die Feinheit der Symptomatik eine differenzierte Arzneiwahl möglich macht.

Human-Tuberkulose

■ Tuberculinum Koch – Alt

Robert Koch entwickelte diesen Extrakt aus Kulturen des Mycobacterium tuberculosis, Typus humanus, um ein Heilmittel gegen die Tuberkulose zu gewinnen. Dieser Versuch schlug fehl. Erst die homöopathische Potenzierung machte aus diesem Ausgangsmaterial eine wirksame und ungefährliche Arznei.

Das Arzneimittelbild von *Tuberculinum Koch – Alt* enthält fast alle gemeinsamen Symptome, die charakteristisch sind für tuberkulinische Patienten – es ist auch der Prototyp aller anderen Tuberkulin-Nosoden.

Um die vielfältige Symptomatik dieser Arzneimittelbilder zu begreifen, kann man sich zunächst an den Krankheitszeichen der Tuberkulose orientieren.

Schwindsucht

Rasche Abmagerung (Ausnahme: blähende Schwindsucht, *Tuberculinum Denys*); Schwäche, schnell erschöpft; frostig, fiebrig mit Kälteschauern im Wechsel, Blässe im Wechsel mit Röte der Wangen (Schwindsuchtbäckchen); Schweiß bei geringer körperlicher und geistiger Anstrengung.

Organbefall

Fast alle Organe, besonders Lunge, Niere, Drüsen, Lymphknoten, Knochen, Haut, Schleimhaut, Meningen; von entzündlichen Prozessen bis zum Gewebezerfall (Kavernen, Knochensequester).

Exsudative Prozesse (Pleuritis, Perikarditis, Peritonitis) oder fibröse verkalkende Herde.

Toxinwirkung

Die Endotoxine des Mycobacterium tuberculosis wirken sich vor allem an der Leber und am hormonalen System aus.

Typisch sind Adynamie, Hypotonie (Nebenniere); Entkalkung, Demineralisation (Parathyreoida); Hektik, motorische Unruhe (hyperthyreoidales Syndrom); gesteigerte Libido bei nachlassender Potenz, Metrorrhagie bis Amenorrhö (Hypophyse).

Toxinausscheidung über die Haut (Ekzeme, Schweiße) und Schleimhaut (Katarrhe an Augen, Nase, Bronchien, Darm).

Leitsymptome

Ständiger Wechsel!

Unbeständig, hält nie lange durch, unternimmt immer etwas Neues; hektisch, exaltiert, Ekstase; rasche Abmagerung bei gutem Appetit.

Wechsel Ort, Beruf, Partner, Freunde, Interessen, Ärzte.

Reisefreudig, zieht oft um.

Wechselt die Symptome in polarer Entsprechung oder widersprüchlich: mal Heißhunger, mal Abneigung gegen Essen.

Durchfall oder Verstopfung.

Körperliche oder psychische Symptome lösen sich gegenseitig ab. Kopfschmerz bessert sich, aber Abmagerung wird stärker; Kopfschmerz wird besser, aber Husten wird stärker.

Wandernde Schmerzen in Gliedern und Gelenken, mal oben, mal unten.

Euphorische Exaltiertheit schlägt um in traurige Gemütsverfassung mit Lebensüberdruß und hoffnungsloser Verzweiflung.

Typologische Hinweise

Schlanke, hagere, überaktive, aber schnell erschöpfte, kollapsige Menschen, die nicht lange an einer Stelle stehen können. Schlaffe

Haltung, geringe Muskulatur; lebhafter Gesichtsausdruck, bewegliche Mimik, Gestik und Sprache. Sanguinisches Temperament wechselt oft mit hypochondrischer, ängstlicher, sich abschließender, träger Gemütsverfassung und phlegmatischen Phasen (*Flury*).

Psyche

Abneigung gegen geistige oder körperliche Arbeit; ohne Ausdauer.
Dauernder Wunsch nach Abwechslung, nach Bewegung.
Traurig, hypochondrisch, nervig, reizbar, schnell erregt. Ängstlich am Morgen, beim Erwachen oder am Abend von der Dämmerung bis Mitternacht; quälende Gedanken während der Nacht.
Schlechte Laune, unzufrieden, benützt gern heftige Ausdrücke.
Abneigung gegen geistige und körperliche Arbeit.
Angst vor großen Tieren, z.B. Pferde, Kühe, besonders aber vor Hunden (schwarze!).

Kopf

Kopfschmerzen, sehr heftig, tief innen an der Schädelbasis oder Reifengefühl, »wie ein Bandeisen rings um den Kopf« (*Hering*). Periodisch, jeden zweiten Tage oder alle sieben oder vierzehn Tage.

Modalitäten des Kopfschmerzes

- *Schlimmer* bei feuchtem Wetter, bei zuviel Essen, verdorbenem Magen; geistiger Anstrengung und verbrauchter Luft (Schulkopfschmerz!);
- *Besser* durch Essen; Nasenbluten.
- *Gesicht*: Blaß, durchscheinend, dünnhäutig, Adern sichtbar; bei Fieber roter Bäckchen. Lippen sehr rot (wie *Sulfur*) und öfter verdickt, besonders Oberlippe wulstig, etwas hochgestülpt (Skrofula).
- *Augen*: Lidränder oft entzündet. Augen sehr empfindlich gegen grelles künstliches Licht, weniger gegen Sonnenlicht.
- *Ohren*: Neigung zu Entzündungen, besonders nach exanthematischen Kinderkrankheiten (Masern, Scharlach), hinterlassen bleibende Trommelfelldefekte, chronische Eiterungen, Gefahr der Mastoiditis.

Eiter riecht wie alter Käse. Nächtliche Ohrenschmerzen nach Kaltwerden.
- *Nase*: Neigung zu Nasenbluten, schlimmer nach starker Erwärmung und Anstrengung. Gelblicher Schnupfen, auch grünliches Sekret, viel Niesen.
- *Mund*: Zahnfleisch blutet rasch, Stomatitis, Aphthen, Ulzera; irreguläre Zahnstellung.

Magen-Darm

Verlangen nach Süßigkeiten oder nach kalten Getränken (Wasser, Milch).
Abneigung gegen Fleisch, aber auch Verlangen nach Fleisch, besonders geräuchertem.
Hunger oder Abneigung gegen Essen können wechseln: Heißhunger zu ungewöhnlichen Zeiten, nachts (wie *Psorinum*).
Gewichtsabnahme trotz guten Appetits.
Neigung zu Durchfall, treibt aus dem Bett (5 Uhr, wie *Sulfur*); sehr erschöpft nach Durchfall.

Atemwege

Trockener Reizhusten, schlimmer in kalter Luft und besser im warmen Zimmer. Feuchter Husten mit zähem, gelben oder gelbgrünlichen Auswurf.
Hustet nachts, ohne wach zu werden.
Beklemmungsgefühl der Atmung in warmen Räumen; trotz Frostigkeit starkes Verlangen nach frischer Luft. Niesen in kalter Luft.

Haut

Neigung zu Ekzemen, Pusteln, Knötchen, Rissen, weißliche Schuppen; Juckreiz schlimmer durch Waschen und in frischer Luft.
Auch Ulzerationen, Ulcus cruris mit Varikose, Erythema nosodum, Lupus vulgaris. Feuchte Haut, selten verringerte Schweißneigung. Empfindung im Rücken, als ob er ein feuchtes Hemd anhabe. Zwischen Schulterblättern und/oder Lumbalgegend auch bei älteren Kinder oder Jugendlichen noch Lanugo-Behaarung (weiche Flaumbehaarung).

Modalitäten

- *Schlechter* durch geistige oder körperliche Anstrengung; bei feuchtem kalten Wetter, Wetterwechsel, vor Gewitter; in geschlossenen Räumen, bei verbrauchter Luft; durch langes Stehen, Anstrengung, auch geistige Anstrengung. Schweiß ab 3 Uhr. Unterdrückung von Schweiß (besonders Fußschweiß) verstärkt psychische und leibliche Symptome.

- *Besser* durch warmes trockenes Wetter; in frischer Luft; durch Gehen im Wind (*Kent*: Reiten im Wind); durch Bewegung, aber nicht anstrengendem Sport; durch Essen.

Sehr beeindruckt durch Musik, fühlt sich je nach Ausgangslage der Stimmung erhoben oder rührselig (Patientenaussage).

■ Tuberculinum Rest oder Tuberculinum Residuens

Von *Koch* selbst entwickeltes Tuberkulin; es enthält Extrakt der wasserunlöslichen Teile, die nach der Filtration als Rest auf dem Filterpapier zurückbleiben. Mehr Neigung zu fibrös-zirrhotischer Tuberkulose, Anergie.
Besonders indiziert bei Arthritis mit Neigung zu Fibrosen und zu degenerativen Arthrosen; Knötchenbildung an Gelenken. Neigung zu Versteifungen. Primär-chronische Polyarthritis.

Typologische Hinweise

Blaß, mager, mit grauem Teint, trockene Haut, Lippen oft hellviolett, Längsspalten in der Lippe. Akne am Rücken.
Reagiert nicht auf atmosphärische Faktoren.
Schlechte Ausscheidung: wenig Schweiß, wenig Urin.

Modalitäten

- Schmerzen *schlimmer* in Ruhe.
- *Besser* bei Bewegung.

■ Bacillinum oder Tuberculinum Burnett

Von *Burnett* eingeführte Nosode aus Eiter und Gewebematerial einer tuberkulösen Kaverne; enthält ein Gemisch von humanen Tuberkulose-Bakterien mit anderen Eitererregern.
Sehr unruhig, zerstreut, kein Sitzfleisch.

Besondere Indikationen

Starker Husten, reichlich schleimiger evtl. eitriger Auswurf. Hustet nachts, oft schläft der Patient dabei weiter. Bronchiektasen. Mukoviszidose, als Palliativum.
Tiefsitzende Kopfschmerzen, besser durch vollständige Ruhe.
Oder Kopfschmerz rechts, supraorbital, strahlt aus zum Hinterhaupt. Gefühl wie umklammert, wie Eisenreif.
Lidekzeme, Blepharitis.
Schuppende, stark juckende Ekzeme, Impetigo im Kopfgebiet.

■ Tuberculinum Denys

Von *Denys* eingeführte Nosode aus dem Filtrat einer auf Rinderbouillon gezüchteten Kultur von humanen Tuberkulose-Bakterien.
»Blühendes Aussehen« – rotes kongestioniertes Gesicht, gut genährt (Memo: **D**enys = **d**ick).
Plötzliches Unwohlsein bei scheinbar gesunden Menschen.

- Ganz geringe Belastbarkeit, rasche Ermüdung.
- Plötzliche Schwäche mit Depressionen.
- Plötzliche Ausscheidungskrisen.

Viele Symptome treten schnell und unerwartet auf: Schnupfen – ohne Grund, beginnt und vergeht plötzlich. Heiserkeit. Appetitlosigkeit. Durchfälle. Fieber, plötzlich bei geringster Anstrengung. Hypotone Kollapszustände. Magenstörungen mit unmittelbar folgendem Erbrechen.
Migräne: Beginnt schnell, sehr veränderliche Dauer, kann nach 14 Tagen oder nach 1–2 Monaten wieder auftreten, verschwindet aber sehr plötzlich.
Appendix-Reizsyndrome. Häufige Bronchitis.
Asthma bei plethorischen Menschen, oft Thoraxschmerzen, besonders im Bereich der rechten Mamillie.

Modalitäten

- *Schlechter* bei geringsten Anstrengungen.
- *Besser* durch Ruhe.

■ Tuberculocidinum Klebs

Von *Klebs* eingeführte Nosode aus dem Material mehrfach von Kultur zu Kultur weitergezüchteten humanen Tuberkulosestämmen, die mit Kresol versetzt wurden.

Sehr bewährtes Anwendungsgebiet: Enuresis nocturna bei tuberkulinischen Kindern (als Zwischenmittel).

Rindertuberkulose

■ Tuberculinum bovinum

Nosode aus dem Material von Lymphdrüsen infizierter Rinder, enthält den bovinen Stamm des Mycobacterium tuberculosis.
Arzneimittelbild sehr ähnlich wie *Tuberculinum Alt* – aber wesentlich milder.
Indiziert bei erblich belasteten Kindern, besonders bei mageren, schwachen Jugendlichen mit Neigung zur Obstipation, zu Kopfschmerzen, zu Erkältungsinfekten.
Charakteristisch: Sehr starke Lymphdrüsenschwellung und Schweißneigung.

Geflügeltuberkulose

■ Tuberculinum Avis oder auch bezeichnet als Tuberculinum Aviaire oder Tuberculinum Gallinum

Nosode von Kulturen des Mycobacterium tuberculosis, Typus gallinaceus (Erreger der Hühnertuberkulose).
Mildeste Tuberkulin-Nosode.
Typologischer Hinweis
Auffallend unruhige, schwächliche, appetitlose Kinder.

Indikationen
Akute Bronchopneumonie, vor allem in der Lungenspitze, besonders nach Grippe und Masern;
bei Augenerkrankungen tuberkulinischer Kinder, als Zwischenmittel;
Lymphdrüsenschwellungen;
Asthma bei Kleinkindern mit Fieber;
Rezidivierende Otitis media.

Serum-Präparate

Bei der Herstellung dieser Nosoden wird nach dem Prinzip der Immunstimulation durch Impfung gearbeitet: Tiere werden mit dem humanen Stamm des Tuberkelbakteriums infiziert. Das später entnommene Serum mit den Antikörpern ist das Ausgangsmaterial dieser Nosoden.

■ Tuberculinum Marmorek

Aus dem Serum infizierter Pferde.
Charakteristisch: mager (Memo: **M**armorek = **m**ager), frostig, verstopft, appetitlos, trockene Haut.
Blaß, nervös, unruhig, hypersensibel.

Psyche
Starke Reizbarkeit, neurasthenische Erschöpfung.

Indikationen
Wiederholte Fieberzustände ohne ersichtlichen Grund, oft inverser Temperaturanstieg: morgens höher, Abfall am Nachmittag, keine lokalisierten Entzündungen feststellbar.
Häufiger Schnupfen.
Obstipation: ohne Drang, harte trockene Stühle.
Wandernde Rheumaschmerzen.
Chronische Fisteln mit intermittierenden Absonderungen.
Sehr reizbare Kinder mit Neigung zu Schlaflosigkeit, dabei fällt auf, daß sie sehr lange Zeit zum Einschlafen brauchen!
Auffallend trockene, sehr rote Lippen; trockene Krusten an den Mundwinkeln; im ganzen sehr trockene Haut.

Modalitäten
– *Schlechter* vor Menses, durch körperliche und geistige Anstrengungen.
– *Besser* durch Ruhe.

■ Tuberculinum Spengler oder Spenglersan T

Aus dem Serum infizierter Kaninchen.
Charakteristisch: Temperaturerhöhungen vor den Menses. Schwäche vor den Menses. Auffallend blasse Haut. Anämisch. Paßt vor allem für dickere Frauen vom Typ *Calcium carbonicum*.

Diathesen

Die in der Konstitution begründete Krankheitsbereitschaft bezeichnet man als ›Diathese‹. Der griechische Wortstamm heißt ›ordnen‹. Das Vielfältige, aber Zusammengehörige wird geordnet. Die Betrachtung der Diathesen gibt uns nach dem Studium der Arzneimittelbilder der Nosoden weitere Informationen, um die Grundformen chronischer Krankheiten kennenzulernen. Jeder Grundform der chronischen Krankheiten lassen sich bestimmte Diathesen zuordnen. Diese Hinweise erscheinen mir wichtig, damit die Bedeutung der Lehre von den chronischen Krankheiten leichter verstanden und gewertet werden kann: Die homöopathische Arzneiwahl, und damit die Therapie, benötigen die Gesamtheit der Symptome. Diese Gesamtheit enthält Ererbtes und Erworbenes des Kranken; seine jetzige Reaktionsweise ist auf der Basis seiner Diathese entstanden.

Die *spezifische*, antibiotische Therapie benötigt die genaue Kenntnis des Arzneimittels, das den Erreger ausmerzt. Diese auf den Erreger konzentrierte Therapie benötigt – so meint man – keine Kenntnis der Konstitution oder Diathese. Mit dieser Reduktion der Wirklichkeit schiebt man die individuelle Reaktionsweise des Kranken beiseite und achtet (fast) nur auf die spezifische Aktion des Erregers.

Eine Gleichsetzung, etwa Psora = lymphatische Diathese, ist eine Vereinfachung. *Hahnemanns* Beschreibung ist umfassender, manche Diathese hat einen geringeren Umfang.

– Lymphatische Diathese

Allgemeines. Im Kindesalter entwickelt sich aufgrund der psorischen Belastung die lymphatische Diathese. Sie ist identisch mit dem Lymphatismus und der exsudativen Diathese (*Czerny*). Ihre Entwicklung verläuft im Einklang mit *Hahnemanns* Beobachtung: zuerst Haut, dann Schleimhaut und Organ-Systeme. Oft schon in den ersten Lebenswochen findet man Milchschorf, Dermatitis, Intertrigo, nässende Ekzeme; später Schnupfen, Bronchitis, wiederholte Erkältungsinfekte. Die Entwicklung ist oft verzögert, spätes Erlernen von Sprechen und Laufen. Neigung zu Rachitis und Spasmophilie. Die Lymphorgane, die im Kindesalter schon im Norm-Zustand sehr aktiv sind, werden vergrößert und sind anfällig für Erkrankungen.

Erkennungszeichen

- *Haut*: Beim Kleinkind exsudative Prozesse, später rauhe, unheilsame Haut mit Ekzemen, Neurodermitis, Strophulus, Urtikaria, Seborrhö, Intertrigo.
- *Lymphorgane*: Vergrößerung der Lymphknoten an Hals, Achsel, Ellenbeuge, Leiste.
- *Tonsillen*: Rachen, Gaumen, submandibular, Waldeyerscher Ring.
- *Zunge*: Papillen an der Zungenspitze gerötet und geschwollen (Erdbeerzunge).
- *Nase*: Lymphatisches Gewebe und Schleimhautschwellung verlegen die Nasenatmung. Freie Nasenatmung wichtig für Kieferentwicklung (Dysgnathie). Mundatmer sind disponiert zu Fehlstellungen der Zähne. Anfällig zu Nasennebenhöhlen-Entzündungen. ›Rotznase‹.
- *Auge*: Kleine, stecknadelkopfgroße, glänzende Knötchen in der Schleimhaut des Unterlides, Blepharitis.
- *Abdomen*: Bauchlymphknoten verdickt, manchmal tastbar. Anfälle von Nagelkoliken – Anlaß zu nicht indizierter Appendektomie! Appendix ist Bauch-Tonsille.

Bronchien: Vermehrte Schleimbildung mit Bronchitis, Erkältungsinfekte.

Allergische Reaktionen: Asthma, Heuschnupfen, Kontakt-Ekzem, Infektanfälligkeit, rezidivierende Katarrhe, Pseudokrupp.

Oft indizierte Arzneimittel

Zu nennen sind
Calc. carb., Calc. phosph., Calc. fluor.
Barium carbonicum,
Silicea,
Hepar sulfuris,
Sulfur,
Psorinum.

– Skrofulose

Bei stärkerer tuberkulinischer Belastung – entweder durch akquirierte Infektion oder familiäre Disposition – entwickelt sich die lymphatische Diathese zur Skrofulose. Den jüngeren Ärzten ist dieses Krankheitsbild fast unbekannt, da die bovine Tuberkulose und die Übertragung mit der Kuhmilch eine Rarität geworden ist.

Es handelt sich um Kinder, die meist kurz nach der ersten Zahnung mit starken lymphatischen Reaktionen immer wieder rezidivierend erkranken. Auffallend ist die Vorwölbung und Verdickung der Lippen- und Mundpartie, wie das Schnäutzchen des Schweines. Daher der Namen: Scropha = Mutterschwein.

Erkennungszeichen

Außer den allgemeinen lymphatischen Zeichen besteht oft starker Foetor ex ore, vermehrte Speichelbildung, fahle grüne Gesichtsfarbe, gehäufte Anämie.

Oft indizierte Arzneimittel

Neben den obengenannten lymphatischen Mitteln: *Mercurius solubilis, Mercurius bijodatus, Tuberculinum Koch* oder *Tuberculinum Bovinum.*

Der Übergang vom allgemeinen Lymphatismus zur Skrofulose zeigt, daß die Miasma-Theorie reale Grundlagen hat – bei diesen Kindern ist oft der Tuberkulin-Hauttest positiv.

– Harnsaure Diathese

Im sykotischen Bereich der konstitutionellen Störungen trifft man oft die harnsaure Diathese, Synonyma: lithämische Diathese, rheumatisch-gichtige Diathese, hydrogenoide Diathese (*Grauvogel*).

Kennzeichen

Rheumatische Erkrankungen der Gelenke, Muskeln, Sehnen, Nerven (Neuritiden).

Gichtige Ablagerungen an Gelenken, Sehnen, besonders Großzehen- und Daumengrundgelenk, Achillessehne, an der Ohrmuschel (Tophi).

Steinbildungen des Urogenitalsystems (Urate!), Entzündungen im Urogenital-Bereich.

Leber-Gallenblasen-Erkrankungen, Steinbildungen im gallenableitenden System.

Stoffwechselstörungen mit Hyperurikämie, Hypercholesterinämie, Hyperlipidämie, Diabetes, dadurch vermehrte Risikofaktoren für Arteriosklerose und Herz-Kreislauf-Leiden.

Gutartige Tumoren von der Warze über Fibrome zu Adenomen (Prostata) und Uterusmyomen.

Beschwerden meist schlechter durch naßkaltes Wetter; bei Aufenthalt in feuchten Klima-Zonen, besonders an Binnenseen (aber nicht am Meer!); in engen Flußtälern; durch Kaltwasser-Kuren, kalte Bäder; Folgen von Impfbelastungen.

Häufige indizierte Mittel

Thuja, Natrium sulfuricum, Acidum nitricum, Lycopodium, Berberis, Acidum benzoicum, Acidum formicicum, Antimonium crudum, Lithium carbonicum, Rhus toxicodendron, Sabina, Colchicum, Dulcamara, Urtica urens, Alumina, Medorrhinum.

Dyskrasische Diathese

Zum luesinischen Bereich der konstitutionellen Grundstörung gehört die Dyskrasische Diathese. Der Ausdruck ›Dyskrasie‹ bedeutet ›schlechte Säftemischung‹. Er stammt aus der Zeit der Humoralpathologie.

Charakterisierung

Sie ist nicht so deutlich wie bei den anderen Diathesen, da in diesem Bereiche sich Endzustände ausbilden, die sich aus den konstitutionellen Prozessen der psorischen, sykotischen, vor allem aber auch aus der tuberkulinischen Belastung entwickeln.
Auf dem Boden dieser Diathese entwickeln sich am Ende oft das Karzinom oder andere bösartige Tumoren, maligne Bluterkrankungen (Leukämien und andere).
Zu dieser Diathese kann man auch die degenerativen Erkrankungen des Nervensystems rechnen: Tabes, Paralyse.

Häufig indizierte Mittel

Acidum nitricum, Arsenicum album, Carbo animalis, Hydrastis, Jodum, Kalium bichromicum, Kalium jodatum, Kreosotum, Silicea.
Schwermetalle:
Aurum, Plumbum, Thallium, Mercur.
Nosode:
Luesinum.

Grundformen chronischer Krankheiten

Durch Kenntnis der Arzneibilder der Nosoden im Vergleich mit den zugehörigen Diathesen und chronischen Infekten gewinnen wir einen Überblick über die Entwicklungsrichtungen der angeborenen oder erworbenen konstitutionellen Belastungen, die chronische Krankheiten bedingen.
Im folgenden Kapitel gebe ich eine Übersicht der pathophysiologischen Reaktionsmuster im Vergleich zu den charakteristischen Zeichen und Symptomen von Psora, Sykose, Syphilinie und Tuberkulinie. [28]

---

[28] Die Anregung zur synoptischen Darstellung erhielt ich durch *Speight* (1961) und stellte aus folgenden Quellen das Ganze zusammen: *Hahnemann* (1956); *Allen, J. H.* (1987); *Dorcsi* (1956); *Hind* (1980); *Fortier-Bernoville* (o.J.); *Voegeli* (1961); *Ortega* (1986).

Die Synopse gibt die Möglichkeit, im Längsschnitt jeweils eine Form zu studieren – oder im Querschnitt alle vier Formen miteinander zu vergleichen. Der Vergleich ist wichtig, damit man sich klar wird, daß es sich nicht um einheitliche Krankheiten handelt, sondern darum, daß **konstitutionelle Reaktionsunterschiede** beschrieben werden. Diese konstitutionsbedingten Dispositionen existieren als reine Typen nur selten – häufiger sind Mischzustände mit Dominanz einer bestimmten Form. Leben ist immer in Bewegung – die Grenzen von einer Form zur anderen sind deshalb fließend.
In der Jugend sind psorische Krankheitszustände am häufigsten, das mittlere Lebensalter wird oft geprägt von sykotischen Prozessen, die im Alter zu luesinischen degenerativen Zuständen führen. Der synoptische Querschnitt soll das Denken vom Statischen der festgeprägten Krankheit zum Denken in Krankheitsprozessen führen.
Hahnemanns »Chronische Krankheiten« beschreiben Grundformen des gestörten seelisch-körperlichen Gleichgewichtes. Gesundheit kann definiert werden als geordneter Zustand des »Fließgleichgewichtes« aller Lebensvorgänge, als Harmonie des Menschen mit sich selbst, mit seiner Umwelt und der Schöpfung (*v. Berthalanffy*).
Krankheit wird damit beschrieben als Abweichung von der harmonischen Anpassung an innere, an äußere und kosmische Bedingungen.
Für diese Abweichungen in der Funktion und Struktur alles Lebendigen gibt uns *Hahnemanns* Lehre von den chronischen Krankheiten drei Richtungen an. Diese Richtungen lassen sich erkennen, wenn man die wesentlichen Tendenzen herausarbeitet und zusammenfaßt.
Dabei kann es dienlich sein, wenn man vergleichbare Reaktionsmuster in der Physiologie zu Rate zieht.

Pathophysiologische Reaktionsmuster

Ortega (1986) hat für die Strukturen und den Stoffwechsel der Zellen die drei Prinzipien ›Mangel – Überfluß - Destruktion‹ sehr genau und umfassend dargestellt.

Eine Bestätigung für dieses biologische Grundmuster findet sich in den wissenschaftlich exakten und experimentell nachgeprüften Messungen der Regulationsthermographie. [29]

Bei den thermographischen Messungen der vegetativen **Regulationsfähigkeit** des Organismus beobachtet man verschiedene Muster: Im optimalen Falle antwortet der Organismus adäquat zum Reiz; bei einer Regulationsstarre ist die Reizantwort zu schwach ober bleibt ganz aus; bei überschießender Regulation ist die Reizantwort zu hoch; bei disharmonischer Regulation beobachtet man chaotische Reizantwort: Hypo- und Hyperregulation liegen dicht beieinander.

Diese pathologischen Regulationsmuster entsprechen dem Verhaltensmuster der Formen chronischer Krankheiten:

- Hyporegulation entspricht der psorischen Schwäche;
- Hyperregulation entspricht der sykotischen Übersteigerung;
- Dysregulation entspricht der luesinischen Disharmonie oder der chaotischen Regulation.

Auch **Entzündungsphasen** im Organismus haben einen gesetzmäßigen Verlauf [30]:

- Bei geringer Noxe und guter Reaktionsfähigkeit antwortet der Körper mit einer akuten Entzündung und beendet diese in meist acht bis zehn Tagen mit vollständiger Heilung.
- Bei zu schwacher Regulationsfähigkeit oder zu starker anhaltender Noxe kann der Schaden mit einer einfachen Entzündung nicht behoben werden. Dann geht der zweite Heilversuch in eine proliferative Phase über, d.h. gewebsständige Histiozyten bauen die

verbliebene Nekrose ab oder bilden ein Granulom.

- Wenn dies nicht gelingt, kommt es zu einer chronisch-degenerativen Phase, evtl. zur Bildung eines Ulkus.

Charakteristische Reaktionen

– Leibliche Reaktionen

Psora entspricht der funktionellen Schwäche
Hypotrophie, Hypotonie
Prinzip: Mangel

Diese Mangelsituation wird durch Verwertungsstörungen im Mineralstoffwechsel bedingt. In der Aszendenz dieser Patienten findet man öfter die gleiche Arzneikonstitution, wie *Mezger* für *Magnesium* nachweisen konnte (vgl. S.156). Gehäufte allergische Erkrankungen und lymphatische Diathesen werden in der Familiengeschichte beobachtet. In der Vorgeschichte dieser Patienten muß man nach Unterdrückungsphänomenen suchen. Unterdrückung von Hautausschlägen (*Sulfur!*) und physiologischen Ausscheidungen (Schweiß, Menses, Durchfälle) provozieren die anlagebedingte Reaktionsbereitschaft. Dadurch erfolgen Verschiebungen von Hautausschlägen zu Atemwegsstörungen oder Magen-Darm-Erkrankungen.

Sykose – Humorale Störungen führen zu Ablagerungen und Wucherungen
Hypertrophie, Hypertonie
Prinzip: Überfluß

Bei diesen Patienten findet man in der Aszendenz gehäuft Stoffwechselstörungen (Gicht, Rheuma, Steinbildungen am Nieren- und Gallensystem, Cholesterin-Erhöhungen, Arteriosklerose). Die sykotische Reaktionsweise wird provoziert durch Gonorrhö, chronische Entzündungen im Beckenraum, vermehrte Impfbelastungen, Injektionen mit artfremdem Eiweiß, Überernährung, besonders durch Eiweiß und Kohlenhydrate, Bluttransfusionen. Unterdrückungen von pathologischen Ausscheidungen (z.B. Fluor, Nasensekretionen);

[29] Vgl. hierzu: *Rost, A./J. Rost* (1986); *Rost, A.* (1987); *Rost, J.* (1987,1980).
[30] Vgl. *Kellner*, in: *Bergmann/Bergmann/Kellner* (1984).

Tabelle 14 Übersicht der psychischen Reaktionen

	Psora	Sykose	Syphilinie
Hauptmerkmal	bescheiden	übertrieben	aggressiv
Polare Spannung von – bis	aktiv, begeistert – gehemmt, furchtsam, mitteilsam – verschlossen	stark, überschüssig – wirr, planlos euphorisch – mißtrauisch	diktatorisch – läppisch apathisch – gewalttätig
Charakter	schwächlich, spärlich, unzulänglich ängstlich, schüchtern, kleinmütig kleinlich, pedantisch	prahlerisch, aufdringlich selbstüberschätzend, anspruchsvoll unstet, geschäftig	nervös, gehässig zerstörerisch, ziellos Selbstmord
Tendenz	Sehnsucht	Anpassung	Revolution
Farbwahl	blau	gelb	rot
Kleidung	unauffällig, ordentlich hinter der Mode zurück	grell, übertrieben letzte Mode	unordentlich, verlottert schlampig
Krankheitsbereich	Minderwertigkeitskomplexe Angst-Syndrome	fixe Ideen, Skrupel Neurose	Schulkomplexe, zwanghaftes Handeln Psychose

Quellen: *Allen, H. C.; Allen, J. H.; Dorcsi, M.; Müller, H. V.; Ortega, S.; Speight, Ph.*

und Wucherungen (Warzen, Zysten, Fibrome) sind oft der Anlaß zur Manifestation der Sykose.

| **Syphilinie – Organläsionen mit Ulzeration und Zerstörung Dystrophie, Dystonie Prinzip: Destruktion**

In der Aszendenz sind Malignome, Blutkrankheiten, degenerative Nervenleiden, Psychosen, Alkoholismus, Suizide häufig. Die angeborene Lues und während des Lebens erworbene Lues, aber sicher auch neuroaffine Virus-Erkrankungen (Herpes-Viren, slow-virus-infections) lösen diese Reaktionsweise aus. Unterdrückungen von pathologischen Ausscheidungen, von Geschwüren und Ulzerationen können die luesinische Reaktion verstärken.

– Seelisch-geistige Reaktionen

Soma und Psyche sind die beiden Facetten des gleichen: des beseelten Leibes. Den somatischen Abweichungen entspricht der seelischgeistige Zustand. Im seelisch-geistigen Bereich lassen sich ebenfalls drei Stufen der miasmatischen Belastungen erkennen (vgl. Tab. 14). Im Bereich der Gemütssymptome und seelischen Verhaltensweisen erfassen wir, was *Hahnemann* mit Störungen der geistartigen Lebenskraft beschreibt. In dieser tiefsten Schicht der personalen Struktur finden wir auch Hinweise für die Lebensführung unserer Patienten und für uns selbst.

| Die Störung der geistartigen Lebenskraft äußert sich zuerst im falschen Denken, führt über falsches Wollen zum falschen Tun.

Die biographische Anamnese (vgl. S. 146 ff.) sollte sich um die frühesten Anfänge des falschen Denkens und Wollens bemühen.

Gleichgültig, von welcher Schicht des Krankseins wir beginnen, das Ziel ist stets die Arzneifindung. Hier liegt der wesentliche Unterschied zur psychoanalytischen Therapie. Die Arznei umfaßt das psychisch und somatisch Erkennbare. Wenn wir die psychischen Reaktionen der drei Grundformen chronischer Krankheiten herausarbeiten, müssen wir die somatischen Entsprechungen (vgl. S. 170) transparent miterleben und in die Arzneifindung einbeziehen.

– Synopse: Symptome und Zeichen

Vgl. hierzu Tabelle 15.

Tabelle 15 Synopse: Symptome und Zeichen*

Psora	Sykose	Syphilinie	Tuberkulinie
	Hauptwirkung		
Funktionelle Störung Neurovegetative Disharmonien Endokrine Störungen Haut, Schleimhaut, Lymphorgane reagieren stark	**Überschießende Gewebereaktion** Bindegewebe, Muskel, Sehnen: rheumatische Affektionen Haut, Schleimhaut: gutartige Gewächse, Zysten, Warzen Steinbildungen an Niere, Gallenblase	**Destruktion des Gewebes** Nervengewebe: Paralyse Haut: tiefe Ulzeration, Fissuren, zerstörende Eiterungen Alle Organe: Zerstörung Befallen: vor allem Nervensystem, Knochen, Drüsen	**Starke lymphatische Reaktion und Destruktion** Tuberkulöser Primäraffekt geht über in Ulzeration, zerstörende käsige Eiterung, Kavernenbildung Befallen: vor allem Lymphdrüsen, Lunge, Knochen, Leber, Nebenniere
	Physiognomie		
Gesicht Blaß, erdfarben, wie ungewaschen Haut trocken, rauh, picklig oft gelblich Sehr blaß im ersten Schlaf Bei Fieber rot und durchsichtig	Bleich, fahl, verdickte Haut, grobporig, Orangenhaut, fettig, glänzend Schwitzt im Gesicht Rote Nase mit vergrößerten Kapillaren, Warzen, Fibrome, Papillome Senile Angiome im Bereich der Backenknochen und unter den Augen	Fettig, schmierig, grau Wie ausgemergelt Mittelgesicht tiefliegend Hohe Backenknochen Kupferfarbene Flecke Papillome	Dünnhäutig, sichtbare Adern auf rosafarbenem oder bläulichem Grund, wächsern Bei Fieber rote Flecken
Lippen Rot		Verdickt	Verdickt – extrem rot, als wenn das Blut herausschießen würde Wulstige Oberlippe: Skrofula Fissuren
Augen Augenlider entzündet	Wimpern spärlich Ausfallen der lateralen Teile der Augenbrauen	Augenbrauen und Wimpern unregelmäßig Ausfallen der Wimpern und/oder Augenbrauen	Weite Pupillen, rote Lidränder Granulomatöse Entzündungen der Lidränder Lange Wimpern

* Quellen: Die Anregung zur synoptischen Darstellung erhielt ich durch *Speight, Ph.,* und stellte aus folgenden Quellen das Ganze zusammen: *Hahnemann: Die chronischen Krankheiten; Allen: The chronic Measms; Dorcsi: Stufenplan und Ausbildungsprogramm; Hind, Jai (Hrsg.):* Chronic Diseases and Theory of Miasms; *Fortier-Bernoville: Syphilis and Sycosis; Voegeli, A.: Die rheumatischen Erkrankungen. Ortega:* Anmerkungen zu den Miasmen
Wörtlich zitierte Symptome stammen von Bd. 1, S. 67–100 (CK)

Tabelle 15 (Fortsetzung) Synopse: Symptome und Zeichen*

Psora	Sykose	Syphilinie	Tuberkulinie
▶ **Haare** Trocken, stumpf, früh ergraut, struppig		Trocken oder ölig wie ungewaschene Wolle	Trocken oder feucht, kleben zusammen
Unterdrückungen			
Jede einzelne Diathese reagiert unterschiedlich nach Art, Ort und Folgen von Unterdrückungen			
▶ **Art und Ort** Hautausschläge Physiologische Ausscheidungen: Schweiß, Stuhl, Urin, Menses	Pathologische Ausscheidungen: Fluor, Absonderung aus Nase und Ohr Operative Entfernung von Warze, Fisteln, Fibromen, Myomen	Pathologische Ausscheidungen: Fisteln, Ulzerationen, Eiterungen	Hautausschläge Normale und pathologische Ausscheidungen (siehe Psora und Syphilinie) Besonders Unterdrückung von Fußschweiß
▶ **Folgen** Nervliche und psychische Symptome	Krankheiten der Becken- und Sexualorgane: überschießende Entzündungen, Abzesse, zystische Tumoren Kopfschmerzen, psychotische Zustände Moralische Entgleisung	Krankheiten des Gehirns oder Hirnhautentzündungen, Lähmungen, Paralyse Kehlkopf, Augen, Knochen	Kopfschmerzen Erregungszustände Eiterungen Kavernenbildung
Modalitäten			
Zeit, Verschlechterung bei, Besserung bei			
▶ **Zeit** Morgens Schmerzen kommen und gehen mit der Sonne	Nach Mitternacht, bes. früheste Morgenstunde (außer *Medorrhinum*)	Von Sonnenuntergang bis Sonnenaufgang	Nachts
▶ **Schlechter** Stehen, Bewegung Psychische Erregung Sorge, Kummer, Furcht, Angst	Ruhe Psychische Erregung		Starke Bewegung Erregungen (wie Psora) Geistige und körperliche Anstrengungen (Bergsteigen)

Tabelle 15 (Fortsetzung) Synopse: Symptome und Zeichen*

Psora	Sykose	Syphilinie	Tuberkulinie
Ärger macht traurig Sonnenlicht (Augen) Vor den Menses Starke Gerüche Lärm	Ärger löst heftige Reaktionen aus Künstlicht Licht Jeder Wetterwechsel Feuchtwarmes und feuchtkaltes Wetter Nach Schwitzen Nach Stuhlgang	Ärger löst heftige Reaktionen aus Furcht vor Dunkelheit Sturm Starke Kälte und Wärme (allgemein) An der See Im Winter Starkes Schwitzen	Künstliches Licht
▲ **Besser** Liegen, Ruhe Stille Wärme (bei Schmerzen)	Auf dem Bauch liegen Langsame Bewegung Trockenes Wetter	Bewegung In den Bergen Kalte Anwendungen (bei Schmerzen) Auftreten eines alten Geschwüres, Aufbrechen eines Ulkus, einer alten Entzündung	Ablenkung, Reisen (besonders psychische Symptome) Örtliche Wärmeanwendungen bessern Schmerzen vorübergehend besser durch Schweiß, besonders Fußschweiß
Physiologische Ausscheidungen: Schweiß, Stuhl, Harn	Wiederkehr der Menses oder unterdrückter physiologischer Ausscheidungen Pathologische Ausscheidung bessern sehr rasch: Fluor, Katarrhe, Ausbruch von Warzen, Entstehung von Fibromen		
Besserung seelischer Leiden durch körperliche Krankheiten			Psychische Symptome: besser nach Aufbruch eines alten Geschwüres

Allgemeinsymptome

Psora	Sykose	Syphilinie	Tuberkulinie
▲ **Rascher Wechsel** aller Symptome Trockenheit Heiße Wallungen Pulsationsempfindungen Brennen an Händen und Füßen	**Sehr langsame** Rekonvaleszenz Wird immer wieder rückfällig Schleichender Verlauf Reagiert selten mit Fieber	**Verzögerte** Heilungstendenz Oft nur geringe Vorboten vor Manifestwerden organischer Schäden Starkes Schwitzen erschöpft sehr und erleichtert nicht Rascher Gewichtsverlust, wie ausgemergelt Bohrende Knochenschmerzen, Schlimmer nachts	**Rascher Wechsel** von psychischen und körperlichen Symptomen Nächtlicher Schweiß erleichtert vorübergehend

Tabelle 15 (Fortsetzung) Synopse: Symptome und Zeichen*

	Psora	Sykose	Syphilinie	Tuberkulinie
▶ **Ausscheidungen**	Dünn, wäßrig, scharf	Ausscheidungen gallertig	Ausscheidungen scharf mit üblem Geruch	
▶ Die **Krankheitssymptome** werden sehr intensiv erlebt und oft in der »Als-ob«-Form geschildert. Viele **Begleitsymptome:** Aparte Essensgelüste, kapriziöses Verlangen oder Abneigung, Hunger mit Hinfälligkeit oder Abneigung gegen Essen, gegen Milch		Steif und lahm	Ruhelos bei Schmerzen – muß sich bewegen Abneigung gegen Fleisch	Verlangen nach kalter Milch und Alkohol Starker Hunger

Lokal-Symptome			

	Psora	Sykose	Syphilinie	Tuberkulinie
▶ **Kopf** Kopfschmerz Häufiger Stirn, Schläfen, Seiten Schlimmer: morgens oder steigt an oder fällt ab mit dem Sonnenstand, durch Sonnenbestrahlung, Kälte		Scheitel Schlimmer: nachts, um oder nach Mitternacht, frühe Morgenstunden, im Liegen, körperliche oder geistige Anstrengungen	Schädelbasis oder halbseitig. Schlimmer: nachts, Ruhe, Liegen, Wärme	Oft an Ruhetagen, oft mehrtägig, sehr schwer Schlimmer: nervliche Erregungen bei Vorbereitungen für Prüfungen, Wärme
	Besser: Wärme, Ruhe oder Schlaf, Stille, abends	Besser: Bewegung Begleitet oft mit Ruhelosigkeit, fiebriger Empfindung, Kälte des Körpers, Erschöpfung	Besser: gegen Morgen, Kälte, Bewegung, Nasenbluten Bandempfindung Begleitet oft mit Schwindel, bohrt den Kopf ins Kissen oder rollt den Kopf hin und her Dauern oft mehrere Tage	Besser durch Essen, Nasenbluten Bandempfindung Begleitet mit Blutandrang zum Kopf und zur Brust, heiße oder kalte Hände und Füße, starke Erschöpfung und Mutlosigkeit Oft Hunger vor Beginn Dauern oft mehrere Tage Sehr schwerer Kopfschmerz Eitrige, stark juckende Ausschläge bilden dicke Krusten

Tabelle 15 (Fortsetzung) Synopse: Symptome und Zeichen*

Psora	Sykose	Syphilinie	Tuberkulinie
▶ Kopfhaut und Haare			
Trockene Ausschläge mit starkem Jucken, schlimmer in frischer Luft			
Kratzen macht Brennen (*Sulf.*)			
Weiße Kopfschuppen			
Schwitzt rasch am Kopf			
Haarausfall, bes. nach akuten Krankheiten	Kreisrunder Haarausfall	Diffuser Haarausfall oder fleckweise, kreisrunder Haarausfall	Haarausfall nach Kopfschmerz und fieberhaften Erkrankungen
Vorzeitiges Ergrauen oder fleckweißes Ergrauen	Saurer oder fischartiger Geruch des Haares	Haar riecht sauer oder faulig starker Kopfschweiß	Haar riecht sauer oder wie altes Heu
Haare brechen und splittern			Feucht, klebt zusammen, ölig und fettig oder trocken wie Werg
			Will Kopf bedeckt haben
Will Kopf bedeckt haben			Viel Kopfschweiß
▶ Augen			
Befallen sind: Bindehäute, Lidränder. Dabei treten Empfindungen von Brennen und Trockenheit auf	Starke Blepharitis mit dickem, gelbgrünlichem Sekret	Starke Refraktionsanomalien Tiefe Ulzerationen und spezifische Entzündungen	Refraktionsanomalien Ulzerationen und spezifische Entzündungen an Sklera, Iris, Kornea und Tränengang
	Entzündung der Kornea – oberflächliche Ulzerationen	Degenerative Prozesse und Entzündungen an Sklera, Iris, Linsentrübung Optikus-Atrophie	Linsentrübung, starke Lidrandentzündung (Skrofulose), Gerstenkorn.
Empfindlich gegen Tageslicht, schwächer gegen künstliches Licht	Empfindlich gegen künstliches Licht	Empfindlich gegen künstliches Licht	Stärker empfindlich gegen künstliches Licht
Entzündungen meist besser durch Wärme			Exanthematische Kinderkrankheiten machen starke Entzündungen an den Augen
▶ Ohren			
Überempfindlich gegen Geräusche (*Belladonna, Calcium carbonicum*)		Neigung zu Ohrerkrankungen mit Zerstörungen (randständige Perforation, Mastoiditis) oder Hörschäden	Viele organische Ohrerkrankungen, bes. nach fieberhaften Erkrankungen oder exanthematischen Kinderkrankheiten (bes. Masern und Scharlach)
Gehörgang trocken und juckend (*Psorinum*)			

Tabelle 15 (Fortsetzung) Synopse: Symptome und Zeichen*

Psora	Sykose	Syphilinie	Tuberkulinie
			Schwere Mittelohrentzündung mit knochenzerstörenden Prozessen; langdauernde Eiterung / Eiter riecht wie alter Käse / Nach Erkältungen treten nachts Ohrenschmerzen auf / Feuchte Ekzeme, Fissuren, Krusten um und bes. hinter dem Ohr
▶ **Nase**			
»Höchste Empfindlichkeit« gegen alle Gerüche / Gerüche machen Kopfschmerzen, Übelkeit und Schwindel / Nasenbluten bei Jugendlichen, oft von großer Heftigkeit (CK) / Lästiges Trockenheitsgefühl in der Nase	Verlust des Geruchssinnes / Schnupfen dünn, wäßrig, scharf, Empfindung: heiß und brennend / Heuschnupfen mit raschem Wechsel des Zustandes: mal verstopft, mal offen / Typisch: grüngelblicher Eiter mit Fischgeruch / im kalten Wind viel dünner Schleim	Verlust des Geruchssinnes / Heuschnupfen in stärkster Form / Ulzerationen / Dicke Krusten, dunkle oder grünliche Absonderungen / Viel Schniefen / Zerstörung der Nasenknochen (Lues!)	Exzessives Nasenbluten nach Wärme und Anstrengung, bei geringstem Anlaß, Nasenbluten bessert oft psychische Symptome / Bei Katarrhen und Heuschnupfen blutiges Sekret / Gelblicher Schnupfen mit Geruch nach altem Käse / Sekret läuft nach rückwärts
▶ **Mund**			
Lippen rot oder ganz blaß, geschwollen, brennend, trocken, schorfig, aufgesprungen / Mundgeschmack bitter, säuerlich oder »unträglich süßer Geschmack« (CK) / Langes Nachschmecken der Nahrung / Geschmacksempfindung verfälscht: Brot schmeckt bitter, Wasser faulig / »Aufstoßen nach dem Geschmacke der Speisen« / »Übler Mundgeruch, modrig, faulig, wie Käse...« (CK)	Mundgeschmack, wie Fisch, faulig	Tonsillen vergrößert / Irreguläre Zahnstellung / Deformierte, eingekerbte Zähne / Zähne konvergieren nach der Spitze / Karies am Zahnfleischrand, brechen ab, bevor sie sich voll entwickelt haben / Tiefe Ulzerationen am Zahnfleisch / Mundgeschmack metallisch / Starker Speichelfluß, klebrig, schmeckt nach Metall oder Kupfer	Lippen extrem rot, verdickt / Fissuren / Tonsillen vergrößert / Irreguläre Zahnstellung / Geschwüre im Mund / Tiefe Ulzerationen / Zahnfleischblutungen sehr stark / Karies, bevor Zähne sich entwickelt haben / Zahndurchbruch mit starken Schmerzen, Durchfall und Fieber / Mundgeschmack metallisch, wie Eiter, wie Blut (Phosphor), faulig

Tabelle 15 (Fortsetzung) Synopse: Symptome und Zeichen*

Psora	Sykose	Syphilinie	Tuberkulinie
▶ **Magen**			
Nahrungsverlangen: süß, Zucker, scharf, sauer, pikant, heiße Nahrung; während Schwangerschaft und bei Kindern: unverdauliche Dinge	Bratenfleisch, fettes Essen, gut gewürzt Heiße oder kalte Nahrung und Getränke Kräftige Nahrung, zuviel Eiweiß (u. a. Fleisch) verstärken sykotische Erscheinungen (Gicht, Steine).	Kalte Nahrung	Fleisch, Kartoffeln Kinder: unverdauliche Dinge Salz Kalte Nahrung und Getränke
Stimulanzien: Tee, Kaffee, Tabak	Stimulanzien: Bier, starke Alkoholika, oder bei starker sykotischer Belastung schlägt das Verlangen um in Abneigung		Stimulanzien: Bier, Wein, Tee, Kaffee, Tabak
»Widerwillen gegen gekochte, warme Speisen, besonders gekochtes Fleisch« (CK)	Abneigung: Zwiebeln Magenschmerzen, besser durch Liegen auf dem Bauch oder Gegendruck, durch Bewegung Krampfige, kolikartige Schmerzen	Abneigung gegen Fleisch	Abneigung: oft gegen Fett
▶ **Appetit**			
Heißhunger zu ungewöhnlichen Zeiten, auch nachts Hunger mit Gefühl großer Hinfälligkeit Hunger, nach wenigen Bissen satt oder: »Heißhunger, besonders früh, muß sofort essen, sonst wird es ihm übel, matt und zittrig … muß sich legen« (CK)			Erschöpft, wenn der Hunger nicht gestillt wird Essen mehr, als sie vertragen können Kein Appetit am Morgen, aber Hunger zu anderer Zeit Verlangt Speisen, aber weist sie dann zurück

Tabelle 15 (Fortsetzung) Synopse: Symptome und Zeichen*

Psora	Sykose	Syphilinie	Tuberkulinie
▲ **Abdomen**			
Nach dem Essen Völle und Gasbildung, Brennen, Ängstlichkeit, Kopfschmerz, Herzklopfen; »sehr müde und schläfrig« (CK) »Blähungen versetzen sich und erregen Beschwerden des Körpers und Geistes« (CK) Druck im Lebergebiet Leibschneiden, fast täglich »vorzüglich bei Kindern, früh...« (CK) »Gluckern, ... hörbares Kollern...« in den Därmen (CK), schlimmer nach Milch, durch kaltes Wasser, Kartoffeln Durchfälle durch psychische Anlässe Wechsel von Verstopfung und Durchfall »Bei Kolik, Kälte der einen Bauchseite« (CK)	Häufig Kolikschmerzen Besser: Bewegung, festen Druck, Liegen auf dem Bauch Kolikartige Durchfälle mit Schleim und großer Reizbarkeit Rektum: Fissuren, Strikturen, blutende Hämorrhoiden mit dünner Sekretion mit Fischgeruch	Nächtliche Durchfälle mit warmem oder kaltem Scheiß mit großer Erschöpfung	Häufig Obstipation Durchfälle mit kaltem Schweiß Durchfall nach Milch, Kälte, bei Zahnungen Durchfälle enthalten Schleim oder Blut Starke Erschöpfung nach Durchfall Stuhlgang grau, Mangel an Gallenfarbstoff Rektum: Fisteln, Strikturen, Fissuren Rektum-Erkrankungen wechseln mit Herz- oder Lungenerkrankungen Hämorrhoidal-Operation kann Asthma- oder Herz-Erkrankungen auslösen
▲ **Atmungsorgane**			
Trockener, spastischer Husten Entzündungen in den Bronchien, meist mit Katarrh der oberen Luftwege: »Heiserkeit und Katarrh sehr oft..., es liegt ihm immer auf der Brust« »Husten, trocken, krampfig oder gelber eitriger Auswurf, Husten mit Stechen, Brennen, Beengung« »Husten, der mit Niesen endigt« (CK, KK III 371, EK 801)	Husten mit geringem Auswurf von klarem Schleim im Herbst und Winter, nach geringster Abkühlung, im Sommer besser Behinderte Nasenatmung Bronchitis beginnt mit Schnupfen, der abwärts geht	Erkrankung der Atmungsorgane relativ selten, höchstens in der Endphase Die Legierung von Psora und Syphilinie (J. H. Allen: »Pseudo-Psora«) nimmt viele Tuberkulinie-Symptome auf Dies wird besonders deutlich im Syndrom der Skrofulose	Thorax: schmalbrüstig, eingesunken unter den Schlüsselbeinen, oberflächige Brustatmung Tiefer hohler Husten mit eitrigem oder schleimig-eitrigem Auswurf, schmeckt süßlich oder salzig Evtl. blutiger Auswurf Erschöpfender Husten Schlimmer nachts

Tabelle 15 (Fortsetzung) Synopse: Symptome und Zeichen*

Psora	Sykose	Syphilinie	Tuberkulinie
▲ **Herz**			
Funktionelle Herzbeschwerden mit Angst, scharfe, schneidende, stechende Schmerzen Herzbeschwerden nach Erregung, Furcht, Verlust, nach Essen, oft schlimmer abends Herzklopfen beim Liegen mit großer Angst, oft verursacht durch Zwerchfellhochstand, nachts, im Bett (*Sulfur*) mit Druck in der Magengrube (KK II 221, EK 836)	Klappenfehler, Herzmuskelschäden Relativ geringe Angst oder Schmerzen bei Herzerkrankungen Patienten sterben plötzlich ohne Vorwarnung Sykotische und syphilitische organische Herzleiden sind meist ernst – werden aber nicht sehr ernst erlebt Weicher, langsamer Puls		Herzbeschwerden haben meist hypotonen Charakter mit Kollapszuständen Schlimmer durch Anstrengungen Besser durch Hinlegen Können keine Berge steigen Blutleere im Kopf in großer Höhe
▲ **Harnorgane**			
»Wenn er durch und durch kalt ist, kann er sein Wasser nicht lassen.« (CK) Spastische Harnverhaltung »Die Harnröhre ist an mehreren Stellen verengert, vorzüglich früh.« (CK) Unfreiwillige Harnentleerung »beim Gehen, Niesen, Husten, Lachen« (CK) Urin hat scharfen Geruch, »ist molkig trübe…« (CK); bei Fieber weiß, gelblicher oder rostfarbener Satz, Phosphaturie	Krampfige Schmerzen in Harnröhre und Blase Kinder weinen beim Wassermachen Steinbildung in Niere und Blase Gichtniere Nephritis	Fieberhafte Nierenentzündungen	Urin riecht nach altem Heu oder faulig wie Aas Enuresis im ersten Schlaf
▲ **Geschlechtsorgane**			
Funktionelle Erkrankungen Periode zu kurz oder unterbrochen oder zu stark oder zu schwach, selten normal	Bei Menses kolikartige Schmerzen, anfallsweise Fluor: stark, scharf, wundmachend, mit Fischgeruch		Menses erschöpfend, verlängert und stark, hellrot, zu früh; oft mit Schwindel, Hinfälligkeit, Kopfschmerz, Durchfall, Nasenbluten,

Tabelle 15 (Fortsetzung) Synopse: Symptome und Zeichen*

Psora	Sykose	Syphilinie	Tuberkulinie
Häufig Dysmenorrhö in der Pubertät Scharfe Schmerzen	Periodenblut oft ätzend, brennend Entzündungen im Beckenraum gehören besonders häufig zur Sykose Zystenbildung an Ovar, Tube, Uterus Appendizitis		dabei ängstlich, reizbar, weinerlich Fluor eitrig oder dünnschleimig oder dickgelb, gelblich-grün Uterus oft retroflektiert Geburten dauern lang Stillen meist unmöglich Hydrozele Prostatitis mit erschöpfendem, unfreiwilligem Abgang von Sekret oder Ejakulat
▲ **Extremitäten**			
»Schmerzhafte Empfindlichkeit der Haut, der Muskeln und der Beinhaut« (CK 88) »Wenn er sich an etwas stößt, so schmerzt es heftig und sehr lang.« (CK) »Gelenke verstauchen sich sehr leicht.« Knacken bei Bewegungen, sind steif und schmerzhaft Schmerzen besser in Ruhe, Liegen, Wärme Krämpfe in Beinen Hände und Füße trocken und heiß, oder kalt Brennende Empfindung an Handfläche und Fußsohle »Kälteempfindung an einzelnen Teilen«: Knie, Hand, aber auch Nase und Ohr Hände, einzelne Finger abgestorben, »es fehlt das Tastgefühl« (CK) »Verdickung und Versteifung der Gelenke« Können gut laufen, aber nicht lange stehen (Sulfur)	Steif und lahm Schlimmer im Beginn der Bewegung, beim Bücken Schießende, reißende Schmerzen Schlimmer in Ruhe, bei fallendem Barometerstand, warmes und feuchtkaltes Wetter, Sturm Besser durch Reiben und Strecken, trockenes Wetter Gichtige Ablagerungen Kalkablagerungen um die Gelenke Deformierende rheumatische Prozesse Nägel oft gefurcht oder gerippt Lähmungen – Ödeme – Schwellungen Striae an Oberschenkel Zellulitis	Erkrankung der Knochen und des Periostes, der Lymphdrüsen, Exostosen Stechende, schießende, bohrende Schmerzen Schlimmer nachts oder am Beginn der Nacht, bei kaltem und feuchtem Wetter Lähmungen – Ödeme – Schwellungen	Erkrankung der Knochen und Knochenhaut Rachitis Weiche und gebogene Knochen Schmerzen wie bei Syphilis Paronychie bei blassen anämischen Menschen Nägel brechen oder splittern leicht Sehr lange Finger Längenverhältnisse der Finger unregelmäßig Schmale Hände, weich Feuchte, leichtschwitzige oder kalte Hände oder Füße Allgemeine Muskelschwäche Mangelnde Koordination der Bewegung – Fallen schnell, lassen Dinge leicht fallen Knicken rasch im Gelenk, verstauchen sich schnell Schwaches Bindegewebe Schmerzen und Schwellungen nach Klavierspiel, Maschinenschreiben

Tabelle 15 (Fortsetzung) Synopse: Symptome und Zeichen*

Psora	Sykose	Syphilinie	Tuberkulinie
▲ Haut			
Trocken, rauh, wie ungewaschen	Fettig, schmierig, ölig, fleckig Warzen, Fibrome, senile Angiome Neigung zu Striae, Zellulitis		Feine, zarte, durchsichtige Haut Feucht, vermehrtes Schwitzen, selten verringerter Schweiß Neigung zu Sommersprossen
»Ausschläge ... wollüstig-juckende Eiterbläschen, welche nach Kratzen brennen und mit dem ursprünglichen Krätzaus-schlag die größte Ähnlichkeit haben.« (CK)	Hautausschläge: Unregelmäßig geformte Schuppen in umschrie-benen Flecken angeordnet Ekzeme mit Epidermisverlust (Eczema exfoliativa)	Hautausschläge um die Gelenke, in Beugen, ringförmig angeordnet, kupferfarben oder wie roher Schinken oder bräunlich, evtl. sehr roter Grund, kein Jucken!	Pustulöse Ekzeme Herpes, Urtikaria, Abszesse Ulzerationen, Impetigo Insektenstiche machen starke Reaktion
»Furunkel mit stechendem Schmerz« (CK)	Bartflechten, Herpes zoster Gestielte Warzen, glatte Warzen	Dicke Schuppen und Schorfe in kreisrunder Form	Variköse Symptome bis zu variкö-sem Ulkus
Nesselausschlag Verrucae planae juveniles:	Kondylome, spitze Feigwarzen Akne,	Hahnenkammartige Wucherungen, Condylomata lata	Purpura, Ekchymosen Lupus (meist in Verbindung mit Sykose und Psora)
»Viele derselben stehen nur kurze Zeit und verschwinden, um einem anderen Psora-Sym-ptom Platz zu machen.« (CK)	sehr berührungsempfindlich Schlimmer um die Menseszeit Varizellen	Pemphigusähnliche Hautausschläge Kupferfarbene Flecke, die in der Kälte blau werden	
	Pocken-Impfung verstärkt sykotische Symptome (evtl. sogar syphilitische)		
	Erysipele		
	Impetigo contagiosa		
	Spider im Gesicht, bes. unter den Augen oder auf Backenknochen		
	Bei Operationen schlechte Wundheilung		
▲ Psychische Symptome			
Geistig rasch, aktiv, lebhaft	Reizbar, ärgerlich, mürrisch	Schwerfällig, langsames Denken und logisches Folgern	Anfänglich überaktiv, erschöpft sich rasch und hält nicht durch
Leicht beeindruckbar und er-schöpft nach psychischen Bela-stungen	Mißtrauisch gegen andere bis zum Mißtrauen gegen sich selbst Eifersüchtig	Einfältig, stumpfsinnig	Sprunghaft, verlieren den Faden, fassen nichts auf
Spricht gern aus, teilt sich mit	Hält seine Geheimnisse bei sich	Apathisch, teilnahmslos	Unsozial – kapseln sich ab und werden mürrisch
Kleinmut, kleinlich, Angst, schwächlich	Macht aus vielem Unwichtigen ein Geheimnis	Halsstarrig, eigensinnig, hartnäckig, mürrisch	Ausgesprochene Problemkinder
	Angeberisch, prahlerisch, Selbst-überschätzung	Verschlossen, wortkarg, teilt sich nicht mit	Sagen zu allem »Nein« (Künzli)
		Haß, Rachsucht,	Schulversagen

Tabelle 15 (Fortsetzung) Synopse: Symptome und Zeichen*

Psora	Sykose	Syphilinie	Tuberkulinie
Ärger macht traurig	Ärger macht heftige Reaktionen	Selbstzerstörung, gewalttätig, aggressiv	Wechseln gern Ort, Beruf, Partner
Ängstlich, furchtsam, ruhelos	Wiederholt sich gern im Schreiben und Sprechen	Langsame Auffassung, Gedanken entschwinden, kann sie nicht mehr zusammenbringen	Typische Tuberkuliniker zeigen hypomanische Grundstimmung, wie der Tuberkulose-Kranke oft voller Hoffnung und Plänen bis ante finem ist
Schlechte Konzentration	Brütet über Dinge lange nach	Ärger macht heftige Reaktionen	
Abwesend, vergeßlich, ursprunghaft im Reden	Vergiß Wörter – findet die rechten Wörter nicht		
»Anfälle von Furcht, z. B. vor Feuer, vom Alleinsein, vor Schlagfluß, vor Irrewerden« (CK)	Vergißt, was er gerade gelesen hat	Logisches Denken schlecht	Geringe Konzentration.
Schreckhaft; »... kein Trieb zu Geschäften«(CK)	Leseschwäche	Rechenschwäche	Vergeßlich, bleibt nicht bei der Sache; vergißt, worüber er sich äußern wollte
»Weinerliche Laune, sie weinen oft stundenlang, ohne eine Ursache zu wissen« (CK)	Orthographie schlecht	Unzufrieden mit sich selbst	
»Schneller Launenwechsel; oft sehr lustig und überlustig, oft und plötzlich niedergeschlagen ... oder Ärgerlichkeit ohne Ursache« (CK)	Vergißt Naheliegendes, das Alte behält er gut	Deutliche Schuldkomplexe	
Selbstmord selten	Verdammt sich selbst	Fixe Ideen: Angst vor ansteckenden Krankheiten, vor Bazillen (Waschzwang)	
	Fixe Ideen: Körper zerbrechlich, hinter ihm ist einer (Medorrh.)	Niedergeschlagen, schwermütig, depressiv: spricht aber nicht darüber	
	Selbstmord häufig durch Erhängen (Natr. sulf.) oder Erschießen (Med., Natr. sulf.)	Selbstmord kommt unerwartet (Aurum, hinabstürzen)	

▲ **Psychische Modalitäten**

Psora	Sykose	Syphilinie	Tuberkulinie
Besser durch alle physiologischen Ausscheidungen: Schweiß, Durchfall, starke Harnflut und Wiedererscheinen alter, unterdrückter Hautausschläge	Besser durch verstärkte pathologische Ausscheidung: Fluor, katarrhalische Absonderungen, bes. wenn sie vorher unterdrückt wurden	Besser durch verstärke pathologische Ausscheidung: Fluor, katarrhalische Absonderungen, bes. wenn sie vorher unterdrückt wurden	Besser zeitweise durch starken Körper-, Achsel- oder Fußschweiß, durch Aufbrechen eines Geschwüres, Blutung (Nase, Menses), Fluor
	Besser durch Warzenbildungen	Unruhe nach Schweiß	Schlimmer durch Unterdrückung von Fußschweiß
			Unterdrückter Fußschweiß indiziert psychische Symptome, aber auch organische Läsionen

Behandlungsplan für chronische Krankheiten

Hindernisse bedenken

Bei der Planung eines Vorhabens ist es bewährte Lebensweisheit, daß man sich rechtzeitig nach möglichen Hindernissen umsieht. Trotz korrekter Arzneiwahl kann der Erfolg gefährdet werden, wenn »die unterhaltende Ursache der Krankheit noch fortwährt ... und sich in der Lebensordnung des Kranken ... ein Umstand befindet, welcher abgeschafft werden muß ...« (Org., § 252)
Auf einige Hindernisse möchte ich hinweisen.
1. Störherde beseitigen, aber keine Fokal-Phobie entwickeln.
Das Simile heilt oft trotz Herdbelastung. Oft reagiert der Herd nach der Arzneitherapie und meldet sich. Deutlich feststellbare fokale Belastungen an den Zähnen sollten saniert werden. Vorbehandlung mit *Arnica* C 6 (D 12) etwa 3–5 Tage lang, 2mal je 8 Tropfen.
Operationsnarben können mit Procain o. ä. unterspritzt werden. Tonsillektomie-Narben am oberen und unteren Mandelpol. Chronisch entzündliche Tonsillen evtl. mit Röder-Behandlung absaugen. Im Zweifelsfalle einen Kollegen hinzuziehen, der spezielle Erfahrungen in der Herdsuche und Neuraltherapie hat.
2. Wirkung und Nachwirkung allopathischer Medikamente sind zu berücksichtigen.
Wenn unbedingt nötig, bisherige Therapie weiterlaufen lassen. Falls ärztlich vertretbar, Schritt für Schritt die bisherigen Mittel reduzieren. Ausschleichen! Keine orthodoxe Einstellung – nicht abrupt alles absetzen. Schwierig ist manchmal bei der Entscheidung für die homöopathische Arzneiwahl, welche Symptome Nebenwirkungen der allopathischen Arzneien sind und welche zum individuellen Krankheitsbild gehören. *Nux vomica* D 4 oder *Sulfur* C 6 (D 12) klären manchmal die Situation.
3. Folgen von Unterdrückungen sind zu erforschen.
Ein wesentliches Ergebnis der Forschungen *Hahnemanns* ist die Tatsache, daß Unterdrückung von Hautausschlägen, von physiologischen Ausscheidungen (Schweiß, Sekrete, Menses) oder pathologischen Absonderungen (aus Nase, Rachen, Vagina, Urethra, After) dem Heilbestreben der Natur zuwiderlaufen. *Sulfur* ist ein Hauptmittel für Folgen von Unterdrückungen, aber nicht das einzige. Vgl. das jeweilige Kapitel im Repertorium, z.B. im »Kent«: Kopfschmerz als Folge von Unterdrückungen; bei unterdrückten Hautausschlägen EK 148, KK I 252; durch unterdrückten Schnupfen EK 146, KK I 262; bei unterdrückten Menses EK 143, KK I 258; durch unterdrückten Schweiß EK 147, KK I 263; allgemeine Folgen durch Unterdrückung von Fieber (vgl. Rubrik Chinin-Mißbrauch) EK 1345, KK I 495.

Flankierende Maßnahmen

Vernünftige Regelung der Ernährungsweise und der Lebensgewohnheiten versteht sich von selbst – auch hier individuell entscheidend nach den vorliegenden Modalitäten. Kaffee, Tee, Alkohol, Tabak nur in mäßigen Mengen möglicherweise erlaubt. Kräutertees aus arzneilichen Pflanzen, besonders Kamille, nicht erlaubt. Wenig Säuren, außer milchsauren Nahrungsmitteln, selten Zitrusfrüchte. Mast- und Schweinefleisch meiden.
Hahnemann gibt recht entscheidende Anweisungen für Diät und Lebensweise (Chronische Krankheiten, Bd. I, S. 134–144, und Organon, § 259, 260). Diese Anregungen bestehen sicher zu Recht. Leider muß ich gestehen, daß sie mit letzter Konsequenz in unserer Zeit nicht durchgehalten werden. Deshalb müssen wir mit Verboten bescheidener sein. Den Beigebrauch von sogenannten Hausmitteln kann man mit dem Hinweis auf unnötige Kosten ausreden – dem Geldbeutel glaubt man mehr als der Logik.
Vor und nach der Arznei-Einnahme keine Zahnpasten anwenden. Zähne nur mit Wasser und Bürste reinigen. Ätherische Öle blockieren!
Urlaubsplanung und Kuraufenthalte anpassen. Die oft geringen Kurerfolge sind Folge pauschaler Urteile. Nicht jeder gehört ans Meer und nicht jeder empfindet das Gebirge als den besten Urlaubsort. So findet sich zum Beispiel

im Repertorium: Gemütssymptome schlechter an hochgelegenen Orten, EK 44, KK I 61; Seebäder verschlechtern, EK 1342, KK I 492; Baden verschlechtert, EK 1342, KK I 492; Seeluft an der Küste verschlechtert, EK 1366; KK I 511. Allgemein besser im Gebirge: *Luesinum.*

Warmherzige und optimistische Haltung des Therapeuten bringt eine bessere Einstellung der Patienten – gekonnte psychische Führung ist erlernbar. Die Droge Arzt spielt nach den vielen negativen Erfahrungen der chronisch Kranken meist eine geringe Rolle – vertrauen Sie nicht auf Ihr Charisma, sondern auf das Simile!

Arzneiwahl. Umfassende Fallaufnahme ist Vorbedingung, saubere Diagnostik selbstverständlich.

Die folgende Übersicht faßt das Kapitel ›Fallaufnahme‹ und die vorhergehenden Abschnitte zusammen. Die Simile-Wahl bei chronischen Krankheiten muß der Gesamtheit der gegenwärtigen und biographischen Symptome und Zeichen entsprechen.

Das Sonderliche (§153) zeigt sich in der Symptomatik der **gegenwärtigen** Etappe der Erkrankung – charakteristisch ist die Aneinanderreihung immer wieder auftretender Störungen, die in der Krankengeschichte eine eigenheitliche Form erkennen lassen. In der Vielfalt der biographischen Symptomatik kann die Grundstörung (Psora, Sykose, Syphilinie, Tuberkulinie) als einheitlicher konstitutioneller Hintergrund aufgespürt werden. »Die gegenwärtige Krankheit muß in die totale biographische Existenz des Patienten einbezogen werden, wobei man sich darüber klar sein muß, daß die gegenwärtigen pathologischen Phänomene von einem Ganzen stammen und zu einem Ganzen zusammentreffen.« (*Paschero*, 1959)

Reihenfolge der Arzneien. Reine Formen von Psora, Sykose oder Syphilinie sind selten. Deshalb kommen manchmal mehrere Mittel in die engere Auswahl:

- Wenn bei der Erstverschreibung keine sichere Arznei-Diagnose zu stellen ist und

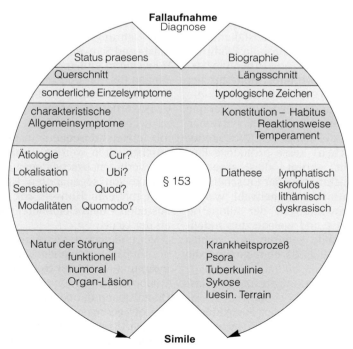

Abbildung 1   Fallaufnahme und Simile-Wahl

die Wahl offenbleibt, entscheidet man nach der Reihenfolge pflanzliche Mittel – Nosode – Mineral – Metall.

- Gehören diese Mittel zu verschiedenen konstitutionellen Defekten oder ist eine Grundstörung nicht sicher zu bestimmen, ordnet man nach der Reihenfolge Psora – Tuberkulinie – Sykose – Syphilinie.

Eugenische Kur. *Hahnemann* weist auf die Notwendigkeit einer eugenischen Kur in der Schwangerschaft hin (Org., §284, Fußnote 1):
Möglichst schon in der ersten Schwangerschaft möge man eine »gelinde, antipsorische Kur« mit *Sulfur* durchführen. Diese Kur ist »unentbehrlich, um die fast stets bei ihnen vorhandene, schon durch Erbschaft ihnen mitgeteilte Psora ... in ihnen und in ihrer Leibesfrucht zu vertilgen ... Dies ist so wahr, daß die Kinder so behandelter Schwangeren ... weit gesunder und kräftiger auf die Welt kommen, so daß jedermann erstaunt«.
Diese »gelinde, antipsorische Kur« sollte möglichst, wie *Hahnemann* empfiehlt, mit der mildesten Arzneizubereitung, mit LM-(Q-)Potenzen durchgeführt werden. Er gibt die genaue Potenz nicht an, spricht aber von einer Kur, d.h. nicht nur in einer Einzelgabe. Aus seinen Hinweisen (vgl. Org., §270) kann man entnehmen, daß für die eugenische, prophylaktische Kur in der Schwangerschaft etwa folgender **Vorschlag** gegeben werden kann:

1. *Sulfur* LM (Q) VI dil., 1 Tr. in 2 Eßl. Wasser in einem Glas lösen und 2 Min. verkleppern; morgens nüchtern, abends vorm Schlafengehen je 1 Eierlöffel voll, sublingual im Munde zergehen lassen.
2. Gleiche Potenz, aber ab 4. Tag (bei guter Verträglichkeit) jeden Tag um 1 Tr. mehr bis zu 5 Tr. steigern.
3. Bei guter Verträglichkeit diese Potenzstufe LM (Q) VI insgesamt 14 Tage einnehmen. Bei Reaktionsänderung die Tropfenzahl verringern oder vorzeitige Pause einlegen. Vor *jeder neuen* Potenzstufe 1 Woche Pause und Kontrollgespräch.
4. *Sulfur* LM (Q) VII dil. (bei guter Reaktion) 5 Tr. (wie oben) lösen und nur morgens ein-

nehmen, jeden 2. Tag, siebenmal wiederholen.
Danach eine Woche Pause.
5. *Sulfur* LM (Q) IX dil. (bei guter Reaktion) 2mal in einer Woche (z.B. Mittwoch und Sonntag) nur morgens gleiche Menge einnehmen.
Danach eine Woche Pause.
6. *Sulfur* LM (Q) XIV dil. (bei guter Reaktion) einmal in einer Woche zwei- bis dreimal wiederholen, gleiche Menge wie oben beschrieben einnehmen.

Wenn die Familien- und eigene Vorgeschichte starke miasmatische Belastungen zeigt und die Anamnese auf ein gut passendes Mittel – möglichst aus der Reihe der sykotischen, luesinischen oder tuberkulinischen Mittel – hinweist, sollte man bei Handlungsbedarf dieses Mittel nach der antipsorischen Kur in LM-(Q-) Potenzen verordnen. Vorsichtig dosieren, selten und nur nach kontrollierendem Gespräch geben!
Alle anderen Verordnungen unterliegen immer den Fragen:

- Was ist zu heilen?
- Welche Symptomatik leitet zur Arzneifindung?

Der Wert sonstiger eugenischer Kuren ist umstritten. Auf alle Fälle sollte jede pauschale Therapie unterbleiben.

Vermeidbare Fehler

Mangelnde Geduld ist unser Hauptfehler, »welche der homöopathische Arzt bei der Kur chronischer Krankheiten nicht sorgfältig genug und nicht standhaft genug vermeiden kann«. »Wenn man die großen Veränderungen bedenkt, welche in vielen und unglaublich feinen Teilen unseres belebten Organismus von der Arznei bewirkt werden müssen, da ein so tiefwurzelndes chronisches Miasma vertilgt werden und so ein gesunder Zustand wieder entstehen könne ...«
Die Wirkung der Arznei hält in der Form der Hochpotenzen sehr lange an »und sie darf ... durch kein neues Mittel gestört und aufgehoben werden«. (CK 1, S.151–153) Fazit: Lassen Sie der Arznei Zeit, damit sie sich voll auswir-

ken kann! Geben Sie in großen Abständen die gleiche Arznei in verschiedenen Potenzen über lange Zeit, über viele Monate. Wechseln Sie die Arznei nicht ohne sichere Überzeugung, daß sich das Krankheitsbild geändert hat.

LM-(Q-)Potenzen können sie täglich geben, D- oder C-Potenzen aber nur selten. Ein weiterer Fehler ist **mangelnde Sicherheit** in der Führung der Kur. Wer heute dies und morgen das verordnet und jeder kleinen Unpäßlichkeit des Patienten mit einem neuen Mittel begegnet, kommt nie an das Ziel.

Der verdorbene Magen reagiert gut auf einen Fastentag – die Verkühlung auf ein ansteigendes Fußbad (cave Krampfadern!) – ein beginnender Husten ist oft mit einem Brustwickel kuriert. Wenn der Patient über neue Beschwerden klagt, muß man immer erst überlegen, ob diese nicht eine notwendige Ausscheidungskrise darstellen (Haut, Darm, Niere). Psorische Störungen werden besser durch vermehrte physiologische Ausscheidungen (Schweiß, Harn, Stuhl, Menses), besonders wenn sie früher unterdrückt wurden. Sykotische und luesinische Zustände bessern sich durch verstärkte pathologische Sekretionen.

> Keine Heilung degenerativer Leiden ohne Entzündung!

Wenn es sich nicht vermeiden läßt, für die interkurrente akute Störung eine Arznei zu geben, soll man möglichst nur pflanzliche Mittel verordnen, z.B.: plötzlicher Schreck: *Opium*; Ärger mit starker Erregung: *Chamomilla*; Betrübnis: *Ignatia*; Eifersucht: *Hyoscyamus*; Durchfall durch Kälteeinwirkungen: *Dulcamara*.

Zusammenfassung

Hahnemann hat uns mit seinem Buch über die chronischen Krankheiten einen großartigen Entwurf geschenkt, den wir heute mit dem Wissen unserer Zeit kritisch aufnehmen, vertiefen und weiterentwickeln. Manche seiner theoretischen Erklärungen sind zeitgebunden und damit begrenzt. Sein zeitüberdauerndes Verdienst bleibt davon unberührt: Findung, Prüfung und Zuordnung der heilenden Arzneien.

Die wichtigsten Gedanken fasse ich zusammen:

- Verordne nicht allein nach der gegenwärtigen Krankheitsetappe – die Gesamtheit der Symptome umfaßt auch die biographische Anamnese und die Familienvorgeschichte. Behandle nicht die Krankheit, sondern den Kranken!
- Chronische Krankheiten haben einen eigenen Charakter. Ihre Symptome vermehren sich im Laufe des Lebens. Die Lebenskraft kann sie allein nicht überwinden. Auch beste Diät und Lebensführung helfen nicht entscheidend. Nur homöopathische Arznei, die der gesamten Grundstörung entspricht, kann heilen.
- Diese Grundstörung ist »durch Ansteckung oder Erbschaft« entstanden, *Hahnemann* benützt dafür den seit *Hippokrates* bis in seine Zeit gebräuchlichen Ausdruck der ›Miasmen‹.

Konstitutionelle Defekte des Erbgefüges und erworbene Infekte verändern die Reaktionsweise der zentral steuernden Lebenskraft. Er ist der erste Arzt, der weit vor der bakteriologischen Ära (*Koch*) auf die konstitutionsändernde Wirkung chronischer Infekte hingewiesen hat.

- Er teilt die chronischen Krankheiten in drei Gruppen ein und benennt sie nach ihren typischen Hautveränderungen der Anfangsphase:
- Krätzkrankheit = Psora. Zum Kratzen zwingende Hautausschläge.
- Feigwarzenkrankheit = Sykose. Proliferative Haut- und Schleimhautveränderungen (Kondylome).
- Schankerkrankheit = Syphilis (Heute: Syphilinie). Geschwüriger Zerfall, Ulzera der Haut und Schleimhaut.
  Diese Haut- und Schleimhautveränderungen haben entlastende Funktion. Durch Unterdrückung breitet sich das zugrundeliegende innere Leiden besonders rasch aus.
  Fazit: Vermeide jede äußere Unterdrückung!
  Behandle das innere Leiden mit der entsprechenden Arznei!

- Wir verzichten heute auf die unikausale Begründung *Hahnemanns* und ordnen die chronischen Krankheiten nach der Gesamtsymptomatik der entsprechenden Krankheitsbilder: Mineralstoffwechselstörungen, Gonorrhö, Lues
  Arzneibilder der Nosoden: *Psorinum, Medorrhinum, Luesinum*
  Arzneibilder der Hauptarznei: *Sulfur, Thuja, Mercur*
  Diathesen: lymphatisch, gichtig-rheumatisch-lithämisch, dyskrasisch.
  Damit gewinnen die drei Grundformen der miasmatischen Krankheiten Modellcharakter und beschreiben pathologische Reaktionsweisen und konstitutionelle Defekte chronisch kranker Menschen.

- Die Arzneiwahl orientiert sich sowohl an den charakteristischen Allgemeinsymptomen und den auffälligen Einzelsymptomen des Status praesens als auch an den typologischen Zeichen der chronischen Grundstörung, die durch die biographische Anamnese erhoben werden.
- Wenn die Kur nicht den erwarteten Erfolg bringt, muß man nach möglichen Hindernissen suchen: fokale Störfelder, Folgen von allopathischen Medikamenten oder Unterdrückungen, falsche Lebensweise.
- Geduld und Sicherheit in der Führung der Kur sind die wichtigste Voraussetzung zum Erfolg.

»Organon der Heilkunst«

Dieser Kommentar soll Anregung zum Quellenstudium sein und Hinweise geben, damit rasch und sicher der Weg durch dieses Buch gefunden wird. Durch Querverweise wird auf das gleiche Thema in anderen Paragraphen aufmerksam gemacht.

Ein angeführter Fragenkatalog gibt die Möglichkeit zur Selbstprüfung, ob genügend Kenntnisse der homöopathischen Therapie vorhanden sind.

Das Schlußwort gehört *Samuel Hahnemann*. Er weist uns darauf hin, die Homöopathie nach ihren Grundsätzen konsequent anzuwenden.

Vom literarischen Erbe *Samuel Hahnemanns* sind die Werke »Reine Arzneimittellehre«, »Die chronischen Krankheiten« sowie »Organon der Heilkunst« besonders bedeutungsvoll.

Mit diesen drei Werken sollte sich jeder selbst beschäftigen. Diese Aufgabe kann kein Exeget übernehmen. Wenn mein Buch einen Wert für Sie gehabt hat, so muß er sich jetzt erweisen: Quelle und Exegese müssen in ein tieferes Wissen hineinführen, das im täglichen Umfang mit den Problemen Ihrer Patienten den Weg zum Heilen zeigt:

> **Grundsatz jeder Wissenschaft ist Quellenstudium.**

Quellenstudium ist nicht immer leicht – noch einmal will ich meine Hilfe anbieten, damit Sie sicher und in kürzerer Zeit den Weg durch dieses Buch finden.

Geschichte des »Organon«

1810 1. Auflage: »Organon der rationellen Heilkunde.«
1819 2. Auflage. Änderung des Titels in »Organon der Heilkunst«. Neuer Vorspruch: Aude sapere
1824 3. Auflage
1829 4. Auflage

1835 5. Auflage
1841–42 Handschriftliche Neubearbeitung für die 6. Auflage (im 86. Lebensjahr), die nicht mehr zu seinen Lebzeiten erscheint. Seine Frau Melanie zögert nach seinem Tode die Ausgabe hinaus.
1920 *Richard Haehl* erwirbt von Nacherben (Familie *v. Boenninghausen*) den gesamten literarischen Nachlaß mit dieser handschriftlichen Bearbeitung.
1921 6. Auflage, herausgegeben von *Richard Haehl*.

Im deutschen Buchhandel sind zur Zeit zwei Nachdrucke dieser Ausgabe erhältlich. Die Ausgabe des Hippokrates Verlages hat den Vorteil des geringeren Preises und ist übersichtlicher, da die Fußnoten am Ende des Buches zusammengefaßt sind. Eine Übersicht der wichtigsten Schriften aus der *Hahnemann*-Bibliographie ergänzt den Inhalt für Quellenstudien.

»Ein Buch geht um die Welt«

Das »Organon« ist in allen Weltsprachen übersetzt worden und hat seinen Weg um den ganzen Erdball gemacht. Im Jahr 1979 war in Hamburg eine Ausstellung über das »Organon« unter dem Titel: »Ein Buch geht um die Welt«.[31] Es muß etwas Besonderes um dieses Buch sein. Es liegt an uns, daß wir dieses Erbe für uns und unsere Patienten nutzbar machen. Wir können die Bedeutung dieses Werkes mit dem Verstande, aber auch mit dem Herzen begreifen.

> Das »Organon« ist ein Werkbuch, eine Arbeitsanleitung, wie Homöopathie ausgeübt werden soll.

Die Qualität dieser Arbeitsanleitung entspricht seiner genauen Beobachtung und

---

[31] Initiator dieser Ausstellung und Verfasser des gleichnamigen Buches ist *Wolfgang Schweitzer* (1979).

kann fast ohne Einschränkung verwendet werden. In der theoretischen Begründung der Lehre ist manches, was wir als zeitgebundenes Wissen heute kritisch betrachten – aber auch manches, was wir als seherische Ahnung empfinden, aber noch nicht rational verstehen.

Das Original ist heute für manchen schwer lesbar. Unsere Sprachwelt ist anders geworden. *Buchmann* (1981, 1989) hat einen gut gelungenen Versuch gemacht, den Inhalt des »Organon« komprimiert darzustellen. Dabei wurden die oft sehr langen Sätze in moderner Schreibweise verkürzt und auf das Wesentliche beschränkt. Bemerkenswert scheint mir, daß der Verfasser den ›musikalischen‹ Klang und Rhythmus der Sprache *Hahnemanns* andeuten konnte. *Hochstetter* hat eine neue Ausgabe herausgebracht, die den Inhalt des »Organon« getreu wiedergibt, aber in der Formulierung der heutigen Ausdrucksweise entspricht. Ich ziehe das Original vor.

»Selbst die bestausgeführte Kopie wird niemals das Original vollständig erreichen. Es fehlt ihr eben die Originalität, die im Werke selbst sich offenbarende Eigenart des Künstlers, auf welcher die hervorgebrachte Wirkung beruht. So auch mit dem ›Organon‹. Man lernt *Hahnemann* erst recht verstehen, wenn man seiner Auseinandersetzung in demselben mit Aufmerksamkeit gefolgt ist.« (*Lorbacher*)[32]

Gewiß sind lange, fast barocke Sätze, viele Fußnoten und Anmerkungen nicht jedermanns Sache, da der Fluß der Gedanken unterbrochen wird. Deshalb mein erster Rat:

> Lesen Sie jeden Paragraphen zweimal – erst ohne Fußnoten und Anmerkungen, dann im Ganzen.

Aufbau des »Organon«

Das Werk beginnt mit einer Vorrede und einer Einleitung. Gleichzeitig ist die Vorerinnerung zur 1. Auflage beigegeben.

Vorrede. Auseinandersetzung mit der Therapie und den radikalen Maßnahmen seiner Zeit; diesen stellt er die Vorzüge seiner Lehre gegenüber und erinnert seine Leser daran, die Homöopathie rein zu halten.

Einleitung. Ausführlich geht er auf die Nachteile der alten Heilmethode ein, er beschreibt besonders den gedanklichen Hintergrund dieser Therapien: Die Krankheit ist etwas Materielles, ein Ding, was hinweggeschafft werden muß (materia peccans). Daraus erklären sich die radikalen Ausleitungskuren (Aderlässe, Erbrechen, Purgieren, Laxieren). Dagegen stellt er seine Krankheitsauffassung als dynamische Verstimmung der gestörten Harmonie in der Lebenskraft. Diese Lebenskraft vermag das Leben im Stadium der Gesundheit zu erhalten. Bei Verstimmung ist ihre ordnende Fähigkeit verloren gegangen. Dann muß die Kunstheilung einsetzen mit Arznei. Wahl der Arznei nach der Ähnlichkeitsregel. Klassische Formulierung der Ähnlichkeitsregel: »Wähle, um sanft, schnell, gewiß und dauerhaft zu heilen, in jedem Krankheitsfalle eine Arznei, welche ein ähnliches Leiden (homoion páthos) für sich erregen kann, als sie heilen soll.«

Hauptteil. Er ist in Paragraphen geordnet und besteht aus drei Teilen:
I. Theoretische Grundlegung (§§ 1–70)
II. Praktische Durchführung (§§ 71–285)
III. Hilfsmaßnahmen (§§ 286–291)
Der Aufbau des Buches ist logisch klar gegliedert. Die Gliederung ist besser erkennbar, wenn man weiß, daß die wesentlichen Themen dreimal umkreist werden: zuerst Einführung in das Problem, dann theoretische Erklärung und Begründung, am Ende die praktische Konsequenz.

Die folgende synoptische Darstellung gibt deshalb in der dritten Spalte Hinweise, in welchen Paragraphen das gleiche Thema wieder aufgenommen wird.

---

[32] Vgl. Organon, 6. Aufl., im Vorwort des Herausgebers (Ausgabe Haug-Verlag).

Synopse des Aufbaus

Hauptthema	Inhalt	Hinweise
I. Theoretische Grundlegung (§§ 1 – 70)		
Aufgaben des Arztes/1–2	Heilen – nicht Theoretisieren	s. Einleitung
	Heilung muß schnell, sanft, dauerhaft sein	Wähle, um sanft ...
Übersicht und Gliederung des Werkes: Welche Kenntnisse muß der Arzt erwerben, um homöopathisch heilen zu können? 3–5/71	Er muß Bescheid wissen über:	
	1. Wesen der Krankheit	6 – 18 72 – 81 185 – 244
	2. Arzneikräfte und ihre Reaktionen	19 – 21
	Argumente für Regulationstherapie	63 – 68
	3. Arzneiforschung	105 – 145
	4. Arzneiwahl nach der Ähnlichkeitsregel	146 – 154
	Theoretische Erklärung der Ähnlichkeitsregel	28 – 70
	5. Arzneianwendung	245 – 279
	6. Abstände bei Wiederholung der Arznei	246
	7. Hindernisse der Genesung und deren Ausschaltung ...	4, 252, 255, 259 – 261
	8. Veranlassung akuter Krankheiten und Ursache chronischer Krankheiten (Miasmen)	204 – 209
	9. Individuelle Anamnese-Erhebung der leiblichen, seelischen, geistigen Beschaffenheit des Kranken und seiner sozialen Umwelt	83 – 104
Wesen der Krankheit/6–18	Darstellung des dynamischen Krankheitsbegriffes: Der vorurteilslose Beobachter sieht die Gestalt der Krankheit in den sinnlich wahrnehmbaren Zeichen und Symptomen. Die Ursache der Krankheit ist die Verstimmung der Lebenskraft. Krankheit ist das nach außen reflektierende Bild des inneren Wesens der Krankheit, d. i. des Leidens der Lebenskraft	7
	Nach Beseitigung aller Symptome ist die Krankheit ausgelöscht	8
	Tätigkeit der Lebenskraft in Gesundheit und Krankheit ...	9 – 17
	Aus dem Vorhergehenden folgt: Der »Inbegriff« aller Symptome ist die einzige Indikation für ein bestimmtes Heilmittel.	
Die Arzneikräfte und ihre Reaktionen/19–21	Arznei wirkt durch ihre Fähigkeit, Änderung des Befindens zu machen – erkennbar an Arzneiprüfung an Gesunden.	
Arzneiwahl/22–27	Die Symptome des Kranken müssen den Symptomen der Arzneiprüfung möglichst ähnlich sein	146 – 154
Theoretische Erklärung der Ähnlichkeitsregel/28–70	Erklärung der Ähnlichkeitsregel an Beispielen.	

Hauptthema	Inhalt	Hinweise
II. Praktische Durchführung (§§ 71–285)		
Übersicht und Gliederung/ 71	1. Was muß der Arzt von den verschiedenen Krankheiten und von den individuellen Symptomen des Kranken wissen, um heilen zu können?	72 – 81 185 – 244
	2. Wie erforscht er die Wirkung der Arznei?	105 – 145
	3. Wie wendet er die Arznei am zweckmäßigsten an?	146 – 154 245 – 279
1. Arten der Krankheiten/ 72–81	Akute Krankheiten – durch schädliche Einflüsse der Umwelt – psychische Einflüsse – sporadische Fieber – akute Miasmen (Pocken, Masern, Keuchhusten)	73
	Echte chronische Krankheiten (miasmatische Krankheiten) Syphilis, Sykose, Psora	Fußn. § 80
	Unechte chronische Krankheiten – durch Arzneimißbrauch (ganz modern s. Arzneimittel- schäden)	74 – 76
	– durch vermeidbare Schädlichkeiten (Ausschweifung in Essen, Trinken, Genußmittel)	77
Fallaufnahme/83–104	Voraussetzung: individualisierende Untersuchung verlangt Unbefangenheit, gesunde Sinne, Aufmerksamkeit im Beob- achten, genaues Aufzeichnen der Krankengeschichte	83
	Der Patient erzählt selbst: Spontanbericht des Kranken	84
	Der Arzt vervollständigt mit dem Patienten den Spontan- bericht: Gelenkter Bericht	86, 87
	Zur Vervollständigung, um die Gesamtheit der Symptome zu erzielen: Indirekte Befragung. Beachte: Vermeide jede Suggestivfrage!	88 – 90
	Fremdanamnese	98
	Wert der Aufzeichnung: Dokumentation!	104
2. Arzneiforschung/105–145	Arzneiprüfung am Gesunden	108
	Toxikologische Forschung	110,111
	Erst- und Nachwirkung von Arzneireizen	112 – 114 137
	Wechselwirkungen	115
	Unterschiedliche Sensibilität der Menschen auf Arzneireize	117, 121 129, Fußn. zu 119 u. 141
	Genaue Richtlinien für die Arzneiprüfung an Gesunden . . .	122
	Arzneiprüfung mit Hochpotenzen	128
Arzneifindung/146–154	Voraussetzung zur erfolgreichen Therapie ist Gewissenhaf- tigkeit und Sorgfalt	Fußn. 148
	Sichere Methode zur Arzneifindung ist allein die Auswahl der charakteristischen Zeichen und Symptome des Kranken	153, 154 165

Hauptthema	Inhalt	Hinweise
	Wende keine Arzneigemische an	273–274
	Gib die passende Arznei in potenzierter Arzneiform in kleiner Menge	275–279

III. Hilfsmaßnahmen (§§ 286–291)

	Bei Besserung der Grundkrankheit kann in der Rekonvaleszenz Massage- und Bäderbehandlung erfolgen. H. empfiehlt, wie später Kneipp, die kalten Wasseranwendungen, besonders bei Mangel an Lebenswärme	§ 291

Ein Fragenkatalog für den Leser

In den §§ 3, 7 und 71 sind in konzentrierter Form die Grundkenntnisse dargestellt, die vorhanden sein müssen, damit wir homöopathisch heilen können.

Im stillen Kämmerlein kann man jetzt am Ende dieses Buches eine Fragestunde mit sich selbst durchführen:

Was ist Krankheit?
→ Verstimmung der selbsttätigen Lebenskraft (§ 11)

Woran erkennt man die Krankheit?
→ An der Gesamtheit der Symptome (§ 7)

Wie erfährt man diese Symptome?
→ Durch genaue individualisierende Anamnese (§§ 84–104)

Welche Symptome sind wichtig?
→ Auffallende, sonderliche, ungewöhnliche und eigenheitliche (charakteristische) Symptome (§ 153)

Welche Wirkung macht die Arznei?
→ Sie produziert Krankheitssymptome am Gesunden (§ 21) – eine Art Kunstkrankheit (§ 34)

Auf welche Weise erforscht man die Wirkung der Arznei?
→ Durch Arzneiprüfung an gesunden Versuchspersonen (§ 108)

Warum heilt die Arznei?
→ Die stärkere arzneiliche Kunstkrankheit überstimmt die natürliche Krankheit (§ 26)

In welchem Verhältnis müssen arzneiliche Kunstkrankheit und natürliche Krankheit stehen?
→ Sie müssen sich in der Symptomatik ähnlich sein (§ 25). Die klassische Formulierung in der Einleitung (vgl. Kap. II, S. 21)

Wie bereitet man die Arznei?
→ Durch Potenzieren (§ 269)

In welcher Potenz wählt man die Arznei?
→ In einer möglichst angemessenen Potenz, welche die natürliche Krankheit überstimmen kann (§§ 275, 279)

In welchen Abständen wird die Arznei wiederholt?
→ In akuten Krankheiten häufiger, aber in Wasser aufgelöst und verschüttelt; in chronischen Krankheiten seltener und in höheren Potenzen oder täglich in LM-(Q-) Potenzen (§§ 246, 248, 270)

Und am Ende die ›Gretchen-Frage‹: Wie hast Du es mit den Komplex-Mitteln?
→ »Es ist unrecht, durch Vielfaches bewirken zu wollen, was durch Einfaches möglich ist.« (§§ 273, 274)

Das Schlußwort hat Samuel Hahnemann

»Hiernach ist die Homöopathik eine ganz einfache, sich stets in ihren Grundsätzen sowie in ihren Verfahren gleichbleibende Heilkunst. Wie die Lehre, auf der sie beruht, erscheint sie … in sich völlig abgeschlossen und dadurch allein hilfreich. Gleiche Reinheit in der Lehre wie in der Ausübung sollten sich von selbst verstehen und jede Rückverirrung … völlig aufhören, sich mit dem ehrwürdigen Namen Homöopathik zu brüsten.« (Org., Vorrede 6. Aufl.)

Homöopathie
von A – Z

Ähnlichkeitsregel In der Einleitung des »Organon der Heilkunst« schreibt *Hahnemann*: »Wähle, um sanft, schnell, gewiß und dauerhaft zu heilen, in jedem Krankheitsfalle eine Arznei, welche ein ähnliches Leiden (homoion pathos) für sich erregen kann, als sie heilen soll.« Ähnliches soll mit Ähnlichem behandelt werden: Similia similibus curentur.

Das vergleichbar Ähnliche findet sich in den charakteristischen Symptomen der Arzneiprüfung und in den individuellen Symptomen des einzelnen Kranken. Der Vergleich dieser beiden Symptomen-Reihen führt zur Wahl der Arznei, die im einzelnen Krankheitsfall am ähnlichsten ist, dem sogenannten → Simile.

Allgemein-Symptome betreffen die Reaktionsweise des *ganzen* Menschen. Hunger, Schlaf und Sexualität sind wesentliche Bereiche zur Findung individueller Allgemein-Symptome. Auch die Menses-Symptome der Frau haben deren Rang.

Allgemein-Symptome werden sprachlich meist mit »ich habe«, »ich bin«, »mir ist« – in der Form des Ego – geschildert.

Treten an verschiedenen Körperteilen gleichartige Sensationen auf, z.B. brennende Schmerzen, so kann man diese örtlichen Symptome nach *v. Boenninghausen* in den Rang von Allgemein-Symptomen erheben.

Als-ob-Symptom Der Patient schildert die Art der krankhaften Empfindung mittels bildhaftem Vergleich : »Mein Bein fühlt sich an, als wenn es abgebunden würde.« Symptome, die mit »als wenn«, »als ob« geschildert werden, haben oft recht individuellen Charakter und sind von großem Wert.

Anamnese Ihre Durchführung ist im → Organon in den §§ 83 – 104 in klassischer Form beschrieben:

Zuerst schildert der Patient spontan seine Beschwerden und Empfindungen, danach arbeiten Arzt und Patient im → gelenkten Bericht gemeinsam an der Vervollständigung des → Spontanberichtes.

Für die meisten akuten Krankheiten genü-

gen diese beiden Teile der Anamnese, die darauf abzielen, → vollständige Symptome (Ätiologie, Lokalisation, Sensation, Modalität) zu erhalten. Bei chronischen Krankheiten muß zusätzlich durch → indirekte Befragung versucht werden, die Gesamtheit der Symptome zu erarbeiten.

Außerdem ist hier eine biographische Anamnese mit eigener und Familien-Vorgeschichte notwendig, um die konstitutionelle Belastung zu erkennen.

Arzneibuch → Homöopathisches Arzneibuch (HAB)

Arzneifindung Die Sicherheit der Arzneifindung ist abhängig von der Qualität der Fallaufnahme. Ohne gute Anamnese keine gute Therapie!

Verschiedene Wege zur Arzneifindung sind möglich – entscheidend ist, daß der gesuchte Weg sicher und rasch zum Ziel führt. Verschiedene Wege ergeben sich aus dem Unfang der krankhaften Störung: → Kurze und → Lange Wege. In der Person des Arztes, seiner Arzneikenntnis und individuellen Begabung zu synthetischer Erfassung oder analytischer Aufarbeitung der Symptome liegen verschiedene Möglichkeiten zur freien Entscheidung.

Klarheit und Fülle der Symptome ermöglichen synthetisches Erfassen – verschwommene und bruchstückhafte Symptome zwingen zu analytischer Arbeit. Vor jeder Auswertung der Phänomene, die der Kranke offenbart, sollte der Arzt sich bemühen, die »Natur der Störung« zu begreifen. → Krankheitserkenntnis gibt sinnvolle Ordnung und → Wertung der Symptome und Zeichen.

Der homöopathische Arzt vermeidet Fehler, wenn er sich an *Hahnemanns* Mahnung hält: »Macht's nach – aber macht es genau nach!« »Genau nachmachen« heißt: die Arzneifindung muß sich am § 153 des Organon ausrichten: »… Bei dieser Aufsuchung eines homöopathisch spezifischen Heilmittels … sind die auffallenderen, sonderlichen, ungewöhnlichen und eigenheitlichen (charakteristischen) Zeichen und Symptome des Krankheitsfalles besonders und fast einzig fest ins Auge zu fassen; denn vorzüglich diesen, müssen sehr ähnliche, in der Symptomenreihe der gesuchten Arznei entsprechen, wenn sie die passendste zur Heilung sein soll …«

Arzneigabe Dosis und → Potenzierung sollen grundsätzlich der jeweiligen Reaktionslage des Kranken entsprechen. Die Potenzierungsstufe ist weiterhin abhängig von der Aktivität der unpotenzierten Arznei. Die Dosis muß sich den Gesetzen der Reiztherapie anpassen: Je reizbarer, desto weniger; je träger, desto mehr.
Die beobachtete Reaktion des Kranken gibt auch den Hinweis darauf, ob und wann eine Arzneigabe wiederholt werden soll.

Arzneiherstellung Die homöopathischen Arzneimittel stammen aus dem Reich der Pflanzen, Tiere, Mineralien. Einige sind Entwicklungen aus der chemischen Retorte oder werden aus Krankheitsprodukten hergestellt (→ Nosoden). *Hahnemann* hat eine spezielle Arbeitstechnik (Verreibung oder Verschüttelung) zur Aufbereitung der Rohstoffe angegeben. Dabei wird stufenweise eine Minimierung und gleichzeitig eine Aufschließung des Rohmaterials mit Steigerung der Wirksamkeit erreicht (→ Potenzierung).

Arzneimittelbild (AMB) Es beinhaltet die Zusammenschau der Einzelerkenntnisse der Arzneiwirkung. Die Homöopathie bezieht die Kenntnis der Arzneiwirkung aus der Arzneimittelprüfung an Gesunden, den Ergebnissen der Toxikologie und Pharmakologie, der Anwendung bei Kranken (Ex usu in morbis) sowie der Arzneianwendung bei Tieren.

Arzneimittelprüfung (AMP) am Gesunden
Was eine Arznei bewirkt, wird durch Prüfung an Gesunden ermittelt. *Hahnemann* gibt im → Organon (§§ 105 – 108, 120 – 153) präzise Anordnungen zur Durchführung der Prüfung.

Arznei-Typ Die Aspekt-Diagnose nach Arznei-Typen zählt zu den → Kurzen Wegen der Arzneifindung und berücksichtigt neben den verbalen Äußerungen des Patienten vor allem die sichtbaren Zeichen der konstitutionellen leiblichen Prägung. Diesen Eigenheiten lassen sich bestimmte homöopathische Arzneimittel zuordnen. Schon *Hahnemann* beobachtete, daß einige Arzneien bei bestimmter leiblicher Beschaffenheit eines Kranken besonders gut wirken.

Begleitsymptome (Konkomitanzien) In zeitlicher Verbindung mit den Hauptbeschwerden tritt an einem anderen Ort des Körpers ein Schmerz oder eine Funktionsstörung auf: Die Hauptbeschwerde wird begleitet von einer anderen Sensation. Individuelle Begleitsymptome sind Phänomene, die vom pathologisch-anatomischen oder pathophysiologischen Gesichtspunkt aus nicht begriffen werden können.

bewährte Indikation Die Verordnung der Arznei nach bewährter Indikation entspricht einem → Kurzen Weg der Arzneifindung, dessen Sicherheit auf der Erfahrung vieler Ärztegenerationen gründet.

biologische Verfügbarkeit eines Arzneistoffes Sie ist abhängig von der Aufbereitung. Die homöopathischen Arzneizubereitungen durch Potenzierung »sind Erweckungen der verborgen gelegenen arzneilichen Eigenschaften«. Für Arzneistoffe, die im rohen Zustande unarzneilich sind, beginnt die tiefste Potenz mit der kolloidalen Löslichkeit (etwa D 8). Stark toxische Substanzen sollten nicht in niedriger Potenzstufe angewendet werden.
Die homöopathisch umstimmende Potenz beginnt erst jenseits der phytotherapeutisch und allopathisch benutzten Wirkphase – oft erst bei D 12.

Centesimalpotenz Bei der → Potenzierung werden die → Potenzen in der Stufung 1 + 9 = 10 oder 1 + 99 = 100 hergestellt und dem Zahlenverhältnis entsprechend → Dezimal- oder Centesimalpotenzen genannt. In der Kurzform der Rezeptur erhalten sie ein D oder C vor der Zahl der Arbeitsschritte.

charakteristisches Symptom → Schlüsselsymptom

chronische Krankheiten Sie haben einen eigenen Charakter. Ihre Symptome vermehren sich im Laufe des Lebens. Die Lebenskraft kann sie allein nicht überwinden. Auch beste Diät und Lebensführung helfen nicht entscheidend. Nur homöopathische Arznei, die der gesamten Grundstörung entspricht, kann heilen.

Diese Grundstörung ist »durch Ansteckung oder Erbschaft entstanden«, *Hahnemann* benützt dafür den seit *Hippokrates* bis in seine Zeit gebräuchlichen Ausdruck »Miasmen«. Er teilt die chronischen Krankheiten in drei Gruppen ein und benennt sie nach ihren typischen Hautveränderungen der Anfangsphase: die Krätzkrankheit oder Psora mit zum Kratzen zwingenden Hautausschlägen, die Feigwarzen-Krankheit oder Sykose mit proliferativen Haut- und Schleimhautveränderungen und die Schankerkrankheit oder Syphilis mit geschwürigem Zerfall und Ulzera der Haut und Schleimhaut.

Dezimal-(D-)Potenz → Centesimalpotenz

Diathese ist die angeborene oder erworbene Organschwäche und System-Minderwertigkeit, die zur Krankheitsbereitschaft und zu bestimmten Prozessen der Krankheitsverläufe führt.

Dynamisation → Potenzierung

Einglas-Potenzen nach v. Korsakoff entstehen durch ein Herstellungsverfahren, bei dem die → Potenzierung fortlaufend in einem Glas durchgeführt wird.

Erstreaktion Wegen der »Angemessenheit« und »Kleinigkeit der Gabe« einer homöopathischen Arznei entsteht »gleich nach der Einnahme eine Art kleiner Verschlimmerung ... Sie ist aber in der Tat nichts anderes als eine, das ursprüngliche Übel etwas an Stärke übersteigende, höchst ähnliche Arzneikrankheit« (Org., § 157). Diese »kleine homöopathische Verschlimmerung« ist ein gutes Zeichen bei akuten Krankheiten (Org., § 158). Bei chronischen Krankheiten darf diese Erstreaktion nicht auftreten, wenn die Potenzwahl richtig war und bei Wiederholung der gleichen Arznei die Dynamisierung geändert wird (durch Verschüttelung in Wasser, Org., § 248, Fußnote 1).

Fallaufnahme Eine gute Fallaufnahme kann nur gelingen, wenn »Einklang« zwischen Patient und Arzt besteht. Ruhe – Zeit – Geduld sind hierfür wesentliche Voraussetzungen.

Untersuchung und Anamnese werden zunächst so durchgeführt, wie es in der Ausbildung an Hochschule und Klinik gelehrt wird. Daraus resultiert die Diagnose der Erkrankung und ihre Prognose. Danach ist zu entscheiden, ob eine Behandlung mit einem chemisch-synthetischen oder homöopathischen Arzneimittel oder eine andere, z. B. chirurgische, Behandlung angezeigt ist. Nach der Entscheidung für die homöopathische Behandlung folgt die homöopathische → Anamnese mit dem Ziel der Findung des individuellen, passenden Heilmittels.

Die Qualität der Fallaufnahme entscheidet über die Sicherheit der Mittelfindung.

Unterscheidende individuelle Symptome leiten die Suche nach der »ähnlichen« Arznei. Vor der → Wertung der Symptome ist es zweckmäßig, eine »schöpferische Pause« einzulegen.

Hahnemann rät im → Organon, § 3, daß der Behandler sich um → Krankheitserkenntnis bemüht, um das, was »insbesondere zu heilen ist«.

Hilfsmittel zur Fallaufnahme kann ein gut ausgearbeiteter Fragebogen sein, der sich in etwa der persönlichen Anamnese-Führung anpaßt.

gelenkter Bericht In diesem Teil der → Anamnese arbeiten Arzt und Patient gemeinsam an der Vervollständigung des Spontanberichtes. Die einzelnen, spontan geäußerten Symptome sollen durch systematisches Befragen umfassend charakterisiert werden und im Sinne eines → vollständigen Symptoms Angaben zu Ätiologie, Ort, Art der

Empfindungen, Modalitäten und Begleitsymptome enthalten.

Gemütssymptome wie Angst, Erregung, Zorn, Ausgelassenheit und Schwermut haben in der Homöopathie einen besonders hohen Wert, vorausgesetzt, daß sie deutlich und vollständig erfaßt sind. Menschengemäße Medizin (Human-Medizin) muß sich auf das Besondere des Menschen stützen.

Gesamtheit der Symptome drückt die ganzheitliche Auffassung des homöopathischen Krankheitsbegriffes aus und beinhaltet eine wertige Einordnung der Einzelteile in ein Ganzes. »Das Ganze ist nicht erklärt durch das Zusammen*sein,* sondern durch das Zusammen*wirken* von Teilen.« (*Leeser*)

großes Arzneimittel Dieser Terminus bezeichnet ein Arzneimittel, das aufgrund der großen Zahl der bekannten Symptome in seinem Arzneimittelbild häufig verschrieben wird.

Heringsches Gesetz Hering beobachtete, daß sichere und dauerhafte Wiederherstellung der Grundkrankheit erwartet werden kann, wenn die Auslöschung der Symptome in folgenden Richtungen verläuft: von innen nach außen, von oben nach unten, von jetzt zu früher.

Herkunft der Heilmittel → Arzneiherstellung

Herstellung der Arznei → Arzneiherstellung

Homöopathisches Arzneibuch (HAB) Die homöopathische Arzneibereitungslehre ist von *Hahnemann* selbst entwickelt worden. Sie ist so exakt, daß das Homöopathische Arzneibuch als offizielle Pharmakopöe heute noch – abgesehen von technischer Verfeinerung – nach seinen Vorschriften arbeitet.

homöopathische Arzneimittellehre Hierunter versteht man das Sammelwerk der Homöopathie, in dem aus den ursprünglichen Prüfungssymptomen und klinischen Beobachtungen ausgewählte bzw. abstrahierte

Arzneimittelbilder enthalten sind; oft auch als → Materia medica bezeichnet.

homöopathische Erstreaktion → Erstreaktion

humoralpathologische Temperamentenlehre Im Wissenschaftsverständnis ihrer Zeit beschrieben die alten Ärzte die verschiedenen menschlichen Konstitutionen und Diathesen nach ihrer Zuordnung zu den kosmischen Grundformen (*Empedokles*) zu unterschiedlichen Säftemischungen (*Hippokrates*) oder zur Beschaffenheit des Blutes (*Aristoteles*). Diesen Elementen, Säften, Blutbeschaffenheiten entsprechen die vier ionischen Temperamente: cholerisch, melancholisch, phlegmatisch, sanguinisch.

Inbegriff der Symptome Hierzu zählt, was den *ganzen* Menschen charakterisiert, seine Eigenheit im Seelisch-Geistigen und ganzheitlichen Leiblichen (→ Allgemein-Symptome); sowie organbezogene und lokale Symptome in ihrer individuellen Ausprägung, wenn sie präzise geäußert werden, auffallend und sonderlich sind (individuelles Lokal-Symptom).

indirekte Befragung Im dritten Teil der homöopathischen → Anamnese werden sämtliche Bereiche angesprochen, zu denen sich der Patient nicht spontan äußerte. Dabei ist jede Suggestivfrage zu vermeiden.
Die indirekte Befragung wird je nach Lage sehr individuell gestaltet. Ein festes Schema erarbeitet sich jeder am besten selbst, um es stets fest im Gedächtnis zu haben. Entsprechend der Anordnung der meisten Symptomenverzeichnisse und Arzneimittellehren empfiehlt es sich, zunächst die → Lokal-Symptome nach dem Kopf-Fuß-Schema zu erfragen, danach nach → Allgemein-Symptomen und → Modalitäten, die das Befinden des ganzen Menschen betreffen, zu fragen. Darauf folgt die Erhebung der → Gemüts- und Geistsymptome sowie der Sexualsymptome.
Ziel ist, vollständige und individuelle Symptome sowie einen Überblick über die Gesamtheit der Symptome zu erhalten.

individuelles Krankheitsbild Seine Erhebung geschieht durch eine detaillierte Anamnese unter Berücksichtigung der körperlichen und seelischen Symptome. Die praktische Anwendbarkeit der → Ähnlichkeitsregel verlangt aus logischen Gründen die individuelle Symptomatik des Kranken, keinen kollektiven Krankheitsbegriff. Nur das kann verglichen werden, was sich entspicht: Symptome des Kranken können nur mit Symptomen der Arzneiprüfung in Beziehung gesetzt werden.

individuelles Symptom → Symptomgruppen

kleines Arzneimittel Der Terminus bezeichnet ein homöopathisches Arzneimittel, das aufgrund der geringen Zahl der bekannten Symptome in seinem Arzneimittelbild selten verschrieben wird.
Von einigen Autoren wird die Hierarchie der Symptome zu streng fixiert dargestellt. Dadurch besteht die Gefahr, daß Arzneimittel vernachlässigt werden, die zwar sehr präzise Einzelsymptome haben, aber nicht genügend bekannte → Allgemein-Symptome mit hoher Rangstellung in der Hierarchie der Person. Die »kleinen« Mittel kommen dann zu kurz, wenn man sich ausschließlich an die zahlreichen Allgemein-Symptome der → Polychreste hält.

klinisches Krankheitsbild Der Einstieg in die Arzneiwahl von der diagnostizierten Krankheit aus zählt zu den → Kurzen Wegen der Arzneifindung. Er ist dort legitim, wo die Fallaufnahme nur wenige individuelle Symptome liefert und das Beschwerdebild des Kranken von den Symtomen der klinischen Krankheit beherrscht wird.

Körperliche Symptome sind stets in ihrer Verbundenheit mit seelisch-geistigem Geschehen zu betrachten. Auch bei vorwiegend seelisch motivierten Beschwerden werden die Symptome oft in der Körpersprache ausgedrückt (→ psychosomatische Störungen). Durch genaues Hinhören lernt man in der Anamnese-Erhebung die Unterschiede erkennen.

Konkomitanzien → Begleitsymptome

Konstitution In Anlehnung an *Dorcsi ist* Konstitution die angeborene **und** erworbene geistig-seelische und körperliche Verfassung eines Menschen. Sie ist erkennbar am Körperbau, an der seelisch-geistigen Grundstimmung und an den Reaktionsweisen auf innere und äußere Belastungen. Aus den verschiedenen Möglichkeiten zum Krankwerden, die in der Konstitution begründet sind, entwickeln sich Dispositionen oder → Diathesen.

Komplexmittel bezeichnet ein homöopathisches Arzneimittel mit mehreren, in der Regel potenzierten Arzneisubstanzen in festen Kombinationen.

Krankheitserkenntnis Voraussetzung zur sicheren Arzneifindung ist nach *Hahnemann* klare Krankheitserkenntnis (Org., §3). Dies bedeutet Wissen um die »Idee eines Krankheitsfalles« (*Eichelberger*), um die »Natur einer Störung« (*Voision*) sowie Klärung der Ätiologie, Diagnose der Krankheit, Ordnung der mehrschichtigen Krankheitsprozesse nach Aktualität und Situation, Selbsterkenntnis der eigenen Fähigkeiten und Grenzen, evtl. Erweiterung der Anamnese oder zusätzliche Diagnostik.
Krankheitserkenntnis erlaubt sinnvolle Ordnung und Wertung der Symptome und Zeichen.

Kurzer Weg der Arzneifindung In Krankheitsfällen mit klarer und offensichtlicher Symptomatik bietet sich die rasche Entscheidung zu einem Arzneimittel an. Der Kurze Weg folgt mehr dem synthetischen Überschauen und ganzheitlichen Erfassen der Symptome; er setzt gute Kenntnis der Arzneimittelbilder voraus und findet sich über → bewährte Indikation, → klinisches Krankheitsbild, → Ätiologie und → Arznei-Typen sowie → Schlüsselsymptome.

Langer Weg der Arzneifindung In unklaren, vielschichtigen Krankheitsfällen wird analytische Verarbeitung und Bewertung der

Symptome nötig, meist mit Hilfe von Nachschlagewerken (→ Repertorium und umfassende Arzneimittellehre). Präzision der Symptome und Standort in der Hierarchie der Person entscheiden gemeinsam über ihren Wert in der Arzneifindung (→ Repertorisation).

LM-(Q-)Potenzen Neben → D- und → C-Potenzen entwickelte *Hahnemann* in seinen letzten Jahren die Potenzierung über Streukügelchen. Das Mischungsverhältnis ist dabei etwa 1 : 50 000.

Lokale Symptome Körperliche Symptome betrachten wir stets in ihrer Verbundenheit mit seelisch-geistigem Geschehen. Allein aus Ordnungsgründen und aus Gründen der Verständigung trennen wir das, was an sich untrennbar ist. Ebenso ist das sogenannte Lokal-Übel nur faßbar als Teilgeschehen, es enthält vom Ganzen her seinen Stellenwert und die Möglichkeit der Heilung. Auch bei vorwiegend seelisch motivierten Beschwerden werden die Symptome oft in der Körpersprache ausgedrückt. Durch genaues Hinhören lernt man in der Anamnese-Erhebung die Unterschiede erkennen.
Die lokalen Symptome führen zur Organotropie und Funktiotropie der Mittel. Sie sind oft → pathognomonische Symptome, die in den Bereich der klinischen Diagnose gehören können. Aus diesem Grund ist der Wert zur Mittelfindung beschränkt.
Die vom Patienten geschilderte Hauptbeschwerde führt meist nur zu wenig differenzierten Lokal-Symptomen. Diese sind zur Mittelfindung allein nicht ausreichend. Die → Gesamtheit der Symptome ist erforderlich: insbesondere diejenigen, welche die Reaktionsweise des ganzen Menschen betreffen oder die Bedingung des → Organon, § 153, erfüllen.
Das lokale Symptom wird deutlicher durch die Angabe der Körperseite und die Richtung der Schmerzausbreitung. Schilderungen von Lokal-Symptomen eröffnet der Patient vorwiegend mit dem besitzanzeigenden Fürwort »mein«: »mein Knie«, »mein Arm« u. a.

Materia medica ist die zusammenfassende homöopathische Bezeichnung für die Gesamtheit aller Symptome aus Arzneimittelprüfungen und klinischen Beobachtungen, geordnet nach Arzneimitteln; weiterhin für ein entsprechendes Sammelwerk, oft synonym mit dem Begriff → homöopathische Arzneimittellehre gebraucht.

Mehrglas-Potenz Das → Homöopathische Arzneibuch schreibt für den Hersteller den genauen Arbeitsgang der → Potenzierung vor: Jeder Potenzierungsschritt wird mit einem neuen Glas durchgeführt.

Miasma → chronische Krankheiten
Das chronische Miasma bedeutet bei *Hahnemann* »durch Ansteckung oder Erbschaft« eingeprägte Krankheit.

Modalitäten Ihre individuelle Kennzeichnung erhalten die Symptome und Zeichen durch Angabe aller Bedingungen, wodurch und wann sie entstehen, sich verstärken oder abschwächen. Die Modalität gehört neben Ätiologie, Art und Ort der Sensationen zum → vollständigen Symptom.

Nebensymptome können auftreten, wenn die gewählte Arznei dem Krankheitszustand nicht völlig entspricht und der Patient eine sehr feine Sensibilität besitzt.

Nosoden sind potenzierte Heilmittel, die aus Krankheitsprodukten hergestellt werden.

objektives und subjektives Symptom Was der Arzt sieht, tastet oder durch Untersuchung feststellt, sind Zeichen oder objektive Symptome. Was er vom Patienten hört oder intuitiv wahrnimmt, sind subjektive Symptome.

Organon der Heilkunst Dieses Basiswerk der Homöopathie von *Samuel Hahnemann* enthält grundlegende Anweisungen zur Homöopathie und besteht aus einem theoretischen (§§ 1 – 70) und einem praktischen Teil (§§ 71 – 291).

organotropes Arzneimittel Aus den Arznei-mittelprüfungen wissen wir, daß viele Mittel bestimmte Organe oder Gewebe bevorzugen oder spezielle Funktionen stören.

pathognomonische Symptome → Symptomgruppen

personale Medizin Als personale Medizin bemüht sich die Homöopathie um die Integration der Seelen- und Körperheilkunde. Sie faßt den Kranken als einmaligen, unteilbaren ganzen Menschen auf: »Man wird … nie naturgemäß, das ist nie homöopathisch heilen, wenn man nicht bei jedem … Krankheitsfall zugleich mit auf das Symptom der Geistes- und Gemütsveränderungen sieht.« (Org., §213)

Polychrest ist die Bezeichnung für ein vielnütziges Mittel, das wegen der sehr großen Zahl bekannter Symptome in seinem Arzneimittelbild eine Verschreibung nach dem Ähnlichkeitsprinzip bei einer Vielzahl von Erkrankungen ermöglicht (→ großes Arzneimittel).

Potenz → Potenzierung

Potenzierung *Hahnemann* machte die Erfahrung, daß der rohe, unbearbeitete Arzneistoff oft nicht wirksam genug ist und die bisher verwendeten Arzneidosen zu groß sind. Durch Bearbeitung des Arzneistoffes (Verreiben, Verschütteln) und Minimierung der Dosis gelang es ihm, das Optimum der Qualität und Quantität der Arznei zu erreichen. Diesen Arbeitsvorgang nannte er Potenzieren. Die so hergestellten Arzneizubereitungen erhielten den Namen → Potenzen oder → Dynamisationen (→ Dezimalpotenz, → Centesimalpotenz, → Q-Potenz, → LM-Potenz).

Potenzwahl → Arzneigabe

Prinzipien der Homöopathie sind Anwendung der → Ähnlichkeitsregel, die → Arzneimittelprüfung und die Erhebung des → individuellen Krankheitsbildes.

psychodynamische Wirkung von Arzneistoffen Im Arzneimittelbild fast aller tiefer wirkenden Stoffe ist in der Gesamt-Symptomatik die Veränderung des seelisch-geistigen Befindens verzeichnet. *Hahnemann* hat durch die Arzneimittelprüfungen am Menschen die psychodynamischen Wirkungen von Arzneistoffen 150 Jahre früher erforscht, bevor die modernen Psychopharmaka aus der Taufe gehoben wurden.

psychosomatische Störungen Abweichungen im seelisch-geistigen Bereich gehen oft einer Störung der Funktion oder Struktur voraus. Angst und Furcht als wesentlicher Bestandteil menschlichen Seins äußern sich allerdings oft nicht direkt. Es ist der Kunst des Arztes aufgetragen, ihre Masken zu durchschauen und in scheinbar körperlichen Störungen das Leiden der Seele zu erkennen. Aufgabe der Prophylaxe ist Behandlung der Befindensstörungen, damit der Befund vermieden wird. *Hahnemann* hat praktische therapeutische Wege gezeigt, psychosomatische Störungen zu heilen. Er hat ebenso für die Behandlung von Psychosen Richtlinien im → Organon aufgestellt.

Q-Potenz → LM-Potenzen

Regulationstherapie Homöopathie ist eine Form der arzneilichen Regulationstherapie, die die Selbstheilungstendenz des Organismus anregt und steuert.

Repertorisation Die Arzneiwahl durch analytischen Vergleich der Symptomenreihen des Kranken mit den Arznei-Symptomen unter Verwendung eines → Repertoriums ist von *v. Boenninghausen* und *Kent* zu einer speziellen Technik, der Repertorisation, ausgebaut worden.
Repertorisationstechnik setzt eine gute Fallaufnahme und schriftliche Dokumentation der Symptomatik voraus. Durch Auswahl, Werten und Ordnen der Symptome wird der Umfang der Gesamtheit der Symptome auf ein kleine Zahl von wesentlichen Symptomen begrenzt: → Inbegriff der Symptome. Diese qualitativ hochwertigen Sym-

ptome werden im Repertorium gesucht und in die zugehörigen Arzneimittellisten eingetragen. Meist dominieren in diesen Vergleichsreihen zwei oder drei Mittel. Diese vergleicht man in der Arzneimittellehre, und danach wird entschieden, welches Mittel dem kranken Menschen im Ganzen entspricht.

Die analytische Arzneifindung über Symptomenreihen wird durch synthethisches Vergleichen mit dem → Arzneimittelbild am Schluß kontrolliert.

Um die ausgewählten wesentlichen Symptome in übersichtlicher und geordneter Form zusammenzustellen, die eine zweckmäßige Auswertung erleichtert, bietet sich die Verwendung eines Repertorisationsbogens an.

Repertorium (Symptomenverzeichnis) Ohne Benutzung von Nachschlagewerken ist sichere differenzierte Arzneiwahl nach der Ähnlichkeitsregel nicht immer möglich. Arzneimittellehre und Symptomenverzeichnis sind *gemeinsam* wesentliche Hilfen. *Hahnemann* hat ein »Symptomen-Lexikon« für den eigenen Bedarf geschrieben. *V. Boenninghausen* hat das erste umfangreiche Symptomenverzeichnis herausgegeben und ist Begründer einer Technik der Arzneifindung, die durch Vergleich von ganzheitlichen Symptomen des Patienten mit den im Symptomenverzeichnis niedergelegten Symptomen der Arzneiwirkung das Simile auswählt. Auf dem Fundament dieser Repertorisationstechnik hat vor allem *Kent* weitergearbeitet, dessen Repertorium sich weltweit durchgesetzt hat. Die Übersetzung von *Erbe* hält sich an das englische Original, die Übertragung durch *v. Keller* und *Künzli von Fimelsberg* ist überarbeitet und erweitert.

Rezeptur Die Arzneistoffe werden rezeptiert:
flüssig = dil. = Dilutio
trocken, Pulver = trit. = Trituratio
Tablette = tabl. = Tabuletta
Streukügelchen = glob. = Globulus, Mehrzahl: Globuli

Schlüsselsymptom Wer die Leitsymptome, d. h. die besonders typischen Symptome der Arzneien, gut im Kopfe hat, hört im Bericht des Patienten neben viel Allgemeinem das Typische heraus. Das Schlüsselsymptom des Kranken entspricht dem Leitsymptom der Arznei.

seelisch-geistiges Symptom Seelische und geistige Symptome sind fast immer so eng verbunden, daß sie beim Kranken und in der → Arzneimittelprüfung am Gesunden nicht trennbar sind. Das Repertorium von *Kent* bringt unter »Gemüt« beide Rubriken gemeinsam.

Simile bezeichnet das homöopathische Arzneimittel, dessen Arzneimittelbild zum Zustand des Patienten ähnliche Symptome enthält (→ Ähnlichkeitsregel).

Similia similibus curentur → Ähnlichkeitsregel

Spontanbericht → Anamnese

subjektives Symptom → objektives Symptom

Symptom Die Symptome des Kranken sind der Wegweiser zur → Arzneifindung. Da Homöopathie eine individuelle Therapie ist, werden nicht nur die krankheitsspezifischen, sondern vor allem die persönlichen Symptome bewertet. Sie geben Auskunft sowohl über die Ätiologie und die Lokalisation einer Störung als auch über die Art der erlebten Änderung des Befindens im seelisch-geistigen und leiblichen Bereich.

Symptomgruppen Die Symptome, über die der Kranke klagt und die wir durch Beobachtung und Untersuchung erheben, sind ein Gemisch aus → pathognomonischen Symptomen, die zur klinischen Diagnose führen, und → individuellen Symptomen. Diese spiegeln die persönliche Reaktionsweise des Kranken in der Auseinandersetzung mit den krankmachenden Faktoren wider.

Temperamentenlehre → humoralpathologische Temperamentenlehre

Ursubstanz Mit Milchzucker verriebene feste Substanzen, die als Ausgangsmaterial bei der → Arzneiherstellung dienen.

Urtinktur Bei der → Arzneiherstellung werden durch Verschütteln der Ausgangsstoffe mit Wasser oder Alkohol Lösungen, Essenzen oder Tinkturen bereitet, die den Sammelnamen »Urtinktur« führen.

Verreibung → Arzneiherstellung

Verschüttelung → Arzneiherstellung

vollständiges Symptom Es setzt sich aus fünf Faktoren zusammen. Geklärt sein sollten Ätiologie, Ort, Art der Empfindung und → Modalitäten. Sehr wertvoll sind → Begleitsymptome.

Wertung der Symptome Eine gute → Fallaufnahme bringt oft eine Reihe von Zeichen und Symptomen, unter denen man wählen kann. Für die → Arzneifindung sind alle präzisen Angaben wichtig. Das → vollständige Symptom hat die größte Präzision. Spontan und bestimmt geäußerte Symptome haben Qualität, besonders wenn sie in letzter Zeit verstärkt auftreten. Ältere Symptome behalten ihre Wichtigkeit im biographischen und konstitutionellen Zusammenhang, wenn die jetzige Störung deutliche Verbindung zum konstitutionellen Terrain hat.

Die Wertigkeit der Symptome entspricht der Hierarchie der Person: Die Teile werden durch das Ganze erhalten und vom Seelisch-Geistigen gesteuert. Das Persönliche überstrahlt das Kollektive.

Die Arzneifindung stützt sich im wesentlichen auf die Phänomene, die Ausdruck für die individuelle Reaktion des Kranken sind. Dies ist der Sinn des § 153 des → Organon. *Ungewöhnlich* können in einem speziellen Fall auch einmal die → Lokal-Symptome sein. In einem anderen wird das Individuelle durch *sonderliche* Gemütssymptome geprägt. Ein dritter Fall kann *auffallende* → Allgemein-Symptome haben. Es widerspricht der Forderung nach Individualisierung der Krankenbehandlung, die Hierarchie der Symptome zur Routine abzuwerten.

Präzision der Symptome und Standort in der Hierarchie der Person entscheiden gemeinsam über ihren Wert für die Arzneifindung.

Literatur

Allen, H. C.: Keynotes and Characteristics. New Delhi 1979

Allen, H. C.: Materia Medica of the Nosodes. New Delhi 1977

Allen, J. H.: The Chronic Miasms. New Delhi 1987

Allen, T. F.: The Encyclopedia of pure Materia Medica. New Delhi 1976

Anzieur, D.: Das Haut-Ich. Suhrkamp, Frankfurt 1992

Bamm, P.: Ex Ovo. Essays über die Medizin. Stuttgart 1956

Barthel, H./Klinker, W.: Synthetisches Repertorium, 3 Bde. Haug, Heidelberg 1987

Baur, J./Schweitzer, W.: Ein Buch geht um die Welt. Kleine Geschichte des Organon. Haug, Heidelberg 1979

Bayr, G.: Kybernetik und homöopathische Medizin. Haug, Heidelberg 1969

Bergsmann, O./Bergsmann, R./Kellner, M. (Hrsg.): Grundsystem und Regulationsstörungen. Haug, Heidelberg 1984

Beuchelt, H.: Konstitutions- und Reaktionstypen in der Medizin mit Berücksichtigung ihrer therapeutischen Auswertbarkeit in Wort und Bild. 8. Aufl., Haug, Heidelberg 1987

Bidwell, G. I.: Der richtige Gebrauch des Repertoriums. Ulm 1960. Vollständiger ist das amerikanische Original: How To Use The Repertory, The Homeopathic Publishing, London o. J.

Bier, A.: Homöopathie und harmonische Ordnung der Heilkunde, hrsg. v. O. Schlegel. 2. Aufl., Hippokrates Stuttgart 1949

Boenninghausen, C. v.: Therapeutisches Taschenbuch. Münster 1897 (Nachdruck, Hamburg 1985)

Boenninghausen, C. v.: Übersicht der Hauptwirkungssphäre der Antipsorischen Arzneien. (Nachdruck der Ausgabe von 1833)

Boericke, W.: Homöopathische Mittel und ihre Wirkungen. Leer 1972

Boger, C. M.: A Synoptic Key of the Materia Medica. Jain. New Delhi o. J.

Böttger, H. E.: Erfahrungen mit der homöopathischen Arzneimittelprüfung. Allg. Homöopath. Ztg. 6 (1991)

Borland, D. M.: Children's Types. The British Homeopatic Association, London o. J.

Borland, D.: Homöopathie in der Alltagspraxis. Sonntag, Stuttgart 1992

Braun, A.: Methodik der Homöotherapie. 4. Aufl., Sonntag, Stuttgart 1992

Buchmann, W.: Die Grundlinien des Organon. 2. Aufl., Haug, Heidelberg 1989

Buchmann, W.: Hahnemanns Chronische Krankheiten. 2. Aufl., Haug, Heidelberg 1987

Buchmann, W.: Hahnemanns Reine Arzneimittellehre. Haug, Heidelberg 1983

Charette, G.: Homöopathische Arzneimittellehre für die Praxis. 6. Aufl., Hippokrates, Stuttgart 1991

Clarke, J. H.: Hahnemann and Paracelsus. London 1923

Cullen, W.: A Treatise of the Materia Medica. Edinburgh 1789. (Dt. Übersetzung v. S. Hahnemann: Abhandlung über die Materia Medica. Leipzig 1789)

Curry, M.: Der Schlüssel zum Leben. Zürich 1935

Deichmann, H.: Die Lehre von den Hahnemannschen Miasmen. Z. kl. Homöopath. Arzneipotenz. 1 (1976)

Dorcsi, M.: Homöopathie. Bd. 6. Symptomenverzeichnis. 4. Aufl., Haug, Heidelberg 1992

Dorcsi, M.: Medizin der Person. 3. Aufl., Haug, Heidelberg 1980

Dorcsi, M.: Stufenplan und Ausbildungsprogramm in der Homöopathie. Haug, Heidelberg 1980

Eichelberger, O.: Klassische Homöopathie. 4 Bde. Haug, Heidelberg 1987–1993

Ensinger, Th.: Leitfaden zu Kents Repertorium, 4. Aufl., Haug, Heidelberg 1988

Fechner, G. Th.: Nanna oder das Seelenleben der Pflanzen. Leipzig 1848

Flury, R.: Praktisches Repertorium. Selbstverlag, Bern 1979

Flury, R.: Realitätserkenntnis und Homöopathie, hrsg. V. G. Resch, M. Flury-Lemberg. Selbstverlag, Bern 1979

Frotier-Bernoville: Syphilis and Sycosis. B. Jain, New Delhi o. J.

Foubister, D. M.: Homöopathische Anamneseerhebung bei Kindern. Z. kl. Homöopath. Arzneipotenz. VI/2 (1962)

Fritsche, H.: Samuel Hahnemann. Idee und Wirklichkeit der Homöopathie. Stuttgart 1954

Gebser, J.: Ursprung und Gegenwart. 2. Aufl., Stuttgart 1966

Gebhardt, K.-H. (Hrsg.): Beweisbare Homöopathie. 2. Aufl., Haug, Heidelberg 1986

Gnaiger, Jutta: Der geschwätzige Mensch. Allg. Homöopath. Ztg. 223/6 (1978)

Haehl, R.: Samuel Hahnemann, sein Leben und Schaffen, 2 Bde. Leipzig 1922

Hahnemann, S.: Organon der Heilkunst. 3. Aufl., Hippokrates, Stuttgart 1982

Hahnemann, S.: Reine Arzneimittellehre. 6 Bde. 5. Nachdruck, Haug, Heidelberg 1991

Hahnemann, S.: Die chronischen Krankheiten. 5. Bde. 5. Nachdruck, Haug, Heidelberg 1991

Hauptmann, H.: Homöopathie in der kinderärztlichen Praxis. Haug, Heidelberg 1991

Hehr, G. S.: Bakteriologie und Homöopathie. The British Homeopathic Journal 2 (1982)

Hering, C.: The Guiding Symptoms of our Materia Medica. New Delhi 1974

Hind, J.: Chronic Diseases and Theory of Miasms. B. Jain, New Delhi o. J.

Hochstetter, K.: Einführung in die Homöopathie und andere Behandlungsmöglichkeiten. 4. Aufl., Sonntag, Stuttgart 1985

Hochstetter, K.: Organon der Heilkunst. Neue Überarbeitung des Werkes von Samuel Hahnemann. Sonntag, Regensburg 1978

Homöopathisches Arzneibuch: 3. Aufl. 1978

Hufeland, C. W.: Zit. Hufelands Journal ((1796)

Huter, C.: Menschenkenntnis durch Körperformen- und Gesichtsausdruckskunde. 3. Aufl., Schwaig 1957

Ide, Dr.: Die Zeiten des Auftretens und der Verschlimmerung der Beschwerden mit ihren vorzüglichen Arzneien. Sonderdruck. Zeitschrift des Berliner Vereins homöopathischer Ärzte. 5/293 (1886)

Imhäuser, H.: Homöopathie in der Kinderheilkunde. 9. Aufl., Haug, Heidelberg 1991

Itschner, V. (Hrsg.): Potenzierte Heilmittel. Stuttgart 1971

Jahr, G. H. G.: Allgemeine und spezielle Therapie der Geisteskrankheiten und Seelenstörungen nach homöopathischen Grundsätzen. Leipzig 1855

Julian, O.: Materia Medica der Nosoden. 7. Aufl., Haug, Heidelberg 1991

Kästner, E.: Aufstand der Dinge. Frankfurt 1973

Keller, G. v.: Über Q-Potenzen. Z. kl. Homöopath. Arzneipotenz. 32/6 (1988)

Keller, G. v.: Computer u. homöopath. Einzelsymptome. Z. kl. Homöopath. Arzneipotenz. 36/4 (1990)

Keller, G. v.: Über das Repertorium von Jahr. Z. kl. Homöopath. Arzneipotenz. 35/6 (1991)

Keller, G. v.: Repertorium und Arzneimittellehre. Z. kl. Homöopath. Arzneipotenz. 36/3 (1992)

Keller, G. v.: Symptomensammlung homöopathischer Arzneimittel. Haug, Heidelberg 1972–1987

Kent, J. T.: Repertory of the Homeopatic Materia Medica. 6. Aufl., Chicago 1957

Kent, J. T.: Repertorium der homöopathischen Arzneimittellehre. (Dt. Übersetzung v. W. Erbe), 4. Aufl., Hippokrates, Stuttgart 1986

Kent, J. T.: Kent's Repertorium. (Übersetzt u. hrsg. v. G. v. Keller u. J. Künzli v. Fimelsberg. 12. Aufl., Haug, Heidelberg 1991

Kent, J. T.: Was der Arzt, um erfolgreich verordnen zu können, wissen muß. (Dt. Bearbeitung v. J. Zinke) Ulm 1964

Kent, J. T.: Theorie und Philosophie der Homöopathie. (Bearbeitung v. J. Künzli v. Fimelsberg) Leer 1976

Klunker, W: Synthetisches Repertorium. Bd. 3, Heidelberg 1974

Klunker, W.: Homöopathie – eine Außenseitermedizin. Z. kl. Homöop. Arzneipotenz. 32/1 (1988)

Klunker, W.: Die Behandlung der chronischen Krankheiten in der Praxis nach Hahnemanns Lehre. Z. kl. Homöop. Arzneipotenz. 32/4 (1988)

Klunker, W.: Beitrag zur Titelfrage des Hahnemannschen ›Organon‹. Z. kl. Homöop. Arzneipotenz. 36/3 (1992)

Köhler, G.: Über die Modalität Zeit. Dtsch. Homöopath. Mschr. 12 (1958)

Köhler, G.: Die Zeiten der Arznei. In: Erfahrungsheilkunde IX/1. Ulm/Donau 1960

Köhler, G.: Eine bildhafte Studie über das Symptom ›Angst‹. In: Deutsche Homöopathische Monatsschrift, 7 (1960)

Köhler, G.: Homöopathie. In: Wörterbuch medizinischer Grundbegriffe, hrsg. V. E. Seidler, Herder, Freiburg 1979 (S. 136–141)

Köhler, G.: Homöopathie. In: Lexikon Medizin, Ethik, Recht, hrsg. v. A. Eser; M. v. Lutterotti u. a. Herder, Freiburg 1989

Köhler, G.: Lehrbuch der Homöopathie Band II. 2. Aufl., Hippokrates, Stuttgart 1991 (Übersetzt ins Italienische, Holländische, Russische, Englische und Spanische)

Korsakoff, von: Erfahrungen über ein völlig sicheres und leichtes Verfahren, die homöopathischen Arzneien zu jedem beliebigen Grade potenzieren zu können. Stapf's Archiv 11 (1832)

Kretschmer, E.: Körperbau und Charakter. Springer, Berlin 1967

Künzli v. Fimelsberg, J.: Hahnemanns Repertorien. Acta Homöopathica XIII/1 (1969)

Ledermann, E. K.: Die Homöopathie und die existential-phänomenologische Auffassung. Z. kl. Homöopath. Arzneipotenz. X/1 (1966)

Leers, H.: Sammlung seltener Symptome. 4. Aufl., Haug, Heidelberg 1988

Leers, H.: Kents Repertorium in Lochkartenform. 4. Aufl., Solingen 1979

Leeser, O.: Leesers Lehrbuch der Homöopathie. 5 Bde. 2.–4. Aufl., Haug, Heidelberg 1986–1989

Leibbrand, W.: Romantische Medizin. Hamburg 1937

Martini, P.: Homöopathische Arzneimittel-Nachprüfungen. Naunyn-Schmiedeberg's Arch. exp. Pathol. 192 (1939)

Mezger, J.: Gesichtete homöopathische Arzneimittellehre. 2 Bde., 9. Aufl., Haug, Heidelberg 1991

Müller, H. V.: Das Krankheitsgeschehen aus homöopathischer Sicht. Z. kl. Homöopath. Arzneipotenz. 1 (1978)

Müller, H. V.: Die Psychoanamnese. Haug, Heidelberg 1981

Müller, H. V.: Homöopathische Psychotherapie. Bd. 1: Sepia. Haug, Heidelberg 1986

Müller, H. V.: Homöopathische Tabellen. Haug, Heidelberg 1985–1993

Müller, H. V.: Die Farbe als Mittel zur Similimumfindung in der Homöopathie. Bd. 1, 2. Aufl., Haug, Heidelberg 1991

Nash, E. B.: Leitsymptome in der homöopathischen Therapie. 16. Aufl., Haug, Heidelberg 1991

Ortega, P. S.: Anmerkungen zu den Miasmen oder chronischen Krankheiten im Sinne Hahnemanns. 4. Aufl., Haug, Heidelberg 1991

Paschero, T. P.: Die homöopathische Diagnose. Z. kl. Homöopath. Arzneipotenz. III/6 (1959)

Paschero, T. P.: Homöopathie als konstitutionelle Medizin. Z. kl. Homöopath. Arzneipotenz. VI/2 (1962)

Payer, L.: Andere Länder, andere Leiden. Campus, Frankfurt 1989

Pischinger, A.: Das System der Grundregulation. 8. Aufl., Haug, Heidelberg 1990

Redlich, F. C./Freedman, D. X.: Theorie und Praxis der Psychiatrie. 2. Aufl., Frankfurt/Main 1974

Ritter, H.: Samuel Hahnemann – Begründer der Homöopathie. 2. Aufl., Haug, Heidelberg 1986

Roberts, H. A.: »Sensations as if« A Repertory of Subjective Symptoms. New Delhi o. J.

Rost, A.: Regulationsthermographie. 2. Aufl., Hippokrates, Stuttgart 1987

Rost, A.: Wirkungsnachweis homöopathischer Arzneien. Allg. Homöopath. Ztg. 223/5 (1978)

Rost, A./Rost, J.: Krankheit und Heilung – sichtbargemacht. Allg. Homöopath. Ztg. 231/5 (1986)

Rost, J.: Einführung in die Regulationsthermographie. Hippokrates, Stuttgart 1987

Rost, J.: Gedanken über die Wirkungsweise der Homöopathie. Allg. Homöopath. Ztg. 223/5 (1978)

Rost, J.: Die Quintessenz der Naturheilverfahren. Quintessenz. Berlin 1990

Schlüren, E.: Homöopathie in Frauenheilkunde und Geburtshilfe. 6. Aufl., Haug, Heidelberg 1989

Schmeer, D. H.: Die Differentialdiagnose neurotischer und homöopathischer Symptome. Z. kl. Homöopath. Arzneipotenz. XII/6 (1968)

Schmeer, D. H.: Die homöopathische Behandlung der Neurosen. Acta Homöopath. XIII/4 (1969)

Schoeler, H.: Über die wissenschaftlichen Grundlagen der Homöopathie. Über angewandte Toxikologie. Leipzig 1948 (Nachdruck DHU Karlsruhe 1978)

Schultz, C. H.: Die homöobiotische Medizin des Theophrastus Paracelsus. Berlin 1831

Schulz, H.: Vorlesungen über Wirkung und Anwendung der unorganischen Arzneistoffe. Ulm 1956

Schulz, H.: Vorlesungen über Wirkung und Anwendung der deutschen Arzneipflanzen. Ulm 1956

Schweitzer, W.: Ein Buch geht um die Welt. Haug, Heidelberg 1979

Seidler, E.: Geschichte der Pflege des kranken Menschen. Stuttgart 1972

Seidler, E. (Hrsg.): Wörterbuch medizinischer Grundbegriffe. Herder, Freiburg 1979

Speight, P.: A comparison of the Chronic Miasms. Rustington/Sussex 1961

Stauffer, K: Homöotherapie. (Nachdruck v. 1924) Sonntag, Stuttgart 1990

Stauffer, K.: Symptomenverzeichnis. 9. Aufl., Sonntag, Stuttgart 1989

Stiefvater, E.: Akupunktur als Neuraltherapie. 2. Aufl., Haug, Ulm 1956

Stübler, M.: Homöopathische Arzneien. TRIAS, Stuttgart 1989

Tischner, R.: Samuel Hahnemann. Leben und Lehre. Ulm 1959

Tischner, R.: Geschichte der Homöopathie. 4 Bände, Leipzig 1934

Tischner, R.: Das Werden der Homöopathie. Stuttgart 1950

Tompkins, P./Bird, C.: Das geheime Leben der Pflanzen. S. Fischer, Frankfurt 1978

Tyler, M./Weir, J.: How to use the Repertory. New Delhi o. J.

Vehsemeier, A.: Zur Pharmakotechnik. Hygea Z. f. Heilkunst 4 B 547 (1836)

Voegeli, A.: Die rheumatischen Erkrankungen. Ulm 1961

Voisin, H.: Die vernünftige kritische Anwendung der Homöopathie. Haug, Ulm 1960

Voisin, H.: Materia Medica des homöopathischen Praktikers. 3. Aufl., Haug, Heidelberg 1991

Voisin, H.: Praktische Homöotherapie. Hamm 1969

Vonessen, F.: Was krank macht, ist auch heilsam. Haug, Heidelberg 1980

Wachsmuth, G.: Erde und Mensch. 2. Aufl., Konstanz 1952

Walach, H.: Homöopathie als Basistherapie. Haug, Heidelberg 1986

Ward, J. W.: Unabridged Dictionary of the Sensations »As if«. New Delhi 1978

Wecker, L.: Arzneifindung in Kent's Repertorium (Übersetzung nach W. Erbe) Hippokrates, Stuttgart 1982

Weizsäcker, V. v.: Studien zur Pathogenese. 2. Aufl., Thieme, Stuttgart 1946

Wolter, H.: Wirksamkeitsnachweis von Caulophyllum D 30 bei der Wehenschwäche des Schweines. Die Wirksamkeit von Flor de Piedra D 3 bei der Azetonämie des Rindviehs. In: Beweisbare Homöopathie, hrsg. V. K.-H. Gebhardt. 2. Aufl., Haug, Heidelberg 1986

Wurmser, L.: Die Entwicklung der Homöopathischen Forschung. Sonderdruck DHU, Karlsruhe o. J.

Arzneimittelverzeichnis

Sachverzeichnis

Hippokrates

Aus der Praxis für die Praxis

K.-H. Friese

Homöopathie in der HNO-Heilkunde

3., überarbeitete und erweiterte Auflage
1998, 168 S., 12 Abb., 6 Tab. , geb.
DM 59,– / ÖS 431 / SFr 53,50
ISBN 3-7773-1341-6

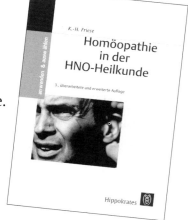

Aus der Praxis für die Praxis entstand dieses Handbuch der HNO-Homöopathie. Der Leser entnimmt hier alle für die Behandlung erforderlichen Details, die wesentlichen homöopathischen Arzneimittelbilder werden aufgeführt, bewährte Indikationen erleichtern den Einstieg. Auch spezielle Themen wie Dysphonien, Allergien, Husten und die Amalgamproblematik werden behandelt und wurden in der Neuauflage wesentlich erweitert. Einige Krankheitsbilder, z. B. Tinnitus, sind neu hinzugekommen. Sämtliche Daten wurden aktualisiert, die Abrechnungsmöglichkeiten ergänzt. Für den Anfänger wurde ein kleines Repertorium eingefügt, das die Mittelwahl erleichtert. Mit einer tabellarischen Übersicht bewährter Indikationen.